Sensorische Integration bei Kindern und Jugendlichen

Sensorische Integration bei Kindern und Jugendlichen
Renee Watling, Kristie Patten Koenig, Patricia L. Davies, Roseann C. Schaaf

Programmbereich Gesundheitsberufe

Renee Watling
Kristie Patten Koenig
Patricia L. Davies
Roseann C. Schaaf

Sensorische Integration bei Kindern und Jugendlichen

Leitlinien der Ergotherapie Band 14

Deutschsprachige Ausgabe herausgegeben von Mieke le Granse

Aus dem Amerikanischen von Barbara Dehnhardt und Uta Roentgen

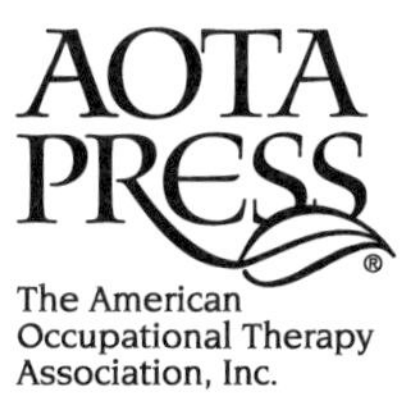

Mit freundlicher Unterstützung von ergotherapie austria

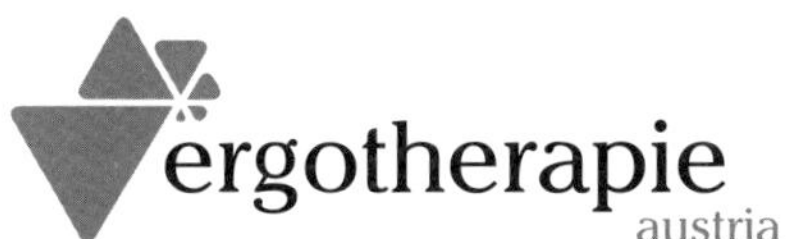

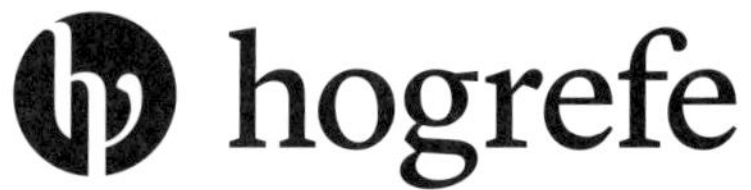

Renee Watling, PhD, OTR/L, FAOTA, Visiting Assistant Professor, University of Puget Sound School of Occupational Therapy, Tacoma, WA

Kristie Patten Koenig, PhD, OTR/L, FAOTA, Assistant Professor, New York University, Steinhardt School of Culture, Education, and Human Development, Department of Occupational Therapy, New York

Patricia L. Davies, PhD, OTR, FAOTA, Associate Professor, Colorado State University, Department of Occupational Therapy, Fort Collins

Roseann C. Schaaf, PhD, OTR/L, FAOTA, Professor and Vice Chairman, Department of Occupational Therapy, Faculty, Farber Institute for Neurosciences, Thomas Jefferson University, Philadelphia

The American Occupational Therapy Association, Inc.
4720 Montgomery Lane
Bethesda, MD 20814
301-652-AOTA (2682)
TDD: 800-377-8555
Fax: 301-652-7711
http://www.aota.org

Bibliografische Information der Deutschen Nationalbibliothek
Die Deutsche Nationalbibliothek verzeichnet diese Publikation in der Deutschen Nationalbibliografie; detaillierte bibliografische Daten sind im Internet über http://www.dnb.de abrufbar.

Anregungen und Zuschriften bitte an:
Hogrefe AG
Lektorat Gesundheitsberufe
z.Hd.: Barbara Müller
Länggass-Strasse 76
3012 Bern
Schweiz
Tel. +41 31 300 45 00
info@hogrefe.ch
www.hogrefe.ch

Lektorat: Barbara Müller
Bearbeitung: Mieke le Granse, Barbara Müller
Herstellung: Daniel Berger
Umschlagabbildung: Shiny family, istockphoto.com
Umschlag: Claude Borer, Riehen
Satz: Claudia Wild, Konstanz
Druck und buchbinderische Verarbeitung: AZ Druck und Datentechnik GmbH, Kempten
Printed in Germany

Dieses Buch ist eine Übersetzung aus dem Amerikanischen. Der Originaltitel lautet: Braveman, B., Hunter, Elizabeth, G. (2011). *Occupational Therapy Practice Guidelines for Children and Adolescents With Challanges in Sensory Processing and Sensory Integration*. Bethesda, MD: AOTA Press.

ISBN-13: 978-1-56900-320-6

1. Auflage 2020

(E-Book-ISBN_PDF 978-3-456-95788-3)
ISBN 978-3-456-85788-6
http://doi.org/10.1024/85788-000

Inhaltsverzeichnis

Danksagung

Series Editor
Deborah Lieberman, MHSA, OTR/L FAOTA
Program Director, Evidence-Based Practice Project Staff Liaison to the Commission on Practice American Occupational Therapy Association Bethesda, MD

Issue Editor
Marian Arbesman, PhD, OTR/L
President, ArbesIdeas, Inc.
Consultant, AOTA Evidence-Based Practice Project
Adjunct Assistant Professor
University at Buffalo
Department of Rehabilitation Science
Buffalo, NY

The authors acknowledge the following individuals for their contributions to the evidence-based literature review:

Noemi Cantin, OT Reg. (Ont.)
Patricia L. Davies, PhD, OTR, FAOTA
Kristie Patten Koenig, PhD, OTR/L, FAOTA Jane A. Koomar, PhD, OTR/L, FAOTA
Shelly J. Lane, PhD, OTR/L, FAOTA
Teresa A. May-Benson, ScD, OTR/L
Helene J. Polatajko, PhD, OT Reg. (Ont.), OT(C), FCAOT, FCAHS
Sarah G. Rudney, MS, OTR/L
Roseann C. Schaaf, PhD, OTR/L, FAOTA Rebecca Tucker, MS, OTR/L

The authors acknowledge and thank the following individuals for their participation in the content review and development of this publication:

Stefanie Bodison, OTD, OTR/L
Diana A. Henry, MS, OTR/L, FAOTA
Jane A. Koomar, PhD, OTR/L, FAOTA Shelly J. Lane, PhD, OTR/L, FAOTA
Teresa A. May-Benson, ScD, OTR/L
Lucy J. Miller, PhD, OTR, FAOTA
Diane Parham, PhD, OTR/L, FAOTA
Sandra Schefkind, MS, OTR/L
Sarah A. Schoen, PhD, OTR
Susanne Smith Roley, MS, OTR/L, FAOTA
V. Judith Thomas, MGA

Geleitwort

Mieke le Granse

Vor ihnen liegt eine der Praxisrichtlinie aus der Reihe *The AOTA Practice Guidelines Series* des amerikanischen Berufsverbandes der Ergotherapie, der AOTA. Diese Reihe von Praxisrichtlinien wurde entwickelt als eine Antwort auf die Veränderungen der Gesellschaft, des Gesundheitswesens und damit natürlich auch der Ergotherapie.

Durch diese Entwicklung von Praxisrichtlinien erhofft man sich, die Qualität der ergotherapeutischen evidenzbasierten Angebote zu verbessern, die Zufriedenheit der Klienten zu erweitern, den Gewinn und Nutzen der Inhalte der Praxisrichtlinien zu unterstützen und durch effektive und effiziente ergotherapeutische Angebote die Kosten im Gesundheitswesen zu reduzieren.

Viele amerikanische Experten aus der ergotherapeutischen Praxis, Lehre und Forschung haben diese AOTA-Praxisrichtlinien entwickelt, um so eine hohe Qualität zu gewährleisten und fortlaufend die Praxisrichtlinien zu aktualisieren oder neue zu entwickeln und herauszugeben. Sie bieten einen Überblick über den ergotherapeutischen Prozess und den dazugehörenden möglichen Interventionen bei einer Anzahl von Krankheitsbilder und beruhen alle auf der Perspektive von Evidence based Practice.

Ziel der AOTA ist, durch das Entwickeln von Praxisrichtlinien, die Ergotherapeutinnen zu unterstützen, ihre Angebote zu verbessern und Entscheidungen zu erleichtern, sodass die ergotherapeutischen Angebote sich optimal dem Bedarf der Klienten und der Angehörigen der Berufsgruppe anpassen und für sie zugänglich sind. Daneben entspricht es der Intention der AOTA, nicht nur die Ergotherapeutinnen, sondern auch den Klienten, Studenten, Dozenten, Forscher, andere professionelle Berufsgruppen und Dienstleister wie Krankenkassen optimal begreifbar und verstehbar zu machen, was Ergotherapie zu bieten hat.

Und Ergotherapie hat viel zu bieten, sie ist die Expertin für das tägliche Handeln! Und damit wird sie immer mehr ein wichtiger Team Player im Gesundheitswesen. Ergotherapeutinnen sind überall präsent, zeigen ihre Bedeutung und ihren Einfluss in interprofessionellen Team als Generalisten und Spezialisten. Die Ergotherapeutinnen, die wissenschaftlich arbeiten, werden immer mehr herausgefordert, Nachweise zu liefern für eine betätigungsorientierte Ergotherapie. Mit Hilfe der vielen wissenschaftlichen Nachweise sind Ergotherapeutinnen in der Lage, den Wert der von ihnen angebotenen Dienstleistungen zu rechtfertigen und ihre Qualität zu zeigen.

Für die Praxis bedeutet die Entwicklung und die Verwendung der Praxisrichtlinien, dass es immer mehr signifikante Evidenz gibt für die zahlreichen Interventionen innerhalb des ergotherapeutischen Prozesses, welche die Betätigungsperformanz des Klienten effektiv verbessern. Dies bedeutet auch, dass Ergotherapeutinnen sach- und fachkundig sein müssen auf dem Gebiet der evidenzbasierten Forschungsergebnisse: Sie müssen sie verstehen und ethisch und angemessen anwenden können, um die Ergotherapie mit den besten Praxisansätzen durchführen zu können.

Diese Entwicklungen haben Auswirkungen auf die ergotherapeutische Ausbildung: die Dozenten sollten ihre Auszubildenden und Studierenden die aktuellsten evidenzbasierten Praktiken lehren, damit sichergestellt wird, dass sie gut vorbereitet werden auf eine evidenzbasierte Praxis. Durch den Einsatz von wissenschaftlicher Literatur in der Lehre kann man nicht nur den Wert der ergotherapeutischen Angebote legitimieren und argumentieren, sondern die Auszubildenden und Studierenden lernen, wie sie die Ergebnisse aus der wissenschaftlichen Literatur in der Praxis anwenden können.

Da diese Praxisrichtlinien so wichtig sind für die Weiterentwicklung der Ergotherapie, hat sich der Hogrefe Verlag entschieden, diese Praxisrichtlinien übersetzen zu lassen durch Ergotherapie-Experten aus der Praxis, Lehre und Forschung aus Deutschland, Österreich und der Schweiz, und sie zu publizieren, damit auch die deutschsprachigen Ergotherapeutinnen profitieren können von dem schon erforschten Wissen der amerikanischen Kolleginnen.

So publiziert der Hogrefe Verlag seit Herbst 2017 für die deutschsprachigen Länder alle Praxisrichtlinien der AOTA. Zeitgleich erschien im Januar 2018 die erste deutsche Übersetzung des OTPF (*Occupational Therapy Practice Framework: Domain and Process*, 3rd Edition)[1] inklusive vieler Praxisbeispiele aus den Settings und Bereichen der Ergotherapie.

Das *Framework der AOTA* (OTPF) dient als wichtige Basis für alle Praxisrichtlinien. Es beschreibt das zentrale Konzept der Ergotherapie-Praxis (die Betätigungsperformanz) und die positive Beziehung zwischen Handeln, Gesundheit und Wohlbefinden. Das OTPF gibt einen Einblick über den Anteil der Ergotherapeutinnen, um gemeinsam mit ihren Klienten die Gesundheit zu verbessern, die Partizipation und soziale Teilhabe von Menschen zu erhöhen und Organisationen und Populationen durch Engagement in das tägliche Handeln zu ermutigen. Diese dritte Ausgabe des OTPFs baut auf der ersten und zweiten Ausgabe aus und begründet sich auf den *Uniform Terminology for Occupational Therapists* (AOTA, 1994) und der *International Classification of Functioning, Disability and Health* (ICF; WHO, 2001).

Folgende Praxisrichtlinien sind bereits erschienen:
- Menschen mit einer Autismus-Spektrum-Störung
- Menschen mit Schlaganfall
- Wohnraumanpassung
- Menschen mit schweren psychischen Erkrankungen
- Menschen mit neurodegenerativen Erkrankungen
- Aktives Altern zuhause
- Menschen mit Alzheimer-Erkrankung
- Menschen mit arbeitsbedingten Verletzungen und Erkrankungen
- Menschen mit Schädel-Hirn-Trauma
- Psychische Gesundheit von Kindern und Jugendlichen

Es folgen noch die Leitlinien:
- Erwachsene mit Arthritis und rheumatischen Erkrankungen
- Erwachsene mit muskeloskelettalen Erkrankungen
- Die frühe Kindheit: von der Geburt bis 5 Jahre

Die Praxisrichtlinien sind so aufgebaut, dass sie mit einer Einführung beginnen, in der Ziel und Zweck der Praxisrichtlinien beschrieben wird und einer Kurzversion vom Gegenstandsbereich und Prozess der Ergotherapie. Danach folgt eine Darstellung des spezifischen Krankheitsbildes bzw. Krankheitsbilder, gefolgt von der Darstellung von und der Auseinandersetzung mit dem ergotherapeutischen Prozess (von Überweisung bis zu Evaluation, Intervention und Ergebnis). Ein weiterer Textteil umfasst die Best Practices und Zusammenfassungen der Evidenz und die Implikationen der Evidenz für die ergotherapeutische Praxis, Ausbildung und Forschung. Jede Praxisrichtlinie hat verschiedene Anhänge, unter anderen eine sehr ausführliche Evidenztabelle, mit vielen Beispiele von überwiegend Forschungsartikeln (meist mit einem Evidenzlevel von I, II oder III), welche die auf Handeln und Partizipation basierte ergotherapeutische Interventionen in Bezug zu dem betreffenden Krankheitsbild darstellen.

Da die Praxisrichtlinien übersetzt werden aus den Situationen der amerikanischen Ergotherapie, bedeutet dies, dass der Leser auch Inhalten begegnen wird, die vielleicht anders sind als man im eigenen Umgang gewohnt ist. Einerseits bereichert dies natürlich das eigene Vorgehen um neue Perspektiven, aber erfordert auch vom Leser den Transfer von den Praxisrichtlinien zur eigenen Tätigkeit. Wo es notwendig erscheint, unterstützen Fußnoten der Übersetzerinnen, der Herausgeberin und des Lektorats diesen Transferprozess, um den Unterschied aufzuzeigen zwischen der amerikanischen Praxis und der ergotherapeutischen Praxis in den deutschsprachigen Ländern. Beispielsweise wird in den USA unterschieden zwischen den ausführenden Aktivitäten von Ergotherapeutinnen und Ergotherapie Assistentinnen. Auch gibt es viele Unterschiede in den gesetzlichen Vorgaben und den Institutionen. Auch die verwendete Terminologie ist in der Übersetzung verschieden. So ist jeder Praxisleitlinie ein Glossar angehängt mit den wichtigsten Begriffen aus der Terminologie des OTPF.

1 Marotzki, Ulrike; Reichel, Kathrin (2018). Das Framework der AOTA. Gegenstandbereich, Prozesse und Kontexte in der ergotherapeutischen Praxis.

Die Praxisrichtlinien sind in der weiblichen Form geschrieben, wenn sie die Person im Singular ansprechen, da die Mehrheit der Ergotherapeutinnen Frauen sind, bei der Beschreibung der Klienten wechselt die Anrede. Selbstverständlich ist in jedem Fall das jeweilig andere Geschlecht miteinbezogen und gleichermaßen benannt.

Ein ganz großes Dankeschön geht an die Kolleginnen der Ergotherapie, die die unterschiedlichen Praxisrichtlinien übersetzt haben und ihre Zeit, Engagement und Expertise eingebracht und geschenkt haben, um den Beruf weiterzuentwickeln und ihren Kollegen das umfassende Material und Wissen der Praxisleitlinien in ihrer eigenen Sprache zur Verfügung zu stellen. Ein weiteres großes Dankeschön gilt den Kolleginnen von Hogrefe Verlag, Barbara Müller und Diana Goldschmid, die mit großem Einsatz unermüdlich dafür gesorgt haben, dass diese wichtige und höchst interessante Reihe an Praxisrichtlinien publiziert wird.

Wir wünschen allen Lesern viel Inspiration beim Lesen der Praxisrichtlinien und sind offen für Feedback, Verbesserungsvorschläge und Tipps.

„Wissen schafft Nutzen – wenn es erschlossen, in eine anwendbare Form gebraucht und verbreitet wird. Erst dann ermöglicht es einen konstruktiven Austausch, der wiederum neues Wissen hervorbringt" (Vision Hogrefe Verlag).

Ihre Herausgeberin
Mieke le Granse

1 Einführung

1.1 Zweck und Verwendung dieser Veröffentlichung

Praxisleitlinien sind vielfach als Antwort auf die Gesundheitsreformbewegung in dem Vereinigen Staaten entwickelt worden. Solche Leitlinien können ein nützliches Instrument sein, um die Qualität der Gesundheitsversorgung zu verbessern, die Zufriedenheit der Verbraucher zu steigern, den angemessenen Einsatz der Dienstleistungen zu fördern und die Kosten zu reduzieren. Der Amerikanische Ergotherapieverband (American Occupational Therapy Association, AOTA) der nahezu 150 000 Ergotherapeuten, Ergotherapie-Assistenten (siehe Anhang A) und Ergotherapie-Studenten vertritt, möchte Informationen bereitstellen, um Entscheidungen zu unterstützen, die ein hochqualifiziertes System der Gesundheitsversorgung fördern, das für alle erschwinglich und zugänglich ist.

Aus evidenzbasierter Perspektive unter Einbeziehung der Schlüsselkonzepte aus der dritten Auflage des *Occupational Therapy Practice Framework: Domain und Process* (OTPF: AOTA, 2014)[2] bietet eine solche Leitlinie einen Überblick über den ergotherapeutischen Prozess für Assessment und Intervention bei Kindern und Jugendlichen mit Herausforderungen bei der Verarbeitung und Integration sensorischer Informationen. Sie definiert den ergotherapeutischen Gegenstandsbereich und Prozess und die Interventionen, die innerhalb der Grenzen akzeptabler Praxis vorgenommen werden. Diese Leitlinie behandelt nicht alle Methoden der Versorgung, die möglich sind; sie empfiehlt zwar einige spezifische Methoden der Versorgung, aber welche der möglichen Interventionen angemessen ist für die Gegebenheiten einer bestimmten Person oder Gruppe, für ihre Bedürfnisse und die verfügbare Evidenz, beurteilt letztendlich die Ergotherapeutin[3].

Mit dieser Publikation möchte der AOTA Ergotherapeuten und Ergotherapie-Assistenten und auch denjenigen, die die Kosten tragen oder die ergotherapeutischen Dienstleistungen regeln, helfen, den Beitrag der Ergotherapie bei den Interventionen bei Kindern und Jugendlichen mit Herausforderungen bei der Verarbeitung und Integration sensorischer Informationen darzustellen. Diese Leitlinie kann ebenfalls als Empfehlung für Leistungserbringer und Heimleiter aus dem Gesundheitsbereich, Gesetzgeber für Gesundheit und Ausbildung, Kostenträger und Pflegeorganisationen dienen.

Diese Publikation kann angewandt werden, um:

- Ergotherapeuten und Ergotherapie-Assistenten zu helfen, sich mit externen Institutionen über ihre Behandlung auszutauschen;
- Praktikern in anderen Gesundheitsberufen, Case Managern, Klienten, Familien und Angehörigen und Heimleitern aus dem Gesundheitsbereich bei der Entscheidung zu helfen, ob eine Überweisung zur Ergotherapie angemessen ist;
- Kostenträger bei der Entscheidung zu unterstützen, ob medizinische Notwendigkeit für Ergotherapie gegeben ist;

2 Beachten Sie bitte: Die vorliegende Guideline beruht noch auf der Version des OTPF von 2008 (AOTA). Das einführende Kapitel wurde aus dem *Framework* von 2014 übernommen, das nun auch in deutscher Sprache vorliegt (Hogrefe Verlag, 2018). Dies betrifft vor allem die „Aspekte des ergotherapeutischen Gegenstandsbereichs", „Ergotherapie als Prozess" und die Abbildungen. In Abstimmung mit der Herausgeberin hat das Lektorat entschieden, die aktuelle Version des OTPF aufzunehmen. Es mag der Diskussion und Anregung dienen. (Anmerkung des Lektorats)

3 Die Berufsangehörigen der Ergotherapie im Singular werden in diesem Dokument in der weiblichen Form bezeichnet; Klientenbezeichnungen der Ergotherapie im Singular stehen in diesem Dokument in männlicher oder in weiblicher Form, im Plural beide in der allgemeinen männlichen Form. Sie gelten selbstverständlich auch für das jeweilige andere Geschlecht.

- Gesetzgebern, Kostenträgern, Bundes-, Landes- und lokalen Agenturen zu helfen, die Ausbildung und die Fertigkeiten von Ergotherapeuten und Ergotherapie-Assistenten zu verstehen;
- Planungsteams in Sozial- und Gesundheitsdiensten zu helfen, die Notwendigkeit von Ergotherapie festzustellen;
- Entwicklern von Gesundheitsprogrammen, Verwaltungen, Gesetzgebern, Landes- und kommunalen Agenturen und Kostenträgern zu helfen, das Spektrum ergotherapeutischer Dienstleistungen zu verstehen;
- Forschern, Ergotherapeuten, Ergotherapie-Assistenten, Programmauswertern und -analysten in diesem Praxisbereich zu helfen, Ergebnismessinstrumente festzulegen, die die Effektivität von ergotherapeutischer Intervention analysieren;
- Bewerten von Planung, Ausbildung und Gesundheitsfinanzierung zu helfen, die Angemessenheit von ergotherapeutischer Intervention für Kinder und Jugendliche mit Herausforderungen bei der Verarbeitung und Integration sensorischer Informationen zu begründen;
- Politikern, Gesetzgebern und Organisationen zu helfen, den Beitrag zu verstehen, den Ergotherapie zu Gesundheitsförderung, Programmentwicklung und Gesundheitsreform für Kinder und Jugendliche mit Herausforderungen bei der Verarbeitung und Integration sensorischer Informationen leisten kann;
- Ergotherapeutischem Lehrpersonal zu helfen, angemessene Curricula zu entwerfen, die die Rolle der Ergotherapie für Kinder und Jugendliche mit Herausforderungen bei der Verarbeitung und Integration sensorischer Informationen einbeziehen;
- Den Klienten der Ergotherapie zu helfen, die Tiefe und Breite des Wissens und der Dienstleistungen zu verstehen, die im Rahmen der Interventionen bei Kindern und Jugendlichen mit Herausforderungen bei der Verarbeitung und Integration sensorischer Informationen zu erhalten sind.

Die Einführung dieser Leitlinien erläutert im Folgenden kurz den Gegenstandsbereich und den Prozess der Ergotherapie. Dann folgt eine detaillierte Beschreibung der Theorie der sensorischen Integration und des ergotherapeutischen Prozesses zur sensorischen Verarbeitung und Integration bei Kindern und Jugendlichen. Darin finden sich auch Zusammenfassungen von Ergebnissen systematischer Evidenzreviews aus wissenschaftlicher Literatur zu Interventionen nach der besten ergotherapeutischen Praxis. Die Anhänge schließlich enthalten Tabellen zu Methoden (Anhang B) und Evidenz (Anhang E) für den Review.

1.2 Gegenstandsbereich und Prozess der Ergotherapie

Die Fachkompetenz von Ergotherapeuten[4] liegt in ihrem Wissen über Betätigung und wie das Betätigen genutzt werden kann, um zu Gesundheit und Teilhabe zuhause, in der Schule, am Arbeitsplatz und in der Gemeinde beizutragen.

Die Delegiertenversammlung des AOTA nahm 2013 das *Occupational Therapy Practice Framework: Domain und Process (3rd ed.;* AOTA, 2014*)* an. Auf der Grundlage der ersten und zweiten Ausgabe des *Occupational Therapy Practice Framework: Domain und Process* (AOTA, 2002, 2008), der früheren *Uniform Terminology for Occupational Therapy* (AOTA, 1989, 1994) und der *International Classification of Functioning, Disability and Health* (ICF; WHO, 2001) der WHO legt das *Framework* den Gegenstandsbereich des Berufes und den darin enthaltenen Therapieprozess dar.

1.2.1 Gegenstandsbereich

Der *Gegenstandsbereich* eines Berufes gliedert dessen Wissensbereich, seinen gesellschaftlichen Beitrag und seine intellektuellen oder wissenschaftlichen Aktivitäten. Der Gegenstandsbereich der Ergotherapie richtet sich darauf, anderen zur Teilhabe an alltäglichen Aktivitäten zu verhelfen. Der übergeordnete Begriff, den der Beruf zur Beschreibung von alltäglichen Aktivitäten nutzt, ist *Betätigung*. Wie im *Framework* dargelegt, arbeiten Ergotherapeuten und Ergotherapie-Assistenten zusammen mit Personen, Organisationen und Populationen (Klienten), damit diese sich an Aktivitäten oder Betätigungen, die sie tun möchten oder tun müssen, so beteiligen können, dass Gesundheit und Partizipation unterstützt werden (siehe **Abb. 1-1**). Ergotherapeuten benutzen Betätigung sowohl als erwünschtes Ergebnis der Intervention als auch als Methode für die Intervention selbst; Ergothe-

4 *Ergotherapeuten* sind für alle Aspekte der ergotherapeutischen Behandlung verantwortlich und zuständig für die Sicherheit und Effektivität des ergotherapeutischen Behandlungsprozesses. *Ergotherapie-Assistenten* behandeln ergotherapeutisch unter der Supervision von und in Partnerschaft mit einem Ergotherapeuten (AOTA, 2009)

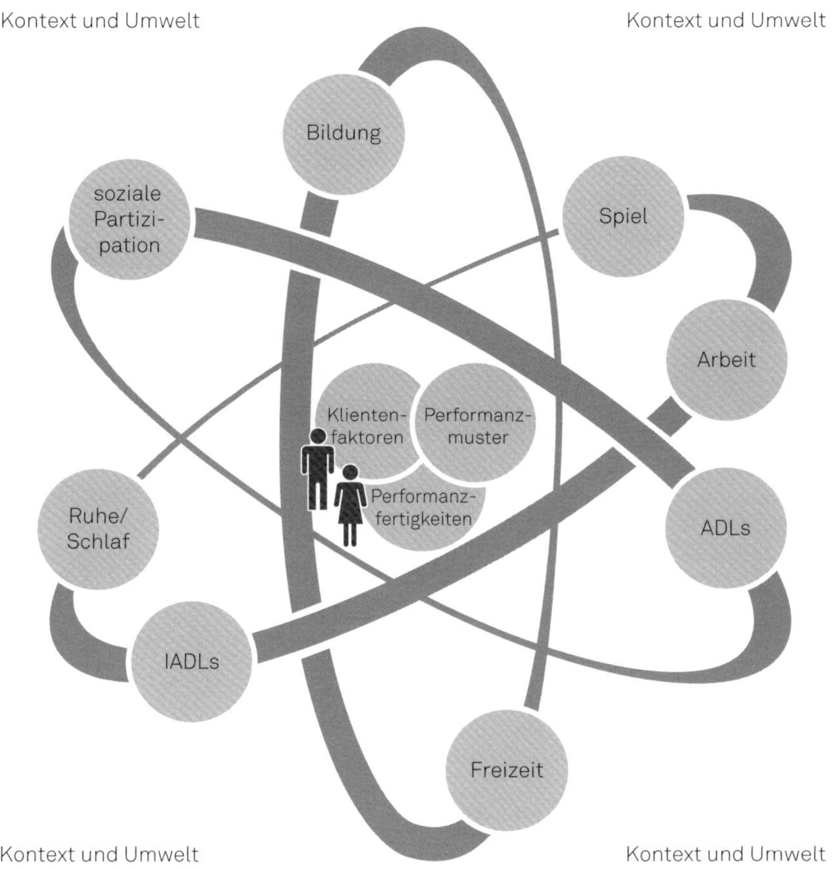

Abbildung 1-1: Ergotherapeutischer Gegenstandsbereich
Zur Beachtung. ADLs = Aktivitäten des täglichen Lebens. IADLs = Instrumentelle Aktivitäten des täglichen Lebens. Quelle: Occupational Therapy Practice Framework: Domain und Process (3rd ed. S. 55) des Amerikanischen Ergotherapieverbandes, 2014, American Journal of Occupational Therapy, 68 (Suppl. 1) S1-S48. Abdruck mit freundlicher Genehmigung.

Tabelle 1-1: Aspekte des ergotherapeutischen Gegenstandsbereichs

Betätigung	Klientenfaktoren	Performanzfertigkeiten	Performanzmuster	Kontext und Umwelt
Aktivitäten des täglichen Lebens (ADLs)*	Werte Überzeugungen und Spiritualität	Motorische Fertigkeiten	Gewohnheiten	Kulturell
Instrumentelle Aktivitäten des täglichen Lebens (IADLs)	Körperfunktionen	Prozessbezogene Fertigkeiten	Routinen	Personbezogen
Ruhe und Schlaf	Körperstrukturen	Soziale Interaktionsfertigkeiten	Rituale	Physisch
Bildung			Rollen	Sozial
Arbeit				Zeitlich
Spiel				Virtuell
Freizeit				
Soziale Teilhabe				

*auch als Basisaktivitäten des täglichen Lebens (BADLs) oder personbezogene Aktivitäten des täglichen Lebens (PADLs) bezeichnet.
Quelle. Occupational Therapy Practice Framework: Domain and Process (3rd ed. S. S4) des Amerikanischen Ergotherapieverbandes, 2014, American Journal of Occupational Therapy, 68 (Suppl. 1) S1-S48. Abdruck mit freundlicher Genehmigung.

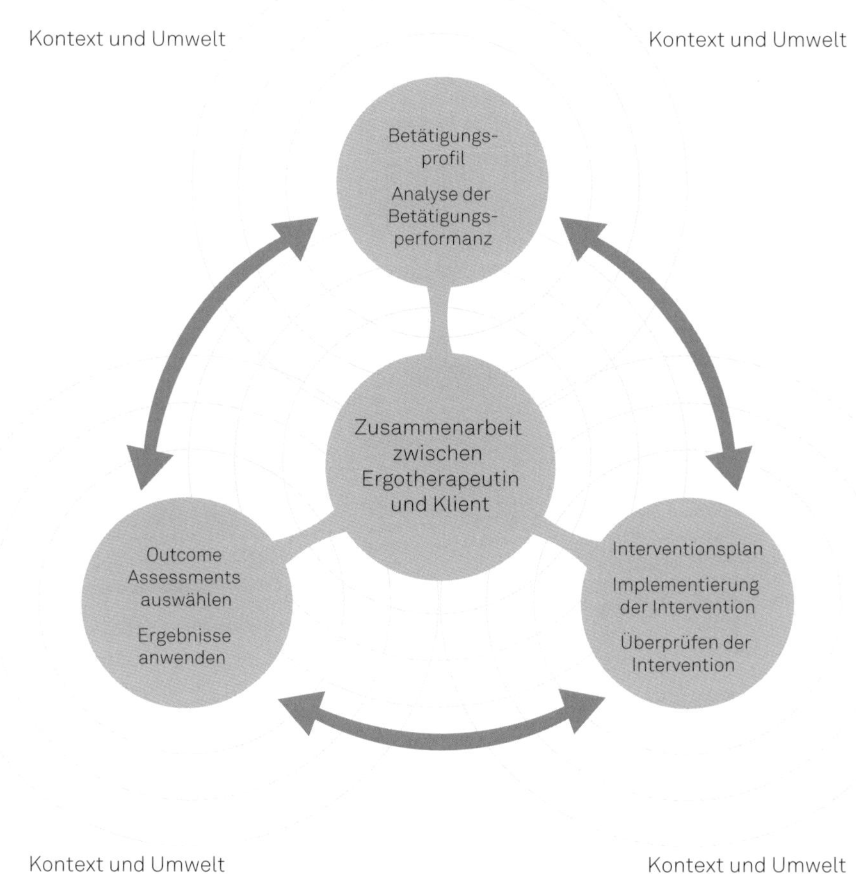

Abbildung 1-2: Ergotherapeutischer Prozess
Quelle. Occupational Therapy Practice Framework: Domain und Process (3rd ed. S. 55) des Amerikanischen Ergotherapieverbandes, 2014, American Journal of Occupational Therapy, 68 (Suppl. 1) S1-S48. Abdruck mit freundlicher Genehmigung.

rapeuten[5] sind erfahren darin, die subjektiven und die objektiven Aspekte von Performanz zu erfassen, und sie verstehen Betätigung aus dieser zweifachen, aber dennoch ganzheitlichen Sicht. Die übergeordnete Aufgabe, Gesundheit, Wohlbefinden und Teilhabe am Leben durch Beteiligung an Betätigung zu unterstützen, umreißt den Gegenstandsbereich des Berufes, und sie betont, wie wichtig der Einfluss von Umwelt- und Lebensbedingungen darauf ist, wie Menschen ihre Betätigungen ausführen. Schlüsselaspekte des ergotherapeutischen Gegenstandsbereiches werden in **Tabelle 1-1** definiert.

5 Wenn hier der Begriff *Ergotherapeuten* gebraucht wird, sind sowohl Ergotherapeuten als auch Ergotherapie-Assistenten gemeint.

1.2.2 Prozess

Viele Berufe nutzen den Prozess der Evaluation, Intervention und Outcome, der im *Framework* dargestellt wird. Die Anwendung dieses Prozesses durch die Ergotherapie ist jedoch durch seine Fokussierung auf Betätigung einzigartig (siehe Abb. 2). Der Prozess klientenzentrierter ergotherapeutischer Behandlung beginnt üblicherweise mit dem Betätigungsprofil, einer Erhebung der Betätigungsbedürfnisse, -probleme und -anliegen des Klienten und der Analyse der Betätigungsperformanz. Zu letzterer gehören Fertigkeiten, Muster, Kontext und Umwelt, Aktivitätsanforderungen und Klientenfaktoren, die zur Zufriedenheit des Klienten mit seiner Fähigkeit, an wertgeschätzten Alltagsaktivitäten teilzunehmen, beitragen oder sie behindern. Die Analyse von Betätigungsperformanz erfordert nicht nur, die komplexe und dynamische Interaktion zwischen Klientenfaktoren, Performanzfertigkeiten, Performanzmustern und Kontext und Umwelt zu durchschauen, sondern auch die Aktivi-

Tabelle 1-2: Prozess der ergotherapeutischen Dienstleistung

Evaluation
Betätigungsprofil – Der erste Schritt im Evaluationsprozess, durch den die Betätigungsvorgeschichte und Erfahrungen des Klienten, seine Alltagsmuster, Interessen, Werte und Bedürfnisse klar werden. Ebenso werden die Gründe deutlich, warum der Klient zur Ergotherapie kommt, seine Stärken und Sorgen in Bezug auf die Ausführung von Betätigungen und alltäglichen Aktivitäten, Bereiche möglicher Störungen, Unterstützungen und Barrieren sowie seine Prioritäten. *Analyse der Betätigungsperformanz* – Der Schritt im Evaluationsprozess, mit dem die Stärken und Probleme oder potenzielle Probleme des Klienten genauer herausgefunden werden. Die derzeitige Performanz wird oft direkt im Kontext beobachtet, um Unterstützung bzw. Barrieren bei der Performanz des Klienten festzustellen. Performanzfertigkeiten, Performanzmuster, Kontext oder Umwelt, Klientenfaktoren und Aktivitätsanforderungen werden alle bedacht, aber nur bestimmte Aspekte werden möglicherweise genauer untersucht. Angestrebte Ergebnisse werden festgelegt.
Intervention
Interventionsplan – Der Plan leitet die Maßnahmen, die zusammen mit dem Klienten entwickelt und dann vorgenommen werden. Er beruht auf ausgewählten Theorien, Bezugsrahmen und Evidenz. Anzustrebende Ergebnisse werden bestätigt. *Umsetzung der Intervention* – Aktionen, die die Performanz des Klienten beeinflussen und unterstützen, um seine Performanz und Partizipation zu verbessern. Interventionen beziehen sich auf die erwünschten Ergebnisse. Die Reaktion des Klienten wird überwacht und dokumentiert. Überprüfung der Intervention – Überprüfung des Interventionsplans und der Fortschritte im Hinblick auf die angestrebten Ergebnisse.
Anstreben von Ergebnissen
Ergebnisse – Erfolgsdeterminanten beim Erreichen des erwünschten Endresultats des ergotherapeutischen Prozesses. Die Informationen aus dem Outcome Assessment leiten die Planungen zukünftiger Maßnahmen mit dem Klienten und evaluieren das Interventionsprogramm (Programmevaluation).

Quelle : *Occupational Therapy Practice Framework: Domain and Process* (3rd ed., p. S10), by American Occupational Therapy Association, 2014, *American Journal of Occupational Therapy, 68*(Suppl. 1), S1–S48. http://dx.doi.org/10.5014/ajot.2014.682006. Copyright © 2014 by the American Occupational Therapy Association.

tätsanforderungen der ausgeführten Betätigung. Therapeuten planen die Intervention und setzen sie mit vielerlei Ansätzen und Methoden um, bei denen Betätigung sowohl das Mittel als auch der Zweck ist (Trombly, 1995).

Ergotherapeuten überprüfen ständig die Effektivität der Intervention und die Fortschritte auf die vom Klienten erwünschten Ergebnisse. Von der Gesamtsicht auf die Intervention hängt die Entscheidung ab, ob letztere fortgeführt oder beendet und eine Überweisung an andere Gesundheitsdienstleister oder -berufe empfohlen wird.

Der Prozess der Dienstleistung wird innerhalb des Gegenstandsbereiches des Berufes zur Unterstützung von Gesundheit und Partizipation des Klienten angewandt (siehe **Tab. 1-2**).

2 Überblick über Kinder und Jugendliche mit Herausforderungen bei der Verarbeitung und Integration sensorischer Informationen

2.1 Einleitung

Ergotherapeuten befassen sich in ihrer praktischen Arbeit mit den Fähigkeiten einer Person, sich an erforderlichen und von ihr gewünschten Aktivitäten im Lebensalltag zu beteiligen und diese auszuführen (AOTA, 2008b). Ergotherapie ist als Disziplin geprägt von Wissenschaften, die Wissen und Verständnis bezüglich menschlicher Entwicklung und Funktion sowie für die verschiedenen Variablen bieten, die diese Aspekte des menschlichen Lebens beeinflussen. Ergotherapeuten wissen, dass die Aufnahme, Verarbeitung und Integration sensorischer Informationen die Fähigkeit einer Person, in ihrer Umwelt zu funktionieren, sowohl unterstützen als auch hemmen kann. Ziel dieses Dokuments ist es, die Verbindung zwischen der sensorischen Verarbeitung und der Teilnahme an Alltagsaktivitäten zu beschreiben, zudem die Entwicklung der SI-Theorie[6], Konzepte der Funktion und Dysfunktion, Evaluationsansätze, Interventionsstrategien und Elemente der Ausbildung und Spezialisierung aufzuzeigen. Dieser Abschnitt bezieht sich auf Konzepte sensorischer Integration und gegenwärtige Evidenz in Bezug auf neurowissenschaftliche Untermauerung, Subtypen und die Prävalenz von SI-Herausforderungen.

2.2 Theorie der Sensorischen Integration (SI)

2.2.1 Konzepte sensorischer Integration

Vor fast 50 Jahren präsentierte A. Jean Ayres die Vorstellung, dass die Verarbeitung und Integration von Sinneseindrücken des zentralen Nervensystems eine Grundlage formt, auf der sich funktionelles Verhalten entwickelt. Ayres (1972b, S. 11) postulierte, dass sensorische Informationen Nahrung für das Nervensystem darstellen und dass das Nervensystem auf sie mit Veränderungen in der Funktion, Struktur und dem Output reagiert. Sie verwendete den Begriff *Sensorische Integration (SI),* um „den neurologischen Prozess aufzuzeigen, der die Sinneseindrücke des eigenen Körpers und die der Umwelt ordnet und es ermöglicht, den Körper effektiv in der Umwelt zu nutzen."

Ein Hauptprinzip, auf das Ayres ihre Arbeit gründete, ist die Neuroplastizität (Jacobs & Schneider, 2001). Um sicherzustellen, dass ihre Theorie auf empirischen Erkenntnissen beruhte, nutze Ayres neurowissenschaftliche Literatur zu Studien mit Menschen und Tieren. Ihre Arbeit basierte auf den vielen Tierstudien, die die Effekte der sensorischen Deprivation und einer angereicherten Umwelt untersuchten, die die Evidenz dafür lieferten, dass die Interaktion zwischen Organismus und Umwelt Hirnstrukturen und -funktionen verändern kann (z. B., Harlow, 1958; Harlow, Harlow & Suomi, 1971).

Ayres erarbeitete Aussagen über die Beziehung zwischen Sinneseindrücken und normaler Entwicklung, über die Art und Weise, wie eine SI-Dysfunktion die Entwicklung beeinträchtigt, und die Möglichkeiten, wie Sinneseindrücke genutzt werden können, um Dysfunktionen zu korrigieren und die Entwicklung zu fördern. Die erste Aussage der SI-Theorie besagt, dass gelungene SI-Funktion eine Basis für Verhalten und Lernen schafft. Ayres stellte die Hypothese auf, dass die Integration sensorischer Informationen der Person einen Anhaltspunkt für die Beziehung des Körpers zu sich selbst, zur Schwerkraft und zu Menschen und Gegenständen in der Umwelt bietet und dazu beiträgt, dass eine Person Beziehungen zwischen anderen Personen und Gegenständen in der Umwelt wahrnimmt. Sensorische Informationen stammen aus verschiedenen Quellen, sowohl innerhalb als

6 Um die Lesbarkeit des Dokuments zu erhöhen, wird der Begriff Sensorische (Verarbeitung und) Integration mit SI abgekürzt. (Anmerkung der Übersetzer)

auch außerhalb des menschlichen Körpers. Alle Sinneseindrücke sind für die Person notwendig, um ein Bewusstsein für sich selbst als integriertes Ganzes zu erlangen; sie tragen bei zu einer Grundlage für die Entwicklung von Lernen und Fertigkeiten, mitsamt der *Praxie,* der Fähigkeit, motorisches Verhalten in Zeit und Raum zu planen und auszuführen. Wenn ein sich normal entwickelndes Kind älter wird, festigen sich die SI-Funktionen und das Kind gewinnt an kognitiven, psychosozialen und regulativen Kapazitäten und Fertigkeiten. Die Interaktion zwischen SI-Funktionen und diesen Kapazitäten unterstützt das Kind dabei, angemessen zu reagieren – ein grundlegender Schwerpunkt der SI-Theorie. Die Begriffe der angemessenen Reaktion und der Praxie werden zu einem späteren Zeitpunkt in diesem Dokument näher erläutert.

Die zweite Aussage der SI-Theorie beschreibt die Funktionseinschränkungen, die bei einer Verarbeitungs- und Integrationsstörung sensorischer Informationen auftreten können. Ayres (1979) bezeichnet eine SI-Dysfunktion als einen Zustand, in dem „das Gehirn den Fluss der sensorischen Impulse nicht so verarbeitet oder ordnet, dass es der Person guten, genauen sensorischen Input liefert … [und] das Verhalten nicht effektiv leitet“ (übersetzt aus Ayres, 1979, S. 51). Diese ineffektive sensorische Verarbeitung und Verhaltensorganisation beeinträchtigt die Fähigkeit der Person, Sinneseindrücke als Grundlage für Funktionen zu nutzen. Die Erscheinungsformen der SI-Dysfunktionen sind vielfältig und werden sichtbar, wenn Personen Cluster von Zeichen und Symptomen im kognitiven, motorischen und emotionalen Verhalten oder Dyspraxie zeigen. Die SI-Dysfunktion ist demnach nicht als Fehlen von Funktion, sondern als Funktionsfehler im Verarbeitungsprozess des Gehirns zu betrachten, der zu Einschränkungen in der Betätigungsperformanz und Teilhabe in der Umwelt führt.

Die dritte Hauptaussage der SI-Theorie stellt Konzepte therapeutischer Intervention dar, die die Verarbeitung des Zentralnervensystems und die Integration sensorischer Informationen verbessern sollen. Ayres (1972b) schlug vor, Sinneseindrücke bewusst und strategisch einzusetzen, um die Fähigkeit einer Person zu verbessern, etwas zu erfassen, zu registrieren, wahrzunehmen und auf Reize angemessen und auf geordnete Weise zu reagieren. Diese Fähigkeit spiegelt sich in der kognitiven, motorischen und emotionalen Reaktion wider. Somit können sensorische Erfahrungen genutzt werden, um eine Grundlage für erfolgreiche Betätigungsperformanz und funktionale Ausführung von Betätigung zu schaffen.

2.2.2 Neurowissenschaftliche Untermauerung

Die Arbeit von Ayres gründete auf dem neurowissenschaftlichen Stand der 1950er bis 1980er Jahre. Seit dieser Zeit haben jedoch einschneidende Fortschritte in den Neurowissenschaften zu einer schnellen Erweiterung der Literatur in diesem Bereich geführt, der für bestimmte Komponenten und die gesamte Theorie von Ayres bedeutsam ist. Lane und Schaaf (2010) führten einen systematischen Review der zwischen 1996 und 2006 erschienenen neurowissenschaftlichen Literatur durch. Sie richteten sich dabei auf die Fragestellung: *Welche neurowissenschaftliche Evidenz weist darauf hin, dass Ergotherapie mit dem SI-Bezugsrahmen bei Kindern und Jugendlichen wirksam ist?* Diese Fragestellung wurde entwickelt, um die grundlegende neuronale und entwicklungsbezogene wissenschaftliche Literatur zu untersuchen, die Ergotherapie mit SI-Interventionsansatz entweder stützen oder widerlegen könnte. Die Methodik des Reviews kann in **Anhang B** nachgelesen werden.

Mithilfe des Reviews fanden Lane und Schaaf (2010) heraus, dass die Literatur, die eine angereicherte Umwelt untersucht, relevant ist, da diese dem Teilnehmer (Mensch oder Tier) Kontrolle über Aktivität, Betätigungsperformanz, den Reiz des Neuen und Herausforderung bietet, eine „spielerische“ Umwelt und einen naturgetreueren Kontext (Bennett, Diamond, Krech, & Rosenzweig, 1964; Rosenzweig & Bennett, 1972). Sie ist auf diese Weise sehr ähnlich wie Ergotherapie mit SI-Ansatz. Im Allgemeinen zeigt dieser Review, dass eine angereicherte Umwelt die neuronale Plastizität erhöhen kann. Darüber hinaus zeigen Studien zu spezifischen sensorischen Systemen, sensorisch-motorischen Aktivitäten und multisensorischer Integration auch, dass Sinneseindrücke und/oder sensomotorische Aktivitäten als Katalysator für Neuroplastizität dienen. Schlussendlich werden einige der spezifischen Prinzipien, die Ayres (1972b) als Schlüsselkomponenten des SI-Ansatzes identifizierte, zumindest indirekt gestützt. Zum Beispiel wird die Vorstellung, dass Interventionen am besten in einer kindgerechten, spielerischen Art und Weise gestaltet werden, die die flexible Anpassung an erreichbare Ziele ermöglicht, durch Daten gestützt, die zeigen, dass die Verarbeitung des sensorischen Inputs durch das Gehirn flexibel und dynamisch ist, und dass die größten Veränderungen dann entstehen, wenn die Interaktion mit der Umwelt selbstinitiiert und nicht erzwungen ist (van Praag, Kempermann & Gage, 1999).

Der Gedanke, dass angereicherte sensorisch-motorische Erfahrung die Informationsverarbeitung des

Gehirns fördert und eine Grundlage für das Lernen darstellt, wird in Tierstudien des Level-I und in Humanstudien nachgewiesen, die zeigten, dass angereicherte Bedingungen (sensorische, motorische und problemlösungsorientierte Möglichkeiten) neuroplastische Veränderungen in Hirnarealen in Bezug auf Lernen und Gedächtnis hervorriefen und dass diese Veränderungen mit verbessertem Verhalten beim Lernen einhergingen (Kempermann & Gage, 1999). So scheint es, dass Ayres' (1965) ursprüngliche Gedanken – dass Lernen eine Funktion des Gehirns ist und dass Sinneseindrücke Nahrung für Entwicklung und Funktion des Gehirns liefern – in dem Maße Stützung und Validierung erhält, wie wissenschaftliche Fortschritte unsere Kenntnisse über die Interaktionen zwischen Gehirn und Verhalten voranbringen. Alle Studien, die im Rahmen des Reviews gefunden wurden, sind in Tabelle E1 im Anhang E zusammengefasst.

2.2.3 Subtypen

Seit die SI-Theorie 1963 erstmals vorgestellt wurde, haben viele Theoretiker, Forscher und Kliniker Ayres' Arbeit fortgesetzt und erweitert. Darüber hinaus ist eine zunehmende Anzahl Untersuchungen der SI-Theorie und -Intervention und neue empirische Beweise entstanden, einschließlich neuer Modelle von Funktion und Dysfunktion. Jedes Modell hat spezifische Stärken und Schwächen, und es bedarf weiterer Forschung, um diese Modelle und Subtypen zu validieren. Die Komplexität der Rolle, die Sinneseindrücke für die Funktion spielen, bleibt weiterhin eine Herausforderung für die Entwicklung eines integrierten Modells, das alle Aspekte dieses facettenreichen Gebiets anspricht. So werden in aktuellen Modellen oft nur bestimmte Aspekte der sensorischen Funktion und Dysfunktion dargestellt.

Ein evidenzbasierter Review der Literatur zur Untersuchung von Subtypen der Dysfunktion bei der Verarbeitung und Integration sensorischen Inputs wurde von Davies und Tucker (2010) durchgeführt. In der Literatur wurden vier Studien, die Subtypen der sensorischen Integration und Verarbeitung direkt untersuchen, gefunden und in den Review aufgenommen (Dunn & Bennett, 2002; Liss, Saulnier& Kinsbourne, 2006; Mulligan, 1998, 2000). Seit der Fertigstellung des Reviews wurde eine weitere Studie veröffentlicht, die Evidenz für Subtypen liefert. Zusammengenommen deuten diese Studien darauf hin, dass es Subtypen gibt. Jedoch benutzte jede Studie ein anderes Assessment zur Ergebnismessung, was dazu führte, dass jede Studie unterschiedliche Cluster oder Gruppierungen ergab. Zwei der Studien hatten Cluster in Bezug auf Dyspraxie, eine hatte Cluster in Bezug auf Modulation und Aufmerksamkeit, und eine weitere enthielt Cluster bezüglich Modulation. Diese Ergebnisse unterstreichen die Notwendigkeit eines umfassenden Assessments sensorischer Funktion und sensorisch basierter motorischer Performanz, das auch sensorische Wahrnehmung, Diskrimination, Modulation und Praxie in einer einzigen Studie erfassen kann. Darüber hinaus erhöhen Studien, die mehrere Assessmentitems und -instrumente verwenden, auch die Wahrscheinlichkeit, Muster sensorischer Verarbeitungsfähigkeiten zu erfassen, die zu Funktion oder Dysfunktion im Alltag führen, sofern sie in ihrem Geltungsbereich umfassend sind. Letztendlich sind weitere Studien mit multivariaten Methoden erforderlich, um die Existenz von Subtypen von SI-Dysfunktion oder sensorischer Verarbeitungsstörung zu bestätigen oder anzufechten. Forscher sollten auf die Assessments achten, die in künftigen Studien Subtypen erkennen oder bestätigen sollen.

2.2.4 Prävalenz

Ayres (1972b) stellte die Hypothese auf, dass 5 bis 15 % der Bevölkerung eine Form von SI-Dysfunktion haben, die die Betätigungsperformanz beeinträchtigten. Jüngste Arbeiten deuten darauf hin, dass ihre Hypothese zutreffend war. Beispielsweise haben Ahn, Miller, Milberger und McIntosh (2004) festgestellt, dass 5 bis 15 % der gesamten Gruppe der Kinder im Kindergartenalter in den Vereinigten Staaten Herausforderungen mit sensorischer Modulation haben. Bei Personen mit einer klinischen Diagnose sind die Schätzungen sogar noch höher. Für Kinder mit einer Autismus-Spektrum-Störung[7] liegen die Schätzungen zwischen 80 und 100 % (Dawson & Watling, 2000; Tomchek & Dunn, 2007) und für Personen mit Entwicklungsstörungen zwischen 40 und 80 % (Baranek et al., 2002).

7 In der DSM-5 sind die Diagnosen frühkindlicher Autismus, Asperger-Syndrom und atypischer Autismus zu einer Diagnose zusammengefasst: Autismus-Spektrum-Störung. Diese Diagnose ist unter „Neuronale Entwicklungsstörungen" eingeordnet. Leider hat man den Begriff der „Störung" belassen. (Anmerkung des Lektorats)

2.2.5 Terminologie

Für die Darlegung der SI-Theorie verwendete Ayres eine Terminologie, die in der Ergotherapie gemeinhin nicht verstanden wurde. Begriffe wie *Registrierung, Habituation, Modulation* und *Integration* wurden verwendet, um Schlüsselbegriffe der Theorie zu beschreiben und wurden entsprechend der damals verfügbaren neurowissenschaftlichen Literatur definiert. So wie die SI-Theorie vertrauter wurde, geschah dies auch mit den von Ayres verwendeten Begriffen. Allerdings wurden diese Begriffe in anderen Bereichen anders verwendet. Die Fortschritte in den Neurowissenschaften haben zu einer Verfeinerung vieler dieser Begriffe geführt.

Infolgedessen gibt es Inkonsistenzen in der Literatur: die gleichen Begriffe bedeuten unterschiedliche Dinge und zuweilen wurde darüber diskutiert, welcher Begriff der beste oder geeignetste ist, um ein bestimmtes Konzept zu vermitteln. Einige der Inkonsistenzen spiegeln die Terminologie wider, die zur Zeit der Veröffentlichung eines Artikels aktuell war, andere widerspiegeln ein ungenaues Verständnis der Konzepte der Autoren eines Artikels und wieder andere die Unterschiede in den wissenschaftsphilosophischen Positionen. Mit der Weiterentwicklung der SI-Theorie hat sich auch die Terminologie verschoben und weiterentwickelt, um die jeweils aktuelle Forschung und Praxis wiederzugeben. Gegenwärtig wird die Terminologie-Debatte bezüglich einiger Begriffe fortgesetzt (Schaaf & Davies, 2010). Ein Glossar zu diesem Text findet sich in **Anhang D**, um Fehlinterpretationen oder falsche Darstellung von Begriffen und Konzepten, wie sie in diesem Dokument verwendet werden, zu vermeiden.

3 Der ergotherapeutische Prozess bei Kindern und Jugendlichen mit Herausforderungen bei sensorischer Verarbeitung und Integration

Der ergotherapeutische Prozess für Personen mit SI-Herausforderungen umfasst Evaluation und Intervention, gerichtet auf Ergebnisse, die unter anderem die Betätigungsperformanz, Anpassung, Gesundheit und Wohlbefinden, die Teilnahme an der Gemeinschaft, Lebensqualität, Rollenkompetenz, Eintreten für eigene Belange und Betätigungsgerechtigkeit umfassen (AOTA, 2008b). Der ergotherapeutische Prozess zielt darauf ab, die Stärken einer Person und ihren Bedarf an Betätigungsperformanz und Teilhabe herauszufinden.

Dienstleistungen werden eingeleitet, wenn ein Klient funktionelle Herausforderungen zeigt, die die Betätigungen und Teilhabe an Alltagsaktivitäten beeinträchtigen. Die Evaluation umfasst das Sammeln, Interpretieren und die Synthese von Informationen, die für die frühere und gegenwärtige Beteiligung an und die Performanz von Betätigungen relevant sind, sowie die gewünschte zukünftige Teilhabe und spezifische Evaluation der aktuellen Betätigungsperformanz.

Ergotherapeutische Intervention wird individuell gestaltet und soll die Betätigung durch den Einsatz von Strategien und Verfahren verbessern, die auf den Klienten, die Aktivität und die Umwelt ausgerichtet sind. Ergotherapeutische Leistungen bauen oft auf den Stärken des Klienten auf und nutzen diese, um deren Erfolg in weiteren Betätigungsfeldern zu unterstützen. Bei der Entwicklung einer Intervention berücksichtigen Ergotherapeuten stets die Dynamik des Kontextes, in dem der Klient etwas ausführen soll.

Der ergotherapeutische Prozess umfasst auch, die Reaktion des Klienten auf die Intervention zu überwachen, den Interventionsplan erneut zu evaluieren und zu modifizieren sowie den Interventionserfolg an Hand von Ergebnissen zu messen, die für den jeweiligen Klienten relevant und bedeutsam sind. Der ergotherapeutische Prozess ist klienten- und familienzentriert und berücksichtigt die dynamische Interaktion der Person mit den internen neurophysiologischen und externen physischen, sozialen und kulturellen Kontexten der Funktion. Ergotherapie ist flexibel, dynamisch und interaktiv, wobei Betätigungsperformanz sowohl als Methode als auch als gewünschtes Ergebnis des Prozesses genutzt wird.

3.1 Beginn der ergotherapeutischen Intervention

Der ergotherapeutische Prozess beginnt meist mit einer Überweisung, die von einem Elternteil, Betreuer, Arzt oder Schulpersonal eingeleitet wird. Ergotherapie wird beantragt, wenn Einschränkungen der Performanz vermutet oder Einschränkungen adaptiven Verhaltens (z. B. bei Bewegung, Spielfertigkeiten, Selbstregulation, feinmotorischen Funktionen) beobachtet werden. In den meisten Fällen wird eine Evaluation erbeten, um Stärken und Schwächen der Person zu dokumentieren und festzustellen, ob eine Intervention nötig ist, um ihr zu besserer Betätigungsperformanz bei erforderlichen oder erwünschten Aktivitäten zu verhelfen.

Ergotherapeutische Evaluation kann zwecks Diagnostik und/oder Interventionsplanung erbeten werden. In beiden Fällen sollte die Evaluation die Messung der Fähigkeiten im gesamten Gegenstandsbereich der Ergotherapie einschließen, mit besonderer Überprüfung sensorischer Verarbeitungs- und Integrationsmuster bei sorgfältiger Untersuchung, welche sensorischen Systeme die Betätigungsperformanz der Person unterstützen oder behindern.

Die Untersuchung sensorischer Verarbeitung und Integration sollte zur ergotherapeutischen Evaluation gehören, wenn der Grund der Überweisung, ein Bericht von mit dem Klienten vertrauten Personen, Ergebnisse anderer Evaluationen oder klinische Beobachtung eine Dysfunktion sensorischer Verarbeitung vermuten lassen. Eine entsprechende Überprüfung sollte durchgeführt werden, wenn ein Zustand, von dem man weiß, dass Dysfunktion sensorischer Verarbeitung und Integration zusammen vorkommen, diagnostiziert oder vermutet wird. Dies ist bei Autismus-Spektrum-Störungen der Fall, beim Fragiles-X-Syndrom, bei Aufmerksamkeitsdefizit-Hyperaktivitätsstörung, Entwicklungsbeeinträchtigungen, postinstitutionalisierten Kindern, Kindern mit geringem Geburtsgewicht und einigen psychischen Beeinträchtigungen (Cermak, 2009; Mulligan, 2003a; Smith Roley, Blanche & Schaaf, 2001; Watling, Bodison, Henry & Miller Kuhaneck, 2006). Da Dysfunktion sensorischer Verarbeitung und Integration ebenfalls eine Rolle bei Regulationsstörungen bei kleinen Kindern spielen kann (DeGangi, 2000; Anzalone, Williamson & Hanft, 2000), sollten diese Funktionen bei Kindern von 0 bis 3 Jahren untersucht werden, sofern Bedenken wegen der Selbstregulation bestehen. Gibt es Defizite bei der sensorischen Verarbeitung und Integration, sollten sie allen anderen mit der Diagnostik befassten Personen sowie dem Klienten und seinen Betreuern mitgeteilt werden.

Auch wenn die ergotherapeutischen Methoden bei der Evaluation zur Diagnostik oder zur Therapieplanung die gleichen sind, liegt bei der Interpretation der Ergebnisse der Schwerpunkt jeweils unterschiedlich. Geht es darum, eine Diagnose zu stellen, werden die Gesamttestwerte und Performanzprofile besonders beachtet. Die Ergebnisse werden dahingehend interpretiert, ob eine Dysfunktion sensorischer Verarbeitung und Integration vorliegt, und wenn das der Fall ist, ob es ein Muster der Dysfunktion gibt oder ein Profil, wie man es von Kindern und Jugendlichen mit speziellen diagnostischen Klassifikationen kennt. Diese Informationen werden dem Team zur Beachtung innerhalb des diagnostischen Prozesses zur Verfügung gestellt.

Besteht der Zweck der Evaluation darin, die beste Intervention festzulegen, werden die SI-Werte sorgfältig auf Muster und Profile hin analysiert. Diese Analyse von Testwerten wird durch sorgfältige Überlegungen dazu, wie das Kind an Aufgaben herangeht, zu Selbstorganisationsfertigkeiten und Vorlieben, zu Berichten der Eltern über sensorische Reaktivität und Verhaltensmuster und Beobachtungen der Responsivität sowie zu weiteren Faktoren ergänzt. Wenn Muster gefunden werden, betrachtet die Ergotherapeutin sie sorgfältig, um festzustellen, welche Bereiche sensorischer Verarbeitung und Funktion betroffen sind. Diese Informationen werden anschließend genutzt, um den Interventionsansatz zu planen, der zu Beginn der Interventionsleistungen verwendet wird.

3.2 Evaluation

Evaluation erfolgt formell und informell bei allen Interaktionen und Beobachtungen des Klienten. Der Evaluationsprozess stützt sich stark auf das Professional Reasoning, bei dem die Ergotherapeutin das Wissen über die menschliche Entwicklung und über den klinischen Zustand mit den Informationen, die sie durch die Interaktion mit dem Klienten gesammelt hat, zusammenfasst, um ein besseres Verständnis von dessen Betätigungsperformanz zu erlangen. Dieser Prozess leitet die Therapeutin bei der Analyse von Beobachtungen, der Berücksichtigung früherer Informationen über den Klienten und der Anwendung von Elementen der SI-Theorie. Professional Reasoning ist ein systematischer Prozess, der eine informierte Entscheidungsfindung über Interventionskontext, Aktivitäten und angemessene Ergebnisse unterstützt.

Ergotherapeuten führen Evaluationen wenn möglich in Zusammenarbeit mit dem Klienten und gegebenenfalls mit dessen Familie und Schulpersonal durch. Die beiden Elemente der ergotherapeutischen Evaluation sind a) das Betätigungsprofil und b) die Analyse der Betätigungsperformanz (AOTA, 2008b). Ergotherapeuten können standardisierte und nicht standardisierte Assessments verwenden, die speziell für den Einsatz bei Kindern und Jugendlichen mit SI-Herausforderungen gedacht sind sowie andere Evaluationsinstrumente und -methoden. Ergotherapeuten sollten klinische Beobachtungen mit Daten aus standardisierten Assessments validieren.

3.2.1 Betätigungsprofil

Der Sinn des Betätigungsprofils besteht darin, der Ergotherapeutin zu ermöglichen, ein Verständnis dafür zu gewinnen, wer der Klient oder die Klienten sind, ihre Bedürfnisse oder Bedenken herauszufinden und festzustellen, wie diese Bedenken die Betätigungsperformanz beeinflussen. Darüber hinaus soll das Betätigungsprofil der Therapeutin dabei helfen zu verstehen, was für den Klienten wichtig ist und was der Klient bedeutsam findet. Informationen für das Betätigungsprofil werden durch formelle und informelle Interviews mit dem Klienten und anderen, für den Klienten wichtigen Personen gesammelt. Bei der Arbeit mit Kindern umfasst der „Klient" das Kind sowie relevante Familienmitglieder und andere Betreuer. Interviews erforschen die Lebensgeschichte und die Erfahrungen des Klienten, die Muster des täglichen Lebens und die Interessen, Werte und Bedürfnisse.

Die Erstellung des Betätigungsprofils variiert etwas je nach Kontext der ergotherapeutischen Leistungen und kann durch die Verfügbarkeit der Personen, die am Prozess teilnehmen sollen, beeinflusst werden. In der Regel wird das Betätigungsprofil zu Beginn der ergotherapeutischen Leistungen durch einen Befragungsprozess aller Personen erhoben, die zusammen den Klienten ausmachen. Im Mittelpunkt stehen die Bedürfnisse und Wünsche des Klienten, seine Interessen und Motivation, Alltagsroutinen, Erfahrungen aus der Vergangenheit und aktuelle Betätigungen in verschiedenen Kontexten. Mit Hilfe des Klienten erhält die Ergotherapeutin ein Bild davon, wie der Klient seine Zeit verbringt und wie die Kontexte und Umgebungen, in denen der Klient lebt, lernt und spielt, die Betätigungsperformanz unterstützen oder beeinträchtigen. Ein Beispiel für eine Lebensgeschichte und ein Betätigungsprofil (Schaaf & Smith Roley, 2006) ist in **Anhang C** enthalten.

Probleme bei der sensorischen Verarbeitung und SI können die Art und Weise, wie eine Person sich beteiligt und ihre Performanzfertigkeiten und -muster beeinflussen. Es ist wichtig, die Art der Auswahl und Präferenzen des Klienten für Beteiligung zu untersuchen, und auch, ob die Familie (und gegebenenfalls die Schule oder andere Akteure oder Programme) für den Klienten spezielle Anpassungen vornimmt. Einige Fragen, die hierbei hilfreich sein und in das Betätigungsprofil aufgenommen werden können, sind in **Kasten 3.1** aufgeführt.

Das Betätigungsprofil ermittelt die Betätigungsvorgeschichte und die aktuellen Betätigungen des Kindes in verschiedenen Kontexten und erörtert Alltagsroutinen sowie die Interessen und Motivationen des Kindes. Darüber hinaus ergründet das Profil problematische Alltagsroutinen. Die aktuelle soziale Unterstützung (z.B. Familie und Mitglieder des Freundeskreises, Peer-Beziehungen, Gemeinschaftsressourcen, Interventionsprogramme) wird ermittelt, um die Informationssammlung bezüglich des Funktionierens bei und der Beteiligung an kindlichen Betätigungen zu leiten. Das Profil enthält auch die Anliegen, Fragen und Prioritäten des Klienten. Bei der Erstellung des Betätigungsprofils für ein Kind mit SI-Problemen kann die Befragung der Familie mit Hilfe des *Canadian Occupational Performance Measure* (COPM) (Law et al., 2005) Aufschluss darüber geben, wie und wann sich die Herausforderungen der sensorischen Verarbeitung im täglichen Leben auf das Kind und die Familie auswirken. Das COPM kann mit dem Kind und/oder einem Familienmitglied durchgeführt werden, um einen Einblick in die Sichtweise des Befragten in Bezug auf Herausforderungen bei der Betätigungsperformanz zu erhalten. Weitere nützliche Instrumente sind u.a. das *Perceived Efficacy und Goal Setting System* (PEGS) (Missiuna, Pollock & Law, 2004) und *Children's Assessment of Participation and Enjoyment and Preferences for Activities of Children* (CAPE/PAC) (King et al., 2005), die Informationen über die Teilnahme eines Kindes an außerschulischen Aktivitäten in den Dimensionen Vielfalt, Intensität, physischer und sozialer Kontext

Kasten 3.1: Fragen für die Erstellung des Betätigungsprofils

1. Wie wirkt sich die Reaktion des Kindes auf Sinneseindrücke auf die Beteiligung der Familie an alltäglichen Aktivitäten aus, insbesondere soziale Aktivitäten wie Geburtstagsfeiern, tägliche Routinen wie Mahlzeiten, Schlafengehen und morgens aus dem Haus gehen und notwendige Aktivitäten wie Besorgungen?
2. Scheint das Kind sensorisch reiche Aktivitäten zu vermeiden oder zu suchen (z.B. sucht häufig nach groben oder intensiven körperbetonten Spielmöglichkeiten wie Ringen, Schaukeln, Sich-Drehen oder Kopfüber-Hängen; initiiert oft körperlichen Kontakt mit Menschen und Gegenständen und sucht nach Gelegenheiten für chaotisches Spiel; verweigert oder widersetzt sich der Teilnahme an bewegungsbasierten Aktivitäten, Aktivitäten mit Ton, Sand, Matsch, Fingerfarben, Kochprojekten oder Aktivitäten mit großen Gruppen)?
3. Wie wirken sich die sensorischen Verarbeitungs- und Handlungskompetenzen der Person auf ihre Co-Betätigungen mit relevanten Dritten wie Familienmitgliedern und Klassenkameraden aus (z.B. vermeidet das Kind die Interaktion mit bestimmten Personen wegen deren lauter Stimme, eines ungestümen oder unvorhersehbaren Verhaltens, der Neigung zum Berühren oder Umarmen)?
4. Werden mit dem Kind regelmäßig spezielle Anpassungen in Bezug auf sensorische Verarbeitung genutzt (z.B. die Tageszeit, zu der Aktivitäten verrichtet werden, Veränderungen der Umweltreize, Absagen von Einladungen zu vollen oder lauten Orten oder Veranstaltungen)?
5. Wie ist die Familie von den Bedürfnissen des Kindes betroffen? Wurden relevante Änderungen vorgenommen, um den Bedürfnissen des Kindes gerecht zu werden, wie z.B. ein Elternteil, das seine Arbeit aufgibt, um sich um das Kind zu kümmern?

und Freude liefern. Die Ergebnisse können der Ergotherapeutin helfen zu verstehen, wie sich SI-Herausforderungen auf die Aktivitätspräferenzen des Kindes auswirken können.

Die Informationen, die durch das Betätigungsprofil gesammelt werden, dienen als Leitfaden für den familienzentrierten Evaluations- und Interventionsprozess. Anhand dieser Informationen kann die Ergotherapeutin die Stärken und Grenzen des Kindes und der Familie feststellen und im Gegenzug relevante Evaluationsmethoden finden, um die zugrundeliegenden Komponenten der festgestellten Beeinträchtigungen zu beurteilen. Die Ergebnisse der Evaluation werden verwendet, um Ziele festzulegen und die Intervention zu planen.

3.2.2 Faktoren der Evaluation

Ergotherapeuten arbeiten in vielen Settings (z. B. Schulen, Kliniken, Heimen), mit vielen anderen Berufsgruppen (z. B. Pädagogen, Logopäden, Physiotherapeuten, Psychologen) und unterstützenden Fachkräften (z. B. Lehrassistenten, Busfahrern, Mitarbeitern in der Kantine) bei der Erbringung von Dienstleistungen für Kinder und Jugendliche mit SI-Herausforderungen. Faktoren, die den Evaluationsprozess beeinflussen, werden in den folgenden Abschnitten kurz beschrieben.

Setting und Kontext

Das Setting, in dem die Ergotherapeutin arbeitet, beeinflusst den Fokus der Evaluation. Die Dienstleistungen, die in der Schule eines Kindes erbracht werden, unterliegen der Bundes- und Landesgesetzgebung und müssen sich auf die Leistungen und die Teilnahme des Kindes an schulischen und sonstigen Aktivitäten in der Schule beziehen. Die Evaluation der sensorischen Verarbeitung und Integration im schulischen Umfeld umfasst die Messung der Fähigkeit des Kindes, sensorische Informationen in den vielen verschiedenen Schulkontexten anzupassen, zu strukturieren und zu integrieren, wie z. B. in der Kantine, im Kunstunterricht, auf dem Spielplatz und bei verschiedenen Schulaufgaben und -aktivitäten. Eine Ergotherapeutin, die in anderen Einrichtungen arbeitet, z. B. in Krankenhäusern oder gemeindebasiert, kann sich während der Evaluation umfassender auf die Fähigkeit des Kindes, sensorische Informationen bei Aufgaben und Aktivitäten im Zusammenhang mit Beteiligung und Teilnahme an verschiedenen Situationen und Kontexten anzupassen, zu strukturieren und zu integrieren, konzentrieren.

Standardisierte vs. nicht standardisierte Assessments

Bei der Beurteilung werden in der Regel mehrere Messinstrumente eingesetzt, darunter sowohl standardisierte als auch nicht-standardisierte Instrumente. Bei standardisierten Assessments ist die Vorgehensweisen bei der Durchführung der Testitems festgelegt und es gibt spezifische Richtlinien für die Bewertung und Interpretation der Performanz des Klienten (Kielhofner, 2006; Urbina, 2004). Solche Instrumente bieten eine detaillierte Messung der Performanz des Klienten im durch den Test evaluierten Bereich und können bei der Feststellung helfen, ob Verzögerungen oder Einschränkungen in der Performanz signifikant genug sind, um eine Intervention zu rechtfertigen. Standardisierte Instrumente müssen unter kontrollierten Bedingungen durchgeführt werden, damit die Ergebnisse gültig sind. Die standardisierten Testbedingungen stellen jedoch selten die Bedingungen dar, unter denen der Klient im Alltag handeln muss, so dass die Leistung bei standardisierten Tests möglicherweise nicht repräsentativ für die tägliche Leistung des Klienten in anderen Zusammenhängen ist. Darüber hinaus können einige Personen mit SI-Problemen nicht die erforderlichen spezifischen Vorgehensweisen und Vorgaben erfüllen, was den Einsatz dieser Instrumente bei diesen Klienten ausschließt. Nicht standardisierte Messinstrumente sind flexibler, da sie keine Einhaltung eines festgelegten Vorgehens erfordern und als Ergänzung zu standardisierten Testergebnissen verwendet werden können. Diese Instrumente liefern jedoch keine Standardwerte und sind daher in der Regel nicht ausreichend, um festzulegen, ob Dienstleistungen gerechtfertigt sind (Richardson, 2010). Inzwischen stehen einige standardisierte und normbasierte Ratinginstrumente zur Verfügung (z. B. *Sensory Processing Measure und Sensory Processing Measure-Preschool*) (Miller Kuhaneck, Henry & Glennon, 2007, 2010), die in manchen Settings ausreichende Alternativen sein können, um zu rechtfertigen, dass Kinder ergotherapeutische Dienstleistungen erhalten, ohne dass eine performanzbasierte Messung erforderlich ist.

Unabhängig davon, ob man standardisierte oder nicht standardisierte Instrumente einsetzt, sollte der Schwerpunkt darauf liegen, genauer Informationen über die Betätigungsperformanz der Person zu gewinnen. Vielfältige Strategien, einschließlich direktem Assessment, Beobachtung in natürlichem Kontext und strukturierte Befragung, sollten verwendet werden, um die genauesten und repräsentativsten Ergebnisse zu erhalten.

Reliabilität und Validität

Werden die Fähigkeiten eines Kindes gemessen, ist es wichtig festzustellen, ob die erhaltenen Messungen reliabel und valide sind. Die *Reliabilität* wird auf verschiedene Weise gemessen, um zu bestimmen, inwieweit erwartet werden kann, dass die Ergebnisse, die mit einem bestimmten Messinstrument gewonnen werden, konsistent und stabil sind, wenn die Person im Laufe der Zeit mit verschiedenen Testitems oder unter verschiedenen Kontextbedingungen getestet wird (Kielhofner & Fossey, 2006). Die *Validität* informiert die Anwender des Tests darüber, ob ein bestimmter Test das Konstrukt, das er zu messen beabsichtigt, auch tatsächlich misst (Kielhofner & Fossey, 2006). Die Testvalidität wird durch den Vergleich des Tests mit anderen etablierten Tests, die das gleiche Konstrukt messen, durch die Begutachtung der Testitems durch einen Experten sowie durch eine sorgfältige und spezielle Analyse der Testitems ermittelt. Die Reliabilität und Validität der Evaluationsergebnisse hängt von der sachgerechten und genauen Anwendung der Assessmentinstrumente und -methoden ab. Manuale enthalten spezielle Anweisungen für die Anwendung von Tests nach standardisierten Verfahren. Jegliche Abweichungen von den Standardverfahren müssen im Evaluationsbericht dokumentiert und die Auswirkungen auf die Performanz beschrieben werden. Die Abweichung von den Standardverfahren macht die Testwerte ungültig, daher sollten Therapeuten davon absehen, die Ergebnisse zu berechnen und zu dokumentieren, wenn keine Standardverfahren verwendet werden. Spezifische Reliabilität und Validität von Assessmentinstrumenten werden normalerweise im Manual für jeden Test beschrieben, wobei zusätzliche Daten manchmal in der Fachliteratur verfügbar sind. Ergotherapeuten sollten mit den Reliabilitäts- und Validitätswerten der von ihnen verwendeten Assessmentinstrumente vertraut und in der Lage sein, Testwerte nach diesen Parametern zu interpretieren.

3.2.3 Analyse der Betätigungsperformanz

Die Evaluation von Personen mit SI-Problemen befasst sich mit Komponenten der sensorischen Verarbeitung (z.B. Registrierung, Modulation, Diskrimination) sowie mit der Praxie, den funktionellen Fertigkeiten und der Strukturierung des Verhaltens (Smith Roley, 2006a). Auch die Beteiligung des Kindes an Rollen in Familie, Schule und Gemeinde wird in diesem Prozess thematisiert. Informationen aus dem Betätigungsprofil werden vom Ergotherapeuten genutzt, um die spezifischen, zu berücksichtigenden Betätigungsbereiche und Kontexte zu bestimmen. Die Analyse der Betätigungsperformanz umfasst die folgenden Schritte:

- Beobachten, wie der Klient Aktivitäten in der natürlichen oder am wenigsten einschränkenden Umwelt ausführt, und Beachten der Effektivität der Performanzfertigkeiten des Klienten (z.B. Motorik, Praxie, sensorisch perzeptive, emotionale Regulation, sozial) und der Performanzmuster (z.B. Gewohnheiten, Routinen, Rituale, Rollen).
- Auswahl spezifischer Assessmentinstrumente und -methoden, die Faktoren im Zusammenhang mit SI, die die Betätigungsperformanz des Klienten beeinflussen könnten, herausfinden und messen.
- Interpretieren der Assessment-Daten, um zu ermitteln, welche Aspekte der sensorischen Verarbeitung und Integration die Performanz unterstützen und welche sie beeinträchtigen.
- Entwickeln oder Verfeinern einer Hypothese über die Performanz des Klienten.

Die Analyse der Betätigungsperformanz gipfelt in einem gemeinschaftlichen Prozess der Entwicklung von Zielen, die das gewünschte Ergebnis für den Klienten betreffen. Unter Berücksichtigung der Evaluationsergebnisse, der gewünschten Ziele und der wissenschaftlichen Evidenz wählt die Ergotherapeutin mögliche Interventionsansätze und bespricht diese mit dem Klienten. Abschließend werden der Evaluationsprozess und die Ergebnisse dokumentiert und der Familie, den entsprechenden Teammitgliedern und den Gemeindebehörden mitgeteilt.

3.2.4 Partizipation in Betätigungsbereichen

Personen mit SI-Problemen haben oft Performanz-Einschränkungen in einem oder mehreren Betätigungsbereichen. Abhängig von den für die untersuchte Person ermittelten Belangen können Spiel-Performanz, schulische Betätigungen, Freizeit und soziale Teilhabe sowie adaptives Verhalten und Alltagsaktivitäten evaluiert werden. Neben diesen alltäglichen Betätigungen ist zu beachten, dass Kinder mit SI-Problemen ihre Betätigungsperformanz häufig nach ihren sensorischen Reaktionsmustern wählen (Dunn, 2001). Daher ist es wichtig, nicht nur die Performanz in diesen Bereichen zu messen, sondern auch den Einfluss der sensorischen Verarbeitungs- und Integrationsmuster der Person auf ihre Präferenzen und Entscheidungen für die Aktivitätsbeteiligung festzustellen.

Spielen

Spielen ist die Hauptbeschäftigung eines Kindes und erfordert daher besondere Aufmerksamkeit bei der Evaluation. Kinder mit SI-Problemen haben oft Einschränkungen beim Spielen. Ein begrenztes Spielrepertoire aufgrund mangelnder Ideenfindung, Vermeidung bestimmter Spielerfahrungen aufgrund von Überempfindlichkeit, unangemessene Intensität oder Aggression beim Spielen, Ungeschicklichkeit und ineffektive Nutzung des Körpers zur Interaktion mit Spielmaterialien aufgrund von Dyspraxie sind einige Verhaltensweisen, die auftreten können. Die Beurteilung der Spielfähigkeiten erfolgt sowohl mit formellen als auch mit informellen Methoden. Die *Knox Pre-School Play Scale* (Knox, 2008) kann verwendet werden, um Informationen über die Art von Spielen zu sammeln, die ein Kind zeigt. Der *Test of Playfulness* (Skard & Bundy, 2008) untersucht die Spielfreude und -motivation eines Kindes in einer unstrukturierten Spielsituation. Bei der Beurteilung des Spielens ist es wichtig, dass sich die Ergotherapeutin nicht nur darauf konzentriert, *was* das Kind in einem Spielszenario macht und nicht macht, sondern auch darauf, *wie* das Kind spielt, *was* es beim Spielen motiviert und *was* um das Kind *herum* geschieht, während es eine bestimmte Art des Spielens zeigt. Um zu verstehen, wie die sensorische Verarbeitung und Integration die Spielfähigkeit eines Kindes unterstützen oder beeinträchtigen kann, sollte die Beurteilung des Spielens durch eine qualifizierte Beobachtung der Spielweise des Kindes ergänzt werden. Die Beurteilung des Spielens sollte das Niveau der Spielfertigkeiten eines Kindes beschreiben und die qualitativen und Kontextaspekte des Spielens berücksichtigen. Einige wichtige Merkmale, die in die Spielbeobachtungen einbezogen werden müssen, sind in **Tabelle 3.1** aufgeführt. Diese können besonders nützlich sein, wenn zeitliche oder Kontextfaktoren eine strukturierte Evaluation der Spielfertigkeiten ausschließen.

Schulbetätigungen

Die Analyse der Schulbetätigungen des Kindes hilft der Therapeutin zu verstehen, wie die sensorischen Aspekte des Klassenzimmers, des Spielplatzes, der Aula, der Cafeteria, der Bibliothek und anderer Schulumgebungen die Fähigkeit des Kindes, als Lernender, Gleichaltriger und Teilnehmer an schulischen und außerschulischen Aktivitäten erfolgreich zu sein, unterstützen oder hemmen. Erste Informationen bezüglich der Stärken und Herausforderungen des Kindes im schulischen Kontext werden von der Familie und vom Schulpersonal eingeholt. Die Evaluation der schulischen Performanz kann mit Hilfe des *School Function Assessment* (Coster, Deeney, Haltiwanger & Haley, 1998) durchgeführt werden. Dieses Instrument liefert Daten über die Ausführung funktioneller Aufgaben des Kindes im schulischen Kontext und findet die für eine erfolgreiche Teilnahme am schulischen und sozialen Kontext der Grundschule notwendige Unterstützung heraus. Die Schulversion der Bewertung der motorischen und prozessbezogenen Fertigkeiten (School AMPS; Fisher, Bryze, Hume & Griswold, 2005) ist für die Verwendung mit Kindern im Alter von 3 bis 12 Jahren erhältlich. Das School AMPS ist ein beobachtungsbasiertes Assessment, das die motorischen und prozessbezogenen Fertigkeiten während der Durchführung von Schulaufgaben im normalen Setting des Klassenzimmers des Kindes misst. Ergänzt werden können diese performanzbasierten Werte durch das *Main Classroom and School Environment Forms of the Sensory Processing Measure* (Miller Kuhaneck et al., 2007), das *School Forms of the Sensory Processing Measure* (Miller Kuhaneck et al., 2010) oder das *Sensory Profile School Companion* (Dunn, 2006). Diese Instrumente liefern Informationen über die Auswirkungen sensorischer Verarbeitungsprobleme auf das Funktionieren des Kindes im schulischen und vorschulischen Kontext. Die Evaluation wird ergänzt durch Beobachtungen des Kindes, das im Kontext teilnimmt, um vorhandene Einschränkungen in der Performanz und die für den Erfolg notwendige Art von Unterstützung zu ermitteln.

Adaptives Verhalten und Aktivitäten des täglichen Lebens

Die Messung der Performanz bei Aktivitäten des täglichen Lebens (ADL) ist wichtig, um den Einfluss der sensorischen Verarbeitung und Integration auf die Fähigkeiten des täglichen Lebens zu verstehen. Die Evaluation von ADLs kann sowohl durch Beobachtung als auch durch formelle Assessments erfolgen. Formelle Assessments wie das *Pediatric Evaluation of Disability Inventory* (Haley, Coster, Ludlow, Haltiwanger & Andrellos, 1992), *Adaptive Behavior Assessment System II* (Harrison & Oakland, 2003) und *Vineland Adaptive Behavior Scales* (2nd Edition) (Sparrow, Cicchetti & Balla, 2005) können hilfreich sein, da sie durch eine Befragung der Bezugsperson ergänzt werden können. Neben der Bestimmung der Stärken und Problembereiche des Kindes ist es wichtig festzustellen, ob zuvor besondere Anpassungen vorgenommen wurden, wie z. B. die Verwendung von Kleidung, die keine Verschlüsse hat oder zusätzliche Zeit zur Erledigung von Aufgaben, um der Ablenkbarkeit Rech-

Tabelle 3-1: Beobachtungen des Spielens

Bereich	Beobachtung
Spielzeuggebrauch	Ist das Kind in der Lage, ein Spielzeug selbstständig auszuwählen und damit zu spielen? Hat das Kind Ideen, was es mit Gegenständen machen soll? Verwendet das Kind Spielzeug kreativ? Verwendet das Kind das Spielzeug so, wie es beabsichtigt ist? Ist das Kind in der Lage, eine Spielaktivität selbstständig zu erweitern? Mit Vorschlägen von anderen? Wie interagiert das Kind mit Spielzeug? Sind Interaktionen begrenzt, repetitiv oder stereotyp? Lässt das Kind andere mit dem Spielzeug spielen? Spielt das Kind gemeinsam mit Familienmitgliedern mit Spielsachen?
Entwicklungsstand	Welche Spielformen werden beobachtet? Parallel, kooperativ, so tun als ob, symbolisch? Wie lange bleibt das Kind bei einer Spielaktivität? Zeigt das Kind beim Spielen Emotionen? Humor? Übermut? Frustration? Ist das Kind in der Lage, von einer Spielaktivität zu einer anderen zu wechseln? Ist das Kind in der Lage, spielerische Aktivitäten abzuschließen?
Kontext	Ist das Kind in der Lage, bei lauten Geräuschen in der Umgebung zu spielen? Und bei leisen Geräuschen? Kann das Kind sich auf das Spiel einlassen, wenn sich in der Umgebung Gegenstände oder Personen bewegen? Wenn die Umwelt ruhig ist? Hat das Kind regelmäßig die Möglichkeit, sich an vielen Spielmöglichkeiten zu beteiligen, drinnen, draußen, zuhause, in der Gemeinde, bei Spielgruppen?
Beobachtung der Familie	Spielen das Kind und Familienmitglieder regelmäßig miteinander? Wer initiiert normalerweise das Familienspiel? Kind? Elternteil? Geschwister? Sucht das Kind die Beteiligung anderer Familienmitglieder an seinen Spielen? Wenn ja, welche Familienmitglieder? Wie reagiert das Kind, wenn ein Familienmitglied versucht, an seinem Spiel teilzunehmen? Wie lange kann das Kind mit anderen Familienmitgliedern spielen? Was ist normalerweise der Grund dafür, dass die Familienspielzeit endet? Natürliches Ende der Aktivität? Ein Familienmitglied entscheidet, das Spiel zu beenden? Das Kind entscheidet, mit dem Spielen aufzuhören? Das Verhalten des Kindes stört das Spielen?
Spielvorlieben	Wird das Kind von Spielzeug mit bestimmten sensorischen Eigenschaften angezogen oder meidet es solches Spielzeug? Sucht das Kind bewegungsarmes Spielen? Sucht das Kind nach bewegungsreichem Spielen? Spielt das Kind gern Antigravitationsspiele (z.B. Springen, Klettern)? Spielt das Kind gerne kopfüber? Sind die Spielvorlieben des Kindes altersgemäß?

nung zu tragen. Aus ergänzenden Befragungen der Bezugspersonen des Kindes können auch Informationen über deren Anliegen und Prioritäten für das adaptive Verhalten und die Performanz des Kindes gewonnen werden.

Freizeit und soziale Teilhabe

Sensorische Verarbeitungsmuster können die Freizeitgestaltung und die soziale Partizipation einer Person beeinflussen. Informationen zu diesen Betätigungsbereichen können durch Befragungen (mit Fragen zu Auswahl und Präferenzen), formelle Assessments (siehe **Tabelle 3.2**) und informelle Methoden wie Interessen-Checklisten und Beobachtungen wie das *Sensory Processing Measure* (Parham, Ecker, Miller Kuhaneck, Henry & Glennon, 2007) und die *Social Responsiveness Scale* (Constantino & Gruber, 2005) gewonnen werden. Wie auch bei anderen Betätigungsbereichen ist es wichtig festzustellen, ob und in welchem Maße sensorische Verarbeitung und Integration die Performanz der Person in diesen Bereichen beeinflussen.

3.2.5 Analyse von Performanzfertigkeiten und -muster

Performanzfertigkeiten sind die beobachtbaren, zielgerichteten Handlungen, mit denen eine Person eine Betätigung ausübt. Sie lassen sich in motorische und praktische, sensorisch-perzeptive, kognitiv verarbeitende, emotionale Regulations-, Kommunikations- und soziale Fertigkeiten unterteilen (AOTA, 2008b).

Tabelle 3-2: Ausgewählte Assessments zur Evaluation von Kindern und Jugendlichen mit Problemen bei der Verarbeitung und Integration von sensorischen Informationen

Betätigungsbereiche • Aktivitäten des täglichen Lebens • Instrumentelle Aktivitäten des täglichen Lebens • Ruhe und Schlaf • Bildung • Arbeit • Spiel • Freizeit • Soziale Teilhabe	• Achenbach System of Empirically Based Assessment (ASEBA; Achenbach, 2009) • Adaptive Behavior Assessment System, 2nd ed. (Harrison & Oakland, 2003) • Adaptive Behavior Assessment System–School, 2nd ed. (Harrison & Oakland, 2003) • Behavior Assessment System for Children, 2nd ed. (C.R. Reynolds & Kamphaus, 2006) • Canadian Occupational Performance Measure (Law, Baptiste, Carswell, McColl, Polatajko, & Pollock, 2005) • Children's Assessment of Participation and Enjoyment and Preferences for Activities of Children (King et al., 2005) • Children's Engagement Questionnaire (McWilliam, 1991) • Communication and Symbolic Behavior Scales–Developmental Profile (Wetherby & Prizant, 2002) • Evaluation Tool of Children's Handwriting (Amundson, 1995) • Knox Preschool Play Scale (Knox, 2008) • Miller Function and Participation Scales (L.J. Miller, 2006) • Minnesota Handwriting Assessment (Reisman, 1999) • Pediatric Evaluation of Disability Inventory (Haley, Coster, Ludlow, Haltiwanger, & Andrellos, 1992) • Perceived Efficacy and Goal Setting System (Missiuna, Pollock, & Law, 2004) • Play Preference Inventory (Wolfberg, 1995) • Preschool Activity Card Sort (Berg & LaVesser, 2006) • Scales of Independent Behavior–Revised (Bruininks, Woodcock, Weatherman, & Hill, 1997) • School Assessment of Motor and Process Skills (Fisher, Bryze, Hume, & Griswold, 2005) • School Function Assessment (Coster, Deeney, Haltiwanger, & Haley, 1998) • Test of Handwriting Skills (Gardner, 1998) • Test of Playfulness (Skard & Bundy, 2008) • Transdisciplinary Play-Based Assessment, 2nd ed. (Linder, 2008) • Vineland Adaptive Behavior Scales, 2nd ed. (Sparrow, Cicchetti, & Balla, 2005)
Performanzfertigkeiten[8] • Sensorisch-perzeptive Fertigkeiten • Motorische und Praxie-Fertigkeiten • Emotionale Regulationsfertigkeiten • Kognitive Fertigkeiten • Kommunikations- und soziale Fertigkeiten	• Adaptive Behavior Assessment System, 2nd ed. (Harrison & Oakland, 2003) • Battelle Developmental Inventory, 2nd ed. (Newborg, 2004) • Bayley Scales of Infant and Toddler Development, 3rd ed. (Bayley, 2005) • Behavior Assessment System for Children–II (BASC–II; C.R. Reynolds & Kamphaus, 2006) • Behavior Rating Inventory (Gioia, Isquith, Guy, & Kenworthy, 2000) • Bruininks–Oseretsky Test of Motor Proficiency, 2nd ed. (Bruininks & Bruininks, 2005) • DeGangi–Berk Test of Sensory Integration (Berk & DeGangi, 1983) • Developmental Test of Visual–Motor Integration, 5th ed (Beery, Buktenica, & Beery, 2004) • Developmental Test of Visual Perception (Hammill, Pearson, & Voress, 1993) • Developmental Test of Visual Perception–Adolescent and Adult (C.R. Reynolds, Pearson, & Voress, 2002) • Infant/Toddler Sensory Profile (Dunn, 2002) • Miller Assessment for Preschoolers (L.J. Miller, 1988) • Miller Function and Participation Scales (L.J. Miller, 2006) • Motor-Free Visual Perception Test, 3rd ed. (Colarusso & Hammill, 2003) • Peabody Developmental Motor Scales, 2nd ed. (Folio & Fewell, 2000) • Sensory Integration Inventory–Revised (Reisman & Hanschu, 1992) • Sensory Integration and Praxis Tests (Ayres, 1989) • Sensory Processing Measure: Home (Parham & Ecker, 2007); Main Classroom and School Environment Forms (Miller Kuhaneck, Henry, & Glennon, 2007) • Sensory Processing Measure–Preschool (SPM–P): Home (Ecker & Parham, 2010); SPM–P: School (Miller Kuhaneck, Henry, & Glennon, 2010) • Sensory Profile (Dunn, 1999) • Sensory Profile School Companion (Dunn, 2006) • Social Responsiveness Scale (Constantino & Gruber, 2005) • Social Skills Improvement System (Gresham & Elliott, 2008) • Test of Sensory Functions in Infants (DeGangi & Greenspan, 1989) • Test of Visual–Motor Skills–Revised (TVMS–R; Gardner, 1995)

8 Diese Auflistung der Performanzfertigkeiten ist umfassender als im Framework (2014) angegeben. Hier sind die Performanzfertigkeiten an die Bedingungen der Klienten mit SI angepasst. (Anmerkung der Herausgeberin).

	• Test of Visual-Motor Skills-3 (TVMS-3; Martin, 2010) • Test of Visual-Motor Skills Upper Level (Gardner, 1992) • Test of Visual-Perceptual Skills-3 (TVPS-3; Martin, 2006) • Test of Visual-Perceptual Skills Upper Level (Gardner, 1997) • Touch Inventory for Elementary-School-Aged Children (Royeen & Fortune, 1990) • Touch Inventory for Preschoolers (Royeen, 1987)
Performanzmuster • Gewohnheiten • Routinen • Rollen • Rituale	• Activity Card Sort, 2nd ed. (Baum & Edwards, 2008) • Canadian Occupational Performance Measure (Law et al., 2005) • Children's Assessment of Participation and Enjoyment and Preferences for Activities of Children (King et al., 2005) • Perceived Efficacy and Goal Setting System (Missiuna et al., 2004)
Kontext • Kulturell • Physisch • Sozial • Personbezogen • Zeitlich • Virtuell	• Canadian Occupational Performance Measure (Law et al., 2005) • Children's Assessment of Participation and Enjoyment and Preferences for Activities of Children (King et al., 2005) • Perceived Efficacy and Goal Setting System (Missiuna et al., 2004)

Angepasst aus: Occupational Therapy Practice Guidelines for Children and Adolescents With Autism, von S. D. Tomchek und J. Case-Smith, 2009, S. 22.

Performanzmuster sind die Gewohnheiten, Routinen, Rituale und Rollen, die eine Person bei der Beteiligung an Aktivitäten oder Betätigungen ausführt. Performanzfertigkeiten und -muster können sensorische Verarbeitung und Integration beeinflussen und durch diese beeinflusst werden. Für diesen Abschnitt wird die Beurteilung der Performanzfertigkeiten in die großen Bereiche Grobmotorik und Praxie, fein/visuell-motorische Entwicklung, sensorisch-perzeptive Fertigkeiten, emotionale Regulation, kognitive Fertigkeiten sowie Kommunikations- und soziale Fertigkeiten unterteilt. In jedem Abschnitt werden formelle und informelle Messmethoden behandelt.

Motorische und Praxiefertigkeiten

Die Beurteilung der motorischen Performanz beinhaltet die Evaluation von Bewegungsgrundlagen wie Haltungsstabilität und neurologische Entwicklung, einschließlich des Muskeltonus. Die Bereitschaft eines Kindes, sich zu bewegen, wird durch den Zustand seiner Muskulatur beeinflusst. Ein Kind mit abweichendem Muskeltonus hat größere Herausforderungen, die Muskeln zu aktivieren, um den Körper auf gewünschte Weise gegen die Schwerkraft zu bewegen. Die Beurteilung des Muskeltonus erfolgt am sinnvollsten durch klinische Beobachtung von Haltung und Bewegung (z. B. Blanche, 2010) und durch Palpation des Muskelbauches.

Grobmotorische Fertigkeiten werden normalerweise anhand von Entwicklungstests beurteilt, um das Erreichen der motorischen Meilensteine und die Eigenschaften und Qualität von Bewegungen zu messen. Häufig verwendete standardisierte Assessments für die motorische Performanz von Kindern sind die *Bayley Scales of Infant and Toddler Development* (3rd Edition) (Bayley, 2005), die *Peabody Developmental Motor Scales* (2nd Edition) (Folio & Fewell, 2000) und der *Bruininks-Oseretsky Test of Motor Proficiency* (2nd Edition) (Bruininks & Bruininks, 2005). Zusätzlich zur Messung der Performanz des Kindes bei bestimmten grobmotorischen Testitems beobachtet die Ergotherapeutin das Kind bei standardisierten Testaktivitäten und dokumentiert die Performanzqualität des Kindes. Dabei werden Aspekte wie Bewegungsplanung, -einleitung, -beendigung und -fluss sowie die Gesamtkoordination berücksichtigt. Informationen über die Stetigkeit, mit der grobmotorische Fertigkeiten in verschiedenen Settings und Umgebungen gezeigt werden, erhält man durch eine Befragung der Bezugsperson des Kindes.

Die Fertigkeit des Klienten, Kognition, Empfindung und motorische Fertigkeiten für die Praxie zu integrieren, ist schwierig zu messen. Es gibt einige formelle Assessments, die diese komplexe Fertigkeit bewerten. Die *Sensory Integration and Praxis Tests* (Ayres, 1989) enthalten vier spezifische Tests zu Praxie-Fertigkeiten und können bei Kindern im Alter von 4 bis 8 Jahren und 11 Monaten angewendet werden. Der *Test of Ideational Praxis* (TIP; May-Benson & Cermak, 2007) bewertet spezifisch die Vorstellungskomponente der Praxie, indem er die Fähigkeit eines Kindes untersucht, einfache Objekte auf neuartige Weise zu benutzen und zu manipulieren. Der TIP hat sich im Laufe der Zeit weiterentwickelt, aber vorläufige Daten deuten darauf hin, dass dieses Instrument als objektives und reliables Messinstrument für die Untersuchung der Vorstellungsfähigkeit von Kindern im Alter von 5 bis 8 Jahren vielversprechend ist (May-Benson & Cermak, 2007). Der motorische Planungsaspekt der Praxie wird oft anhand der Fähigkeit des Kindes bewertet, Bewegungen wie Gesten oder Haltungen nachzuahmen (May-Benson, 2010). Die motorische Ausführung wird bewertet, wenn das Kind sich mithilfe seines Körpers mit der Umwelt beschäftigt, insbesondere, wenn es auf eine neue Aufgabe oder Herausforderung trifft. Beobachtungen der Fähigkeit des Kindes, motorische Aktionen einzuleiten, aus Fehlern zu lernen, um spätere Versuche zu abzuändern, und die Feinabstimmung der Bewegungen, um das gewünschte Ergebnis zu erzielen, müssen dokumentiert werden.

Zusätzliche Informationen über die Praxie-Fähigkeiten eines Kindes können durch strukturierte und unstrukturierte klinische Beobachtungen gewonnen werden. Blanches (2010) *Observations Based on Sensory Integration Theory* bietet eine strukturierte Vorgehensweise für die Analyse und Interpretation der Praxiekomponenten von Verhalten, wenn standardisierte Assessments nicht angemessen sind und wenn ergänzende Informationen erwünscht sind. Diese Beobachtungen können mithilfe von strukturierten oder unstrukturierten Aktivitäten durchgeführt werden.

Fein-/visuell-motorische Entwicklung

Eine geschickte Feinmotorik hängt von ausreichender Erfassung und Unterscheidung/Diskrimination von taktilen, propriozeptiven und visuellen Reizen in Verbindung mit der Entwicklung einer altersgerechten motorischen Steuerung der oberen Extremität und der intrinsischen Handmuskulatur ab. Grundlagen für die Feinmotorik sind die proximale Stabilität der Schultermuskulatur, die Festigung einer Handpräferenz oder -dominanz sowie die Entwicklung von Griff und Greifmustern und manipulativen Fertigkeiten. Die sensorische Verarbeitung und Integration kann die feinmotorische Entwicklung beeinflussen, wenn das taktile und das kinästhetische Bewusstsein eingeschränkt sind, die Koordination von visuellen und taktilen Inputs unzureichend ist, Dyspraxie vorliegt und die neuromotorische Entwicklung verzögert ist. Ergotherapeutisches Assessment der Feinmotorik erfolgt normalerweise durch den Einsatz standardisierter Tests in Verbindung mit Beobachtung der Ausführung gezielter Feinmotorik-Aufgaben. Zu diesen standardisierten Tests gehören performanzbasierte Messungen der Manipulation, der Greifmuster, isolierter Fingerbewegungen, der Fingerfertigkeit, des bilateralen Handeinsatzes und der Werkzeugnutzung (Mulligan, 2003b). Tests der visuo-motorischen Integration spiegeln die Art und Weise wider, in der ein Kind durch seine motorische Reaktion auf visuelle Reize reagiert. Zu den damit verbundenen Funktionen gehören die visuelle Lokalisierung von Reizen, das Scannen, das visuelle Tracking/Folgen und die somatosensorischen Fähigkeiten. Diese Fertigkeiten sind für den Erfolg unerlässlich bei Aktivitäten wie schreiben, zeichnen, einen Ball fangen, puzzeln, von der Tafel abschreiben und Materialien finden, die für eine Aufgabe benötigt werden. Die Beobachtung der fein- und visuell-motorischen Fertigkeiten sollte das formelle Assessment ergänzen und Teilfertigkeiten oder andere Aspekte der Performanz einschließen, die nicht direkt durch formelle Tests gemessen werden, wie die Blickrichtung bei der Ausführung feinmotorischer Aufgaben, die Fähigkeit, Augen und Hände im Raum effizient zu koordinieren, um nach Objekten zu greifen, sowie die motorische Steuerung und Koordination von Händen und Fingern. Qualitative Beobachtungen sollten sich insbesondere darauf richten, ob taktiler, propriozeptiver und visueller Input die fein- und visuell-motorische Performanz unterstützt oder hemmt. Fragen, die empfohlen werden, um die Beobachtung zu gestalten, sind in **Tabelle 3.3** aufgeführt.

Sensorisch-perzeptive Fertigkeiten

Sensorisch-perzeptive Fertigkeiten sind jene „Handlungen oder Verhaltensweisen, die ein Klient verwendet, um Sinneseindrücke zu lokalisieren, zu identifizieren und auf sie zu reagieren und sensorische Ereignisse mit Hilfe von Sinneseindrücken auszuwählen, zu interpretieren, zu assoziieren, zu strukturieren und sich an sie zu erinnern" (übersetzt nach AOTA, 2008b, S. 640). Die sensorische Wahrnehmung umfasst visuelle, auditive, taktile, vestibuläre, propriozeptive, gustatorische und olfaktorische Sinneseindrücke. Die Sinneswahrnehmung schafft eine entscheidende Grundlage für die Entwicklung des Körperbildes, die Beziehung des Körpers zur sozialen und physischen Welt, die Bewegung im Raum und die Interaktion mit anderen. Defizite in einem oder mehreren sensorischen Systemen können zu Defiziten in der Betätigungsperformanz führen. Die Beurteilung der sensorischen Wahrnehmungsfertigkeiten orientiert sich in

Tabelle 3-3: Strukturierte Beobachtungen der Feinmotorik

Grundlegender Bereich	Beobachtungsbeispiele
Händigkeit	Zeigt das Kind eine bevorzugte Hand, gemischte Dominanz oder mehrdeutige Händigkeit bei Geschicklichkeitsaufgaben? Wenn das Kind gemischte oder keine Präferenz hat: • Vermeidet es, die Mittellinie zu kreuzen? • Erledigt es bestimmte Aufgaben (z.B. Nahrungsaufnahme, Ausmalen) durchweg mit einer Hand?
Greif- und Griffmuster	Hat das Kind genügend Handkraft, um sich an Gegenständen festzuhalten? Hat das Kind Herausforderungen, den Druck zu dosieren (zu viel oder zu wenig), wenn es Gegenstände hält? Kann das Kind mit isolierten Fingerbewegungen kleinere Gegenstände aufnehmen? Unterscheidet sich die Qualität der Griff- und Greiffähigkeiten des Kindes, wenn es einen Gegenstand greift oder manipuliert, von der Verwendung des Gegenstands in einer funktionellen Aufgabe? Gibt es Kompensationsbewegungen in den Armen, Schultern oder im Rumpf (z.B. Schulterheben oder assoziierte Reaktionen), wenn das Kind Gegenstände greift und manipuliert?
Manipulationsfertigkeit	Wie gut ist die Manipulationsfertigkeit des Kindes in der Hand? Kann das Kind Gegenstände in der Hand bewegen und nutzt es dabei Handfläche-zu-Finger- und Finger-zu-Handfläche-Bewegungen, oder stabilisiert es den Gegenstand auf dem Tisch oder an sich selbst und greift ihn erneut? Zeigt das Kind andere Manipulationsfertigkeiten beim Greifen, Tragen oder Manipulieren eines Objektes im Vergleich zur Verwendung des Gegenstands in einer funktionellen Aufgabe?
Ziele und Qualität der Interaktion eines Kindes mit Gegenständen	Manipuliert das Kind Gegenstände in erster Linie zur sensorischen Befriedigung oder zum gezielten Spielen? Ist ein Tremor vorhanden oder scheinen die Bewegungen des Kindes ataktisch zu sein? Hat das Kind Herausforderungen, seine Reichweite zu dämpfen? Verändert das Kind häufig seine Position, während es mit einem Gegenstand interagiert, oder dreht es häufig den Gegenstand oder ordnet eine Aufgabe neu an? Wenn ja, tut es dies, um eine Mittellinienüberkreuzung zu vermeiden oder um den Gegenstand oder die Aufgabe besser sehen zu können? Setzt das Kind peripheres oder zentrales Sehen ein oder erledigt es Aufgaben durch Fühlen?
Gemeinsamer Einsatz beider Hände	Übergibt das Kind Gegenstände von einer Hand in die andere? Stabilisiert das Kind Gegenstände mit einer Hand, während es mit der anderen manipuliert? Bringt das Kind beide Hände zur Mittellinie, um eine bessere visuelle oder taktile Exploration zu ermöglichen? Arbeiten beide Hände mit Symmetrie und Kraft zwecks effizienter und geschickter Funktion zusammen? Erkennt das Kind seine Hände als nützlich, um seine Ziele zu erreichen?

Nachdruck aus: *Occupational Therapy Practice Guidelines for Children and Adolescents With Autism*, by S. D. Tomchek and J. Case-Smith, 2009, p. 25. Copyright © 2009 by the American Occupational Therapy Association. Verwendung mit freundlicher Genehmigung.

der Ergotherapie am Wissen über den Zusammenhang zwischen Sinneseindruck und funktionellem Verhalten und erfolgt somit im Kontext von Betätigungsperformanz. Dieser Abschnitt befasst sich mit der Evaluation der visuellen Wahrnehmung und der gesamten sensorischen Verarbeitung und Integration.

Visuelle Wahrnehmungsfunktionen

Visuelle Wahrnehmungsfunktionen wie visuelle Diskrimination, visuelle Formkonstanz, visuelles Gedächtnis, visuell-räumliche Beziehungen, visuell-sequentielles Gedächtnis, visuelle Figur-Grund-Wahrnehmung und visuelle Vervollständigung sind alle von der Erfassung und Integration visueller Informationen für die Wahrnehmung abhängig. Diese Wahrnehmungsfertigkeiten ermöglichen es einer Person, visuelle Reize zu empfangen, zu interpretieren und zu erkennen, um dem Gesehenen einen Sinn zu geben und die räumliche Beziehung des Selbst in der physischen Welt zu verstehen. Die visuelle Wahrnehmung ist mit dem sensorischen Input vieler anderer Systeme verbunden, um das optimale Funktionieren der Person zu unterstützen.

Für Ergotherapeuten stehen verschiedene formelle visuell-perzeptive Tests zur Verfügung (siehe Tabelle 3.2). Einige Messinstrumente der visuellen Wahrnehmung (z.B. *Motor-Free Visual Perception Test*, 3rd Edition [Colarusso & Hammill, 2003]; *Test of Visual-Perceptual Skills* (non-motor), 3rd Edition [Martin, 2006]) sind nicht motorik-bezogen, so dass das Kind auf Testreize reagieren kann, indem es seine Antwort aus den verfügbaren Optionen durch Gesten oder verbale Antworten auswählt. Andere Instrumente (z.B. *Developmental Test of Visual Perception*, 2nd Edition [Hammill, Pearson & Voress, 1993]) enthalten sowohl nicht-motorische visuell-perzeptive Aufgaben als auch visuo-motorische Integrationsaufgaben für eine umfassendere Beurteilung, wie visuelle Fertigkeiten das Funktionieren des Kindes beeinflussen. Zusätzlich haben die SI and Praxis Tests (*SIPT*) (Ayres, 1989) mehrere Subtests, die die visuelle Wahrnehmung bewerten (räumliche Visualisierung, Figur-Grund, manuelle Formwahrnehmung und Kopieren von Mustern).

Die spezifische Evaluation der sensorischen Verarbeitung und Integration umfasst sowohl formelle als auch informelle Methoden. Tabelle 3.2 enthält ausgewählte Assessments, die bei der Evaluation der sensorischen Verarbeitung und Integration bei Kindern verwendet werden können. Der SIPT (Ayres, 1989) wird oft als „Goldstandard" für eine umfassende Evaluation der SI und Praxie bezeichnet (Smith Roley, 2006a, S. 25; Windsor, Smith Roley, & Szklut, 2001; p. 218). Diese Testbatterie erfordert eine fortgeschrittene Schulung zur Abnahme und Interpretation und umfasst 17 Subtests, die vestibuläre, visuelle und taktile Verarbeitung, kinästhetisches Bewusstsein und Praxie messen.

Der Test beinhaltet die direkte Durchführung von Testitems und liefert Normwerte für Kinder im Alter von 4 bis 8 Jahren und 11 Monaten. Jeder der 17 Subtests ergibt spezifische Daten zu den sensorischen Verarbeitungsfähigkeiten des Kindes, und die computergestützte Interpretation der gesamten Testbatterie führt zu Erkenntnissen darüber, wie das Kind multisensorische Informationen für funktionale Beteiligung integriert.

Andere formelle Messinstrumente können genutzt werden, um Informationen über bestimmte Aspekte der sensorischen Verarbeitung oder Integration zu sammeln. Davon sind viele in ihrer Bandbreite (d.h. sie messen nur einen Aspekt der sensorischen Verarbeitung), in ihrer Grundlage (d.h. sie basieren auf der Beurteilung allgemeiner und nicht spezifischer sensorischer Funktionen) oder in den Elementen des Testaufbaus (z.B. fehlende Psychometrie oder Standardisierung) begrenzt. Diese Instrumente sind dennoch nützlich, um den Klienten und seine Fähigkeit, sensorische Informationen für die Betätigungsperformanz zu nutzen, zu verstehen. Im Rahmen einer umfassenden Evaluation trägt jede Messung zur Gesamtbeurteilung des Klienten und seiner Stärken und Problembereiche bei.

Zusätzlich zu den performanzbasierten Messungen können mit Berichten von Bezugspersonen Daten über das normale Verhalten des Kindes im häuslichen und schulischen Umfeld erhoben werden. Die Testreihe *Sensory Profile series of tests* (Dunn, 1999, 2002, 2006) besteht aus Fragebögen, die von der Bezugsperson, dem Schulpersonal oder dem Klienten ausgefüllt werden. Der Bewerter zeichnet die Häufigkeit auf, mit der bestimmte Verhaltensweisen vom Klienten gezeigt werden. Die Ergebnisse geben Aufschluss über die typischen sensorischen Verarbeitungsmuster des Klienten und deren mögliche Auswirkungen auf die tägliche Betätigungsperformanz. *Das Sensory Processing Measure: Home and School Forms* (Miller Kuhaneck et al., 2007; Parham & Ecker, 2007) und das *Sensory Processing Measure – Preschool Home and School Forms* für 2- bis 5-jährige Kinder (Ecker & Parham, 2010; Miller Kuhaneck et al., 2010) verwenden standardisierte normierte Bewertungsfragebögen, um die sensorische Verarbeitung des Kindes zu untersuchen. Die verschiedenen Formulare enthalten Fragen, die für die jeweilige Umgebung, in der das Kind agiert, spezifisch sind, und ermöglichen, die Unterschiede im sensorisch-basierten Verhalten in verschiedenen Settings zu erkennen.

Wie alle anderen von Ergotherapeuten evaluierten Bereiche wird die Bewertung der sensorischen Verarbeitung, die mit standardisierten und nicht standardisierten Instrumenten durchgeführt wird, durch Beobachtungen ergänzt. Beobachtungen der sensorischen Verarbeitung und Integration können durch strukturierte und unstrukturierte Methoden erfolgen, je nachdem, welche Fragen der Therapeut beantworten möchte und ob das Kind der vorgegebenen Struktur entsprechen und gezielte Aktivitäten durchführen kann. Die Beobachtungen sollten sensorische Qualitäten der Testumgebung (z.B. Umgebungsgeräusche, visuelle Reize wie Bilder an Wänden, Qualität und Art der Beleuchtung, Größe des Raumes, Offenheit des Raumes, Gerüche) und die Art, Häufigkeit und Intensität der Reaktionen des Kindes auf diese Aspekte der Situation einschließen. Spezifische Beobachtungen der sensorischen Verarbeitung und des praktischen Funktionierens können mit Hilfe der *Observations Based on Sensory Integration Theory* (Blanche, 2010) durchgeführt werden.

Emotionsregulation

Emotionsregulation wurde als „ein komplexer Prozess, der physiologische, kognitive und verhaltensbezogene Reaktionen auf interne und externe Faktoren beinhaltet, um die Selbstregulation des Körpers aufrechtzuerhalten und sich effektiv im Kontext zu beteiligen" beschrieben (übersetzt nach Watling & Miller Kuhaneck, 2010, S. 116). Aufgrund der vielfältigen neuropsychophysiologischen Mechanismen ist die Evaluation der spezifischen Emotionsregulation komplex. Die Beobachtung von Verhaltensweisen wie emotionale Reaktionen auf Reize, Intensität der Reaktion, Fähigkeit zur Beruhigung oder Regeneration nach einer intensiven Reaktion, Verzögerung und Dauer der Reaktion und Übereinstimmung zwischen emotionaler Reaktion und Kontextfaktoren sind wichtige Aspekte bei der Beurteilung der Emotionsregulation. Aktuelle Instrumente, die hierfür verwendet werden können, sind Fragebögen zur Messung der sensorischen Verarbeitung wie zum Beispiel das *Sensory Processing Measure: Home* (Parham & Ecker, 2007), *Sensory Processing Measure: Main Classroom and School Environments Forms* (Miller Kuhaneck et al., 2007), *Sensory Processing Measure-Preschool: Home* (Ecker & Parham, 2010); *Sensory Processing Measure-Preschool: School* (Miller Kuhaneck et al., 2010) und *Sensory Profile* (Dunn, 1999). Weitere nützliche Instrumente sind das *Coping Inventory* (Zeitlin, 1985) und das *Early Coping Inventory* (Zeitlin, Williamson, & Szczepanski, 1988). Diese Instrumente messen Verhaltensmuster und von Kindern verwendete Fertigkeiten, mit denen sie persönliche regulatorische Bedürfnisse und die Anforderungen der Umwelt erfüllen.

Kognitive Fertigkeiten

Ergotherapeuten wissen, dass die Fähigkeit, die Durchführung von Aktivitäten zu planen und zu steuern, von der Kognition abhängt. Obwohl die spezifische und gründliche Messung der kognitiven Fertigkeiten in der Regel von Psychologen durchgeführt wird, berücksichtigen Ergotherapeuten bewusst den Einfluss kognitiver Fertigkeiten auf die Betätigungsperformanz des Kindes. Einige Aspekte der Kognition, die speziell bei der Evaluation durch eine Ergotherapeutin berücksichtigt werden können, sind die Fähigkeit des Kindes, geeignete Materialien für eine Aufgabe auszuwählen, Schritte innerhalb einer Aufgabe oder Aktivität zu sequenzieren, Aktivitäten in Zeit und Raum zu strukturieren, zu planen, was zu tun ist, und neue Ideen zu entwickeln. Diese Fähigkeiten können mithilfe standardisierter Tests zu Performanzfertigkeiten des Kindes beobachtet werden und während der qualifizierten klinischen Beobachtungen, in denen die Ergotherapeutin Situationen schafft, die dem Kind die entsprechenden kognitiven Fähigkeiten abverlangen. Informationen aus Messungen wie dem Behavior Rating Inventar of Executive Function (Gioia, Isquith, Guy, Kenworthy, 2000) geben Auskunft über die kognitiven Fertigkeiten des Kindes.

Kommunikations- und soziale Fertigkeiten

Die Fähigkeit zur Interaktion mit anderen bildet die Grundlage für soziale Beziehungen und Partizipation. Herausforderungen bei der Verarbeitung oder Interpretation auditiver Informationen können die Fähigkeit der Person beeinträchtigen, effektive Kommunikations- und soziale Fertigkeiten zu entwickeln. Die formelle Evaluation der kommunikativen Fähigkeiten wird in der Regel von einer Logopädin durchgeführt. Ergotherapeuten bemerken kommunikative Herausforderungen jedoch durch ihre Interaktion mit dem Klienten und versuchen zu verstehen, wie diese die Performanz und die soziale Interaktion des Klienten beeinflussen. Kommunikationsprobleme können zu Frustration führen und dazu, dass Kinder sich aus der sozialen Interaktion zurückziehen, geringes Selbstvertrauen haben, Ängste oder Spannungen erleben oder sich in ungewohnten Situationen leicht verunsichern lassen. Durch den interaktiven Evaluierungsprozess kann ein Kind, das diese Erfahrungen macht, sich unwohl fühlen oder unkooperativ sein. Dies sollte beachtet und entsprechende Anpassungen vorgenommen werden, um aussagekräftige Daten zu erhalten. Kinder und Jugendliche, die erhebliche Kommunikationsprobleme zeigen, sollten zur Evaluation an eine Logopädin überwiesen werden, sofern diese noch nicht durchgeführt wurde.

Das Assessment der sozialen Fertigkeiten umfasst die Messung der Fertigkeiten, die für die Interaktion mit anderen notwendig sind, z. B. die Verwendung von Gesten oder die Interpretation der Gesten anderer, die Initiierung von Interaktion, das Abwechseln und das Einhalten eines angemessenen physischen Abstands zu anderen. Die Evaluation der sozialen Fertigkeiten erfolgt sowohl durch formelle als auch durch beobachtende Messinstrumente. Zu den formellen Instrumenten gehören standardisierte Tests, die sich auf Berichte der Betreuungspersonen oder anderer Erwachsener stützen, die das Kind gut kennen, oder Instrumente, die der Selbsteinschätzung des Kindes dienen (siehe Tabelle 3.2). Beobachtungen sozialer Interaktionen mit Gleichaltrigen können in natürlichen Umgebungen durchgeführt werden, während soziale Interaktionen mit Erwachsenen sowohl als natürliche Beobachtung als auch während des Evaluationsprozesses stattfinden können. Empfohlene Beobachtungen sozialer Fertigkeiten sind in **Tabelle 3.4** aufgeführt.

Performanzmuster

Die Einsicht in den Tagesablauf des Klienten in Familie, Schule und Gemeinde gibt Aufschluss über dessen Beteiligung und Teilhabe. Fragen darüber, ob der Klient Gewohnheiten, Routinen oder Rituale entwickelt hat, sollten in die Gespräche einbezogen werden, ebenso wie die Frage nach der üblichen Rolle, die der Klient in jeder der Gruppen und Kontexte einnimmt, an denen er regelmäßig teilnimmt. Das COPM (Law et al., 2005) kann verwendet werden, um solche Fragen in Gespräche mit Bezugspersonen und anderen Informanten einzubeziehen. Wenn die Antworten der Informanten darauf hindeuten, dass die Gewohnheiten, Routinen oder Rituale des Klienten sensorisch beeinflusst sein könnten, sollten weitere Fragen oder Assessments zur genaueren Untersuchung herangezogen werden. Wenn möglich, sollte der Klient während seiner Gewohnheiten, Rituale oder Routinen evaluiert werden, um Informationen über seine Performanzmuster und ihre Beziehung zum Funktionieren des Klienten im täglichen Leben zu erhalten.

3.2.6 Kontexte und Umwelten

Ergotherapeuten wissen, dass die Betätigungsperformanz durch eine dynamische Interaktion zwischen der Person und den Kontexten und Umgebungen, in denen sie agiert und teilnimmt, gekennzeichnet ist. Als Kontexte werden die kulturellen, personbezogenen, zeitlichen und virtuellen Faktoren bezeichnet, die innerhalb und um eine Person herum existieren. Umgebungen nennt man die externen physischen und sozialen Faktoren, die den Klienten umgeben (AOTA, 2008b). Da Herausforderungen bei der Verarbeitung und Integration von Sinneseindrücken eine Funktion der Interaktion der Person in der Umwelt darstellen, kann die Darstellung ihrer sensorischen Verarbeitungs- und Integrationsmuster je nach den Merkmalen der Kontexte und Umgebungen, in denen die Person lebt und arbeitet, variieren. Ein Kind mit erhöhter sensorischer Sensibilität kann zum Beispiel in der üblichen standardisierten Testumgebung, die aus einem geschlossenen Raum mit kahlen Wänden und fehlenden Umgebungsgeräuschen besteht, eine gute Performanz zeigen. Das gleiche Kind kann jedoch erhebliche Einschränkungen haben, die Aufmerksamkeit auf eine Aufgabe zu richten, wenn diese in einem üblichen Grundschulklassenraum stattfindet, wo andere Kinder husten, zappeln, reden, blättern oder sich im Raum bewegen. Daher ist die Evaluation der Performanz und des Verhaltens in verschiedenen Settings wichtig, und die Kontext- und Umweltfaktoren, die die Leistung unterstützen oder hemmen, sollten während des Evaluationsprozesses ermittelt werden.

Tabelle 3-4: Beobachtung der sozialen Fertigkeiten

Bereich	Beobachtung
Physischer Raum	Hält das Kind bei der Interaktion mit anderen einen angemessenen körperlichen Abstand ein (z. B. zu nah oder zu weit von der anderen Person entfernt)? Richtet das Kind seinen Körper auf die andere Person aus?
Nonverbale Hinweise	Schaut das Kind die andere Person beim Sprechen direkt an, wenn es kulturell angemessen ist? Kann das Kind Körpersprache interpretieren? Reagiert das Kind auf Gesten und nonverbale Kommunikation? Stimmen Mimik und Tonfall des Kindes mit dem Inhalt der Interaktion überein?
Soziale Interaktion	Geht das Kind auf Erwachsene zu und interagiert mit ihnen? Wie? Nähert sich das Kind Gleichaltrigen und interagiert mit ihnen? Wie? Wie reagiert das Kind, wenn es von anderen angesprochen wird? Wechselt sich das Kind während des Gesprächs angemessen ab? Wechselt sich das Kind bei körperlichen Interaktionen wie z. B. beim Brettspiel, bei einem körperlichen Spiel oder beim Spielen auf dem Spielplatz angemessen ab? Gibt das Kind spontan Materialien und Spielzeug anderen ab? Merkt das Kind, wenn eine andere Person traurig oder gekränkt ist? Versteht das Kind Scherze oder macht es dabei mit? Nimmt das Kind angemessen an Familienmahlzeiten, Familientreffen oder Familienausflügen teil?

Die Berücksichtigung der physischen und sozialen Merkmale des Kontexts, die sich auf die Performanz auswirken, können auch Folgen für die Interventionsplanung haben. Informationen über die Teilnahmemuster in unterschiedlichen Kontexten ermöglichen der Therapeutin, den Anteil verschiedener Bedingungen auf die Performanz der Person zu bewerten, und können der Therapeutin dabei helfen, einen Plan für die Gestaltung der Umgebung während der Intervention zu entwickeln. Dabei sollten die sensorischen Aspekte sowohl der menschlichen als auch der nichtmenschlichen Teilaspekte der Umwelt berücksichtigt werden. Bei der Evaluation zu berücksichtigende Kontextelemente sind in **Tabelle 3.5** aufgeführt.

Aktivitätsanforderungen

Ob ein Kind eine Aktivität ausführen kann, hängt nicht nur von den Performanzfertigkeiten, Performanzmustern und Klientenfaktoren ab, sondern auch von den Anforderungen der Aktivität selbst. Die Anforderungen einer Aktivität beinhalten die für die Durchführung erforderlichen Werkzeuge, den Raum und die sozialen Anforderungen sowie die Fertigkeiten, Körperfunktionen und Körperstrukturen, die für die Teilnahme an der Aktivität erforderlich sind

Tabelle 3-5: Überlegungen zum Kontext und den Aktivitätsanforderungen während der Evaluation

Überlegungen zum Kontext	
Kulturell	Kulturelle Überzeugungen bezüglich • Diagnose und Etikettierung • Wie man sich um Menschen mit Beeinträchtigungen in der Teilhabe kümmert • Wer aus der Familie die Rolle desjenigen übernimmt, der Teilhabe unterstützt
Personbezogen	Alter des Klienten und der Familienmitglieder Bewusstsein für den persönlichen Raum Bevorzugte oder nicht bevorzugte Aktivitäten Freude und Motivation (natürlich und/oder sekundär), sich an der Aktivität zu beteiligen.
Physisch	Größe des Raumes Beleuchtung Geräuschpegel der Umgebung Freude und Motivation (natürlich und/oder sekundär), sich an der Aktivität zu beteiligen.
Sozial	Anzahl der Personen in der Umwelt (Gleichaltrige und Erwachsene) Anwesenheit der Eltern Niveau der Initiierung und Reaktion auf andere Personen Reaktion der anderen auf den Klienten Einzel- oder Gruppenaktivitäten Umfang der Unterstützung zur Erleichterung der Teilhabe und Reaktion des Kindes auf diese Unterstützung Soziale Kommunikation während der Aktivität Bewusstsein für den Abstand zwischen sich und anderen Personen
Zeitlich	Tageszeit Aktivität mit offenem Ende oder eine mit einem klaren Endpunkt Dauer der Aktivität
Überlegungen zu den Aktivitätsanforderungen	
	Art der Aktivität Sensorische Aspekte der Aktivität (auditiv, taktil, visuell, olfaktorisch, gustatorisch, vestibulär, propriozeptiv) Bevorzugte oder nicht bevorzugte Aktivitäten Aktivitäten nach Wahl oder Plan Verwendete visuelle Unterstützung (z.B. Zeitpläne, Fortschrittsanzeigen, visuelle Anzeige des Aktivitätsendes /Zielkasten) Freude und Motivation, sich an der Aktivität zu beteiligen Materialien konkret und sinnvoll Erleichterung von Übergängen innerhalb einer Aktivität und zwischen Aktivitäten

Angepasst aus Occupational Therapy Practice Guidelines for Children and Adolescents with Autism, S.D. Tomchek und J. Case-Smith, 2009, S. 15.

(AOTA, 2008b). Während der Evaluation beobachtet die Ergotherapeutin die Performanz des Kindes und die Auswirkungen der Aktivitätsanforderungen, auch jegliche Unterstützung oder Anpassung, auf die das Kind angewiesen ist, um den Erfolg zu steigern. Die Therapeutin kann verschiedene Formen und Level an Unterstützung geben, um festzustellen, ob eine Änderung der Aktivitätsanforderungen die Performanz des Kindes verändert. Die Therapeutin ist bestrebt, das Niveau der angebotenen Hilfe so zu gestalten, dass die „genau richtige Herausforderung" in Bezug auf die Aktivitätsanforderungen besteht. Die genau richtige Herausforderung ist gegeben, wenn die Anforderungen der Aktivität (einschließlich der Unterstützung durch die Therapeutin) und die Fähigkeiten des Klienten so aufeinander abgestimmt sind, dass es dem Kind gelingt, etwas Schwierigeres auszuführen als bisher (Smith Roley, 2006b). Außerdem analysiert die Therapeutin sorgfältig die sensorischen Eigenschaften der Aktivität und der verwendeten Materialien, um zu beurteilen, wie diese zum Erfolg oder zu Herausforderungen des Kindes beitragen. **Tabelle 3.5** zeigt Aspekte der Aktivitätsanforderungen, die bei der Evaluation berücksichtigt werden sollten.

Klientenfaktoren

Zu den Klientenfaktoren gehören Werte, Überzeugungen und Spiritualität, Körperfunktionen und Körperstrukturen, die sich auf die Betätigungsperformanz der Person auswirken (AOTA, 2008b). Um den Anforderungen der üblichen Kindheitstätigkeiten erfolgreich gerecht zu werden, muss ein Kind über ausreichende kognitive, sensorische und motorische Fähigkeiten verfügen. Die Evaluation dieser Klientenfaktoren (z. B. Körperfunktionen) umfasst die Messung der Funktion bestimmter sensorischer Systeme sowie der Erkennung/Registrierung, Modulation und Integration von Sinneseindrücken.

3.2.7 Interpretation der Evaluationsergebnisse

Die Interpretation der Evaluationsergebnisse erfordert eine Synthese aller Evaluationsdaten aus verschiedenen Quellen, um die Stärken des Klienten und alle Bereiche der Beteiligung, Partizipation und Performanz herauszufinden, für die der Klient eine Intervention benötigt. Die Ergotherapeutin führt alle Assessmentdaten zusammen und sucht nach Mustern und Konvergenzen darin, um sich ein zusammenhängendes Bild von der Teilhabe des Kindes an den täglichen Aktivitäten und von der Art und Weise, wie sich dessen sensorische Verarbeitungs- und Integrationsmuster auf Beteiligung und Partizipation auswirken, zu bilden. Die Daten werden unter Berücksichtigung der Fähigkeit des Kindes interpretiert, sensorische Informationen zu erfassen und zu unterscheiden, Verhaltensreaktionen auf sensorische Reize selbst zu regulieren und sensorische Informationen mit kognitiven und motorischen Funktionen zu integrieren, um effektive praktische Fähigkeiten zu zeigen. Die Ergebnisse der ergotherapeutischen Evaluation werden mit denen von anderen Fachpersonen integriert, sofern vorhanden, um ein umfassenderes Verständnis der Auswirkung sensorischer Verarbeitung und Integration auf verschiedene Aspekte der Funktion zu gewinnen, einschließlich der Stärken und Einschränkungen der Performanz. Diese Informationen leiten den Interventionsplan, einschließlich der Frage, welche Kombinationen von Sinneseindrücken bei sinnvollen Aktivitäten zur Unterstützung der Performanz eingesetzt werden können.

Evidenzbasierter Review der Betätigungsperformanz im Zusammenhang mit sensorischer Verarbeitung und Integration

Kinder und Jugendliche mit SI-Herausforderungen können eine Vielzahl von Performanzproblemen aufweisen, von denen einige sensorisch bedingt sind. Das Erkennen der besonders schwierigen Performanzbereiche hilft bei der ergotherapeutischen Evaluation und Intervention für diese Kinder. Diese Herausforderungen sind besonders wichtig, da ergotherapeutische Angebote die Performanz in gerade den Bereichen verbessern, die die volle Teilhabe an Alltagsaufgaben einschränken. Koenig und Rudney (2010) führten einen evidenzbasierten Review der Literatur von 1996 bis 2008 zur Erforschung von Performanzbeeinträchtigungen in den Bereichen Aktivitäten des täglichen Lebens (ADLs), instrumentelle Aktivitäten des täglichen Lebens (IADLs), Ruhe und Schlaf, Bildung, Arbeit, Spiel, Freizeit und soziale Teilhabe für Kinder und Jugendliche mit SI-Problemen durch. Im **Anhang E** werden die Studien detaillierter dargestellt.

Aktivitäten des täglichen Lebens

Im Bereich der ADLs und IADLs deutet Evidenz darauf hin, dass Kinder und Jugendliche mit SI-Problemen Herausforderungen bei der funktionellen Performanz aufweisen, insbesondere in Bezug auf die motorischen Aspekte dieser Aktivitäten. Neun Studien befassten sich mit der Performanz von ADLs und IADLs wie Essen, Anziehen, Körperpflege und -hygiene. Von diesen neun waren zwei Level-II-Studien, vier Level-III-Studien, zwei Level-IV-Studien und eine qualitative Studie. Mehrere Studien zeigten, dass Kinder mit SI-Problemen Herausforderungen mit feinmotorischen Fertigkeiten hatten, die die Performanz bei Aufgaben, wie der Verwendung eines ausgereiften Griffs zum Halten eines Bleistifts und einer Schere, beeinträchtigten (Case-Smith, 1995; Rodger et al., 2003). Eine andere Studie ergab, dass Kinder mit atypischen Ergebnissen beim sensorischen Profil (Dunn, 1999) mehr Probleme mit motorischen Aspekten von ADLs aufwiesen als Kinder, die sich normal entwickeln (B. P. White, Mulligan, Merrill & Wright, 2007). In einer qualitativen Studie, die auf Interviews mit Eltern basierte, zeigten Kinder mit Entwicklungskoordinationsstörungen (DCD) für ihr Alter durchschnittliche Leistungen der visuo-motorischen Integration, Mobilität und sozialen Funktion, aber unterdurchschnittliche Leistungen im Bereich der Selbstversorgung (Rodger et al., 2003). In zwei Artikeln zu Fallstudien wurde gezeigt, dass Teilnehmer mit SI-Herausforderungen Defizite bei der Nahrungsaufnahme und anderen funktionellen ADL-Verhaltensweisen hatten (Linderman & Stewart, 1999; Reeves, 1998). In einer Fallstudie mit drei Kindern mit sensorischer Überempfindlichkeit berichteten S. Reynolds und Lane (2008), dass Sensibilitäten, insbesondere im taktilen Bereich, mit Störungen der Familienroutinen und der Selbstversorgungsperformanz wie Zähneputzen, Haare und Gesicht waschen, Haare kämmen, Essen (Abneigung gegen viele Gerichte) und Ankleiden zusammenhingen.

Ruhe und Schlaf

Eine Level-III-Studie brachte sensorische Überempfindlichkeit mit Schlafstörungen in Verbindung (Shochat, Tzischinsky & Engel-Yeger, 2009). In dieser Studie machte die taktile Sensitivität 25 % der Varianz bei Schlafstörungen aus. Unterempfindliche und reizsuchende Eigenschaften stehen auch im Zusammenhang mit Tages- und Nachtschlaf und dem Verhalten.

Ausbildung und Arbeit

Sieben Artikel, die sich mit Bildungs- und Arbeitsbetätigungen bei Kindern mit SI-Herausforderungen befassten, wurden überprüft. Diese Artikel beinhalteten fünf Level-II-Studien, eine Level-III-Studie und eine Level-V-Studie. Evidenz aus einigen dieser Studien deutet darauf hin, dass Kinder mit SI-Herausforderungen verringerte schulische Leistung und Aufmerksamkeit, ein erhöhtes Risiko für Lerneinschränkungen und eine geringere Teilnahme an Schulaktivitäten zeigten (Baranek et al., 2002; Dewey, Kaplan, Crawford & Wilson, 2002; Parham, 1998).

Spiel, Freizeit und soziale Teilhabe

Siebzehn Artikel wurden gefunden, die die Betätigungen in den Bereichen Spiel, Freizeit und soziale Teilhabe untersuchten: 13 Level-II-Studien und 4 Level-III-Studien. Insgesamt zeigten diese Studien eine verminderte Qualität und Quantität der sozialen Teilhabe und Spielfertigkeiten. Eine Studie mit 36 Kindern mit Autismus-Spektrum-Störungen fand eine signifikante Korrelation zwischen sensorischer Verarbeitung, gemessen mit dem *Sensory Profile* (Dunn, 1999), und sozialer Kompetenz (Hilton, Graver, & LaVesser, 2007). In einer anderen Studie wurde festgestellt, dass die Werte der neuromotorischen Koordination mit sozialen Problemen bei Kindern mit DCD zusammenhingen (Cummins, Piek & Dyck, 2005). Die Kinder mit DCD verbrachten mehr Zeit alleine und waren häufiger Zuschauer im sozialen Spiel im Vergleich zu den altersgerecht entwickelten Kindern, was darauf hinweist, dass eine schlechte motorische Koordination mit einer geringeren Beteiligung am Spiel zusammenhängt (Smyth & Anderson, 2000). Es wurde jedoch kein Unterschied zwischen Kindern mit und ohne DCD im sozialen Fantasiespiel gefunden. Körperliches soziales Spiel und Varianz in der körperlichen Aktivität waren bei Kindern mit DCD vermindert (Cairney et al., 2005; Smyth & Anderson, 2000). Jungen mit DCD nahmen weniger an strukturierten und unstrukturierten körperlichen Aktivitäten teil als Jungen ohne DCD (Poulsen, Ziviani, Cuskelly & Smith, 2007). Die Forscher fanden auch einen Zusammenhang zwischen motorischer Koordination und Vereinsamung, der durch die Teilnahme an Mannschaftssport ausgeglichen wurde, was darauf hindeutet, dass die soziale Beteiligung für Jungen mit DCD, die am Mannschaftssport teilnahmen, ein Schutzfaktor war, im Vergleich zu Jungen mit DCD, die nicht an Mannschaftssport teilnahmen.

Konsequenzen für die klinische Praxis und Forschung

Dieser Review fand Evidenz dafür, dass Kinder und Jugendliche mit SI-Problemen Performanzdefizite in Betätigungen wie der sozialen Teilhabe, Spielen, ADLs, IADLs und schulischen Funktionen aufweisen (Koenig & Rudney, 2010). Dieser evidenzbasierte Review betont, wie wichtig es ist, dass Ergotherapeuten bei der Evaluation alltäglicher Betätigungen zu Hause und in der Schule von Kindern mit sensorischen Herausforderungen auch performanzbasierte Assessments einbeziehen. Die Assessments sollten sowohl motorische als auch sensorische Funktionen evaluieren, um den Zusammenhang zwischen sensorischer Funktion und motorischer Performanz zu verstehen, so dass die Intervention individualisiert werden kann, um eine erfolgreiche Teilnahme an Betätigungen zu erreichen, die für das Kind von Bedeutung sind.

Koenig und Rudney (2010) ermutigten Ergotherapeuten, die mit Kindern mit SI-Problemen arbeiten, Interventionsstrategien einzusetzen, die die Entwicklung sozialer Fertigkeiten und Teilhabe an der Gesellschaft in natürlichem Setting fördern. Soziale Fähigkeiten, soziale Partizipation und Teilnahme an Schul- und Spielaktivitäten haben sich bei Kindern mit SI-Problemen, insbesondere bei Kindern mit Defiziten in der motorischen Planung und Koordination, als beeinträchtigt erwiesen. Diese Vulnerabilität (Verletzbarkeit) hat große Auswirkungen auf das soziale und emotionale Wohlbefinden. Ergotherapeuten sollten nicht nur auf der Ebene der sensorischen Funktion und der motorischen Performanz eingreifen, sondern auch die Teilnahme an häuslichen, schulischen und kommunalen Aktivitäten als ein zentrales Thema weiterverfolgen.

Diesem evidenzbasierten Review mangelt es an Studien, die direkt die Zusammenhänge zwischen sensorischer Verarbeitung und Integration und alltäglicher Performanz in den Bereichen Bildung, Spiel, ADLs, IADLs, Freizeit, Arbeit und soziale Teilhabe untersuchen und beschreiben. Da sich dieser Zusammenhang bei verschiedenen klinischen Zuständen wahrscheinlich unterscheidet, ist es wichtig, dass Studien innerhalb und zwischen verschiedenen Diagnosegruppen durchgeführt werden. Da sich unser Verständnis von SI-Subtypen immer mehr festigt, wird es wichtig, die Betätigungsperformanz innerhalb und zwischen den Subtypen von Dysfunktion zu untersuchen. Wenn die Forschung zum Beispiel zeigt, dass Kinder mit Mustern sensorischer Hyperresponsivität (= sehr starke Reaktion auf sensorische Reize) und sensorisch bedingten motorischen Störungen größere Herausforderungen mit sozialer Partizipation und ADLs haben als Kinder mit Mustern geringer Reaktion auf sensorische Reize, können Ergotherapeuten sich auf diese Bereiche bei der Evaluation und Intervention für Kinder konzentrieren, die diese spezifischen Subtypen aufweisen. Forschung auf dem Gebiet der Betätigungsperformanz von Kindern mit sensorischen Herausforderungen ist unerlässlich, um die ergotherapeutische Intervention so gestalten zu können, dass diese Kinder sich erfolgreich gesellschaftlich und an alltäglichen Aktivitäten zu Hause, in der Schule und in anderem Umfeld beteiligen.

3.3 Intervention

Ergotherapeuten nutzen die im Rahmen der Evaluation gesammelten Informationen über das Kind oder den Jugendlichen und seine Familie, um ihre klientenzentrierten und betätigungsbasierten Interventionen entsprechend auszurichten. Der Interventionsprozess besteht aus den qualifizierten Maßnahmen, die von Ergotherapeuten zusammen mit dem Kind und anderen Leistungserbringern und der Familie ergriffen werden, um die Beteiligung an Betätigungen, die zu Gesundheit und Partizipation führen, zu fördern (AOTA, 2008b). Dieser Interventionsprozess gliedert sich in drei Schritte:

1. Planung der Intervention
2. Umsetzung der Intervention
3. Überprüfung der Intervention

Während des Interventionsprozesses werden Informationen aus der Evaluation mit Theorie, Praxis, Bezugsrahmen, Interventionsmethoden und Evidenz aus der Literatur integriert. Diese Informationen leiten das Professional Reasoning des Ergotherapeuten bei der Entwicklung, Umsetzung und Überprüfung des Interventionsplans.

Professional Reasoning

Professional Reasoning ist ein komplexer und vielschichtiger Prozess, bei dem die praktisch tätige Ergotherapeutin dynamisch eine Vielzahl von metakognitiven Prozessen anwendet, um wissenschaftliche Erkenntnisse über den Zustand des Klienten, die Bedeutung dieses Zustandes für den Klienten, die praktischen Fragen, die die Dienstleistungen für den Klienten beeinflussen können, moralische Fragen, die therapeutische Entscheidung oder Handlung beeinflussen können, und Kenntnisse und Fertigkeiten im Zusammenhang mit zwischenmenschlichen Beziehungen und Interaktionen zu berücksichtigen (Schell, 2009). Dieser Prozess, mit dem die Ergotherapeutin „die Intervention plant, lenkt, durchführt und reflektiert" (übersetzt aus Schell, 2009; S. 314), steht im Mittelpunkt ergotherapeutischer Intervention, die auf sensorische Bedürfnisse ausgerichtet ist. Der Professional Reasoning-Prozess beginnt, wenn die Ergotherapeutin zum ersten Mal die Anfrage nach einer Behandlung für den Klienten ansieht, und setzt sich während des gesamten Prozesses der Vorbereitung, Durchführung und Reflexion der Evaluations- und Interventionssitzungen fort.

Bei Interventionen zur Bewältigung von SI-Herausforderungen berücksichtigen Ergotherapeuten den Klienten und seine Familie, die Kontexte, in denen der Klient zurechtkommen muss, die vom Klienten gewünschten Ergebnisse, Kenntnisse über sensorische Verarbeitung, die Theorie und Interventionsprinzipien, die mit Ergotherapie mit einem SI-Ansatz in Verbindung gebracht werden, das *Occupational Therapy Practice Framework* (AOTA, 2014) und die Evidenzgrundlage für die in Frage kommenden Interventionen. Der Professional Reasoning-Prozess unterstützt die Ergotherapeuten, über Betätigungen nachzudenken und zu entscheiden, welche der Klient benötigt und an welchen er sich beteiligen möchte, sowie darüber, wie Sinneseindrücke genutzt werden können, um das Funktionieren des Klienten in schwierigen Bereichen zu unterstützen. Zum Beispiel fragt sich die Ergotherapeutin: „Wie wirken sich Defizite in der sensorischen Registrierung und Diskrimination auf die Fähigkeit des Klienten aus, das Gleichgewicht zu halten, wenn er auf einem Bein steht; mit beiden Armen einen Baseballschläger zu schwingen, um einen Ball zu treffen; durch einen Hindernisparcours zu manövrieren und Anweisungen in einem lauten Klassenzimmer zu befolgen? Wie wirken sich Herausforderungen in der Selbstregulation auf die Fähigkeit des Klienten aus, sich nach einer verstörenden Situation zu erholen, die Aufmerksamkeit auf eine Aufgabe zu lenken und Meinungsverschiedenheiten beim Spielen mit einem Altersgenossen zu verhandeln? Welche Art von sensorischen Erfahrungen, u. a. hinsichtlich Form, Intensität, Grad, Dauer und Häufigkeit der Sinneseindrücke, sollte ich diesem Klienten bieten, um seinen Erfolg in den gewünschten Betätigungen zu unterstützen?“

Durch einen kontinuierlichen und dynamischen Professional Reasoning-Prozess ist die Ergotherapeutin in der Lage, Leistungen anzubieten, die mit dem Interventionsansatz in Einklang stehen, für die Betätigungsbedürfnisse des Klienten relevant sind und auf die fortlaufende sensorische Integration und Verarbeitung des Klienten eingehen.

3.3.1 Planung und Durchführung von Interventionen

Die Ergotherapeutin entwickelt den Interventionsplan gemeinsam mit dem Klienten und orientiert sich dabei an den Zielen und Prioritäten des Klienten. Je nachdem, ob es sich bei dem Klienten um eine Person, eine Organisation oder eine Bevölkerungsgruppe handelt, können auch andere wie Familienmitglieder, weitere wichtige Personen, Vorstandsmitglieder, Dienstleister und Gemeinschaftsgruppen an der Entwicklung des Plans mitwirken. Die Auswahl und Gestaltung des Interventionsplans und der Ziele sind auf die aktuellen und potenziellen Probleme des Klienten bei seiner Beteiligung an Betätigungen und/oder Aktivitäten ausgerichtet. Die Gestaltung des Interventionsplans richtet sich nach den folgenden Kriterien:

- Ziele, Werte und Überzeugungen des Klienten
- Gesundheit und Wohlbefinden des Klienten
- Performanzfertigkeiten und -muster des Klienten
- Gemeinsamer Einfluss von Aktivitätsanforderungen, Klientenfaktoren und dem Kontext, der die Umwelt miteinschließt
- Kontext der Leistungserbringung, in dem die Intervention stattfindet
- Bestverfügbare Evidenz.

Einige dieser Überlegungen werden in dieser Erörterung der Interventionsplanung besonders hervorgehoben. Ziel der Intervention für Kinder und Jugendliche mit SI-Problemen ist es, erfolgreiche Beteiligung in Betätigungsfeldern zu fördern, indem Performanzeinschränkungen in Schlüsselbereichen wie Spielen und Freizeit, soziale Teilhabe, Bildung, Ruhe und Schlaf sowie ADLs angegangen werden (AOTA, 2014; Koenig & Rudney, 2010). Ergotherapeuten bieten SI-Interventionen und sensorisch basierte Ansätze an, um Herausforderungen in sämtlichen Betätigungsfeldern zu behandeln. Der besondere Schwerpunkt liegt auf sensorischen Modulationsstörungen im Zusammenhang mit Herausforderungen der Emotionsregulation und Defiziten bei motorischen und praktischen sowie sensorisch-perzeptiven Fertigkeiten (Ayres, 1979; Bundy, Lane & Murray, 2002; Schaaf & Smith Roley, 2006; Smith Roley et al., 2001).

Während des gesamten Evaluations- und Interventionsprozesses arbeitet die Ergotherapeutin mit der Familie, dem Kind und den Teammitgliedern zusammen, um sinnvolle Ziele festzulegen und relevante Ergebnisse herauszufinden. Da das übergeordnete Ziel der Intervention darin besteht, die Partizipation zu Hause, in der Schule und der Nachbarschaft zu verbessern, ist Zusammenarbeit unerlässlich. Die Ergotherapeutin spricht mit Eltern, Lehrern und anderen relevanten Personen, die mit der Weiterentwicklung des Kindes oder Jugendlichen zu tun haben. In einer ersten Zusammenkunft werden beispielsweise die Stärken und Reaktionen des Kindes auf Sinnesreize und deren Auswirkungen auf die schulischen Leistungen und das Verhalten zu Hause erörtert. Nach der Evaluation werden in der weiteren Zusammenarbeit Ziele definiert, die das Kind, insbesondere der Jugendliche, bedeutsam, wichtig für die familiären Prioritäten und, sofern die Zusammenarbeit im Rahmen eines Schulsystems stattfindet, passend zu verbesserter Teilnahme am Bildungssetting findet. Kommunikation sollte während des gesamten Interventionsverlaufs stattfinden, um festzustellen, wie sich die sensorischen Systeme des Kindes und sein Bemühen um motorisches Planen auf seine Fähigkeit auswirken, an Haus- und Schulaktivitäten und der Gemeinschaft teilzunehmen, sowie um Verbesserungen und Ergebnisse zu verfolgen. Häufig erhalten Kinder und Jugendliche mit SI-Problemen Leistungen von Therapeuten, die bei der Gemeinde, und von solchen, die an der Schule angestellt sind, und es ist wichtig, dass deren Rollen geklärt werden und eine enge Zusammenarbeit zwischen ihnen stattfindet, um den Bedürfnissen des Kindes oder Jugendlichen gerecht zu werden.

3.3.2 Überprüfung der Intervention und Ergebniskontrolle

Die Interventionsüberprüfung ist ein kontinuierlicher Prozess der Neubewertung und Überprüfung des Interventionsplans, der Wirksamkeit seiner Umsetzung und der Fortschritte in Richtung der angestrebten Ergebnisse (AOTA, 2014). Diese regelmäßige Überwachung der Ergebnisse der Intervention bestimmt, ob der Interventionsplan fortgesetzt oder modifiziert werden muss, ob die Intervention eingestellt, die Weiterbehandlung veranlasst oder der Klient an andere Einrichtungen oder Fachleute überwiesen werden muss. Die Re-Evaluation kann die Wiederholung von Assessments beinhalten, die zum Zeitpunkt der Erstbeurteilung verwendet wurden, das Ausfüllen eines Zufriedenheits-Fragebogens durch die Eltern oder den Klienten oder ein Gespräch zwischen Ergotherapeut und Klient mit individuell entwickelten Fragen, die den Status jedes Klientenziels bewerten. Eine Re-Evaluation belegt in der Regel den Fortschritt in Richtung Zielerreichung, weist auf Veränderungen des funktionellen Status hin und leitet gegebenenfalls eine Änderung des Interventionsplans ein (Moyers & Dale, 2007). Darüber hinaus kann diese Interventionsüberprüfung ein Nachlesen der verfügbaren Literatur erfordern, wenn sich die Betätigungsperformanz des Klienten verändert hat.

Die Interventionsüberprüfung bei Kindern und Jugendlichen mit SI-Herausforderungen ist ein fortlaufender Prozess, bei dem das Setting und der Kontext wieder eine wichtige Rolle spielen. So führen z. B. Ergotherapeuten, die in Programmen zur Frühförderung in der natürlichen Umgebung arbeiten, als Mitglied des interdisziplinären Teams ein fortlaufendes Assessment als Teil der Intervention durch. Hier werden die Ergebnisse der Familie überwacht, die auf deren individuellem Dienstleistungsplan stehen. Außerdem trägt die Ergotherapeutin auch entwicklungsspezifische Komponenten aus dem erneuten Assessment zum staatlichen Berichtssystem bei, die im Rahmen des *State Performance Plan and Annual Performance Report* vom U.S. Office of Special Education Programs (U.S. OSEP, 2006) gefordert werden.

Interventionsüberprüfung und Erfolgskontrolle in den öffentlichen Schulen für Kinder, die ergotherapeutische Leistungen nach dem *Individuals with Disabilities Education Improvement Act* (IDEA) erhalten, werden jährlich durchgeführt, wenn die Ziele für ein individualisiertes Bildungsprogramm (IEP) neu bewertet werden. Jedes Jahr überprüft das IEP-Team die Ziele, stellt die Anspruchsberechtigung für weiteren Förderunterricht und damit zusammenhängende Dienstleistungen fest, legt neue Ziele fest und beschreibt Änderungen an speziellen Lehrmethoden für diese Ziele. Kinder und Jugendliche mit SI-Problemen können auch private Dienstleistungen von SI-Fachergotherapeuten erhalten. Interventionsüberprüfung und Ergebniskontrolle werden vom Ergotherapeuten bestimmt und können unabhängig oder in Verbindung mit jährlichen Schulüberprüfungen erfolgen.

Überwachung der Fortschritte

Die Fortschritte werden sowohl formal als auch informell durch standardisierte Assessments, klinische Beobachtungen und Kontextdaten von Familien, Lehrern und Fachkräften überwacht und stehen in direktem Zusammenhang zu den funktionellen Ergebnissen. Wie Coster (1998) feststellte, „ist das Maß für den Erfolg einer Intervention [...] nicht, ob es eine Veränderung in der sensorischen Verarbeitung gibt, sondern ob es eine Veränderung in der Betätigungsperformanz hin zu einem Muster gegeben hat, das persönlich befriedigender und entwicklungsfördernder ist“ (übersetzt nach Coster, 1998; S. 340). Wenn ein Kind sensorische Informationen angemessen modulieren, diskriminieren und verarbeiten kann, ist das Ergebnis ein Kind, das sein Verhalten mit angemessener Aufmerksamkeit, Erregung und Aktivität selbst regulieren kann (Schaaf et al., 2010), was Lernen und soziale Teilhabe unterstützt. Zu den motorischen Ergebnissen gehören eine verbesserte Praxie und motorische Organisation, einschließlich des koordinierten Einsatzes beider Körperhälften, die Kontrolle der Körperhaltung und der Augen sowie die Sequenzierung motorischer Aufgaben, die die Beteiligung an ADLs, Spiel- und Freizeitaktivitäten sowie die Teilnahme an Spielkontexten (z. B. Pausen) innerhalb des Schulsettings unterstützen. Standardisierte Tests und klinische Beobachtungen können zur Überwachung des Fortschritts und der Zielerreichung eingesetzt werden. Zielerreichungsskalen (*Goal Attainment Scaling* [GAS]) wurden effektiv eingesetzt, um den Fortschritt ergotherapeutischer Interventionen mit SI-Ansätzen zu verfolgen (Mailloux et al., 2007; L. J. Miller, Anzalone, Lane, Cermak & Osten, 2007; Schaaf & Nightlinger, 2007). GAS wird verwendet, um das Erreichen von Interventionszielen zu messen und einen Wert für die Zielerreichung zu erhalten, der es Ergotherapeuten ermöglicht, den Fortschritt als eine vielversprechende Ergebnismessung im Auge zu behalten.

Übergänge

Kinder wechseln während der gesamten Schulzeit in verschiedene Settings, Klassen und Situationen. Im Rahmen von IDEA haben Kinder mit Beeinträchtigungen zweimal Anspruch auf Übergangsplanung und Dienstleistungen: zum ersten Mal, wenn das Kind von der Frühförderung (Teil C) in die Vorschule und den Kindergarten (Teil B) wechselt und zum zweiten Mal, wenn der Schüler von der Sekundarschule in die weiterführende Ausbildung und eine Wohngemeinschaft wechselt. Als Teil des Übergangsteams unterstützen Ergotherapeuten positive Übergänge, um die Familie und das Kind auf Rollen- und Routineveränderungen vorzubereiten, um schulische und funktionelle Lebensfertigkeiten für die Teilhabe in der Schule und die Integration in die Gemeinschaft zu erleichtern. Hierzu gehören Fertigkeiten für eine berufliche Beschäftigung, Weiterbildung und das Leben als Erwachsener. Die Ergotherapeutin informiert die Familie auch ausführlich über das neue Setting und Programm, erklärt, wie sich die Erwartungen an das Kind verändern werden, und bahnt die Kommunikation mit den Anbietern des zukünftigen Programms des Kindes an. Die Interventionen werden überprüft und die Ergebnisse überwacht, um neue IEP-Ziele und speziell für das Kind entworfene Dienste zu entwickeln, die zum neuen Umfeld und den Mitarbeitern in diesem Umfeld passen.

Die Übergangsplanung kann postsekundäre Bildung, Berufsausbildung, integrierte Beschäftigung (einschließlich unterstützter Beschäftigung), Weiterbildung und Erwachsenenbildung, Dienstleistungen für Erwachsene, selbstständiges Leben und gesellschaftliche Partizipation umfassen. Die Entwicklung sozialer Partizipationsfertigkeiten, von Selbstregulation und Vertreten eigener Interessen bleibt ein wichtiges Ziel für den jungen Erwachsenen. Der Schwerpunkt kann sich jedoch von sozialer Performanz, die in spielerischer Interaktion benötigt wird, zu der fürs Dating oder für berufliche Aufgaben benötigte Performanz verschieben. Um mit Arbeitgebern über benötigte Anpassungen zu verhandeln, sind Selbsterkenntnis und Fertigkeiten zur Selbstfürsprache erforderlich. Daher ist die Selbstständigkeit des jungen Erwachsenen in eigener Fürsprache ein wichtiges Ergebnis für Dienstleistungen im Sekundarbereich (Graetz & Spampinato, 2008) und ist für den Erfolg entscheidend, egal ob der Jugendliche eine Ausbildung, eine Erwerbstätigkeit oder eine unterstützte Beschäftigung anstrebt. Weil sich die Dienstleistungen nach dem Schulabschluss deutlich verändern, sollten sowohl der Jugendliche als auch seine Familie beim Ausscheiden aus dem öffentlichen Bildungssystem gut über die Unterschiede in den Dienstleistungen informiert sein. Als Teil der Übergangsplanung verlangt IDEA, dass die Schule eine Zusammenfassung der Performanz erstellt, die bei der Planung hilft. Diese Zusammenfassung enthält Empfehlungen für die Pläne speziell dieses Jugendlichen, zu studieren, Arbeit zu suchen und selbstständig zu leben. Sie kann die erforderlichen Coping-Fertigkeiten, Ressourcen und Unterstützungen für einen erfolgreichen Übergang in die Gemeinschaft aufzeigen (Graetz & Spampinato, 2008).

3.4 Abschluss, Entlassungsplanung und Nachsorge

Ebenso wie der Übergang erfordert das Beenden und die Entlassung aus ergotherapeutischen Dienstleistungen eine Planung, die zu Anfang der neuen Dienstleistungen beginnen sollte. Während der jährlichen Überprüfung der Leistungen im Rahmen von IDEA kann eine Ergotherapeutin als Teil des IEP-Teams die Beendigung von Leistungen empfehlen, wenn der Schüler entweder Ziele erreicht hat und keine weiteren Ziele anstehen, oder wenn er bereits maximal von der Ergotherapie profitiert hat (AOTA, 2008a). Außerdem können Leistungen eingestellt werden, wenn sie nicht mehr benötigt werden, weil die Familie es wünscht, oder wenn das Kind aufgrund medizinischer, finanzieller, sozialer oder psychischer Herausforderungen nicht mehr teilnehmen kann. Als Teil des Entlassungsprozesses dokumentieren Ergotherapeuten den Plan zur Einstellung der Leistungen und fassen die Fortschritte und ggf. die empfohlene Nachsorge zusammen.

Ergotherapeutische Leistungen können zu unterschiedlichen Zeitpunkten in der Entwicklung von Kindern und Jugendlichen mit SI-Problemen benötigt und erbeten werden. Daher kann nach der Entlassung eine zusätzliche Intervention erforderlich sein, wenn sich das Entwicklungsprofil des Kindes und/oder die Rahmenbedingungen (z. B. Haus und Gemeinde, Tagesstätte, Klassenzimmer oder andere schulische Umgebungen wie Kunst- und Musikraum, Sporthalle, Spielplatz, Cafeteria oder Bus) ändern, die die Betätigungsperformanz beeinträchtigen. Zusätzlich zu einer formellen Anfrage kann eine routinemäßige Nachsorge in verschiedenen Settings durchgeführt werden. In Schulen können routinemäßig Nachsorgeuntersuchungen als Teil des laufenden Screenings durchgeführt werden. Private Kliniken und Diagnosezentren können Nachsorge durchführen, um den Entwicklungsfortschritt zu überwachen und Empfehlungen für die Programmplanung zu geben. Außerdem können Ergotherapeuten in einigen Settings mit einem Klienten per Telefon, Brief oder Fragebogen als Teil der laufenden Qualitätssicherungsmaßnahmen Kontakt aufnehmen. In jedem Fall ist die Nachsorge ein wichtiger Bestandteil des ergotherapeutischen Prozesses.

Dokumentation, Abrechnung und Erstattung

Ergotherapeuten dokumentieren regel- und routinemäßig ihre Dienstleistungen und Ergebnisse (AOTA, 2010). Diese Dokumentation sollte „innerhalb des Zeitrahmens, des Umfanges und der Standards der Einrichtungen, der externen Akkreditierungsprogramme, der Kostenträger und der AOTA-Dokumente“ angefertigt werden (übersetzt nach AOTA, 2010; S. S109). Die ergotherapeutische Dokumentation erfüllt vier Absichten:

1. Die Begründung für die Erbringung von Dienstleistungen und den Bezug zu den Ergebnissen des Klienten zu verdeutlichen
2. Das Professional Reasoning und Urteil des Therapeuten widerzuspiegeln
3. Informationen über den Klienten aus ergotherapeutischer Sicht zu übermitteln
4. Einen chronologischen Bericht zum Klientenstatus zu erstellen, um die erbrachten ergotherapeutischen Leistungen und erreichten Ergebnissen darzustellen (AOTA, 2008a).

Folgende Arten der Dokumentation können für jeden Klienten erstellt werden, je nach Gesetzeslage, Praxissetting, Kostenträger oder einer Kombination davon:

- Ergotherapeutische Evaluation, einschließlich der Vorgeschichte des Klienten und Ergebnisse spezieller Tests oder Assessments
- Ergotherapeutischer Interventionsplan mit Zielen
- Verlaufsberichte
- Verschreibung/Empfehlung von Hilfsmitteln
- Re-Evaluationsberichte
- Entlassungs- oder Abschlussbericht (AOTA, 2008a).

Für spezifische Berichtsinhalte und grundlegende Elemente der Dokumentation wird auf die *Guidelines for Documentation of Occupational Therapy* (Richtlinien zur Dokumentation der Ergotherapie) (AOTA, 2008a) verwiesen.

Es ist wichtig, dass Ergotherapeuten dokumentieren, wie sich die SI-Probleme auf das funktionelle Verhalten und die Beteiligung an den täglichen Betätigungen ihrer Klienten auswirken, und Interventionspläne mit klaren lang- und kurzfristigen Zielen schreiben, die objektiv, funktionsorientiert und messbar sind (Hinojosa & Foto, 2004). Eine solche Dokumentation kann bei der Erstattung von ergotherapeutischen Leistungen hilfreich sein[9].

9 Die Originalversion enthält im Anhang E die Richtlinien für die Abrechnung der Evaluation und Interventionen der Ergotherapie nach den Codes von *CPT™* (American Medical Association/Amerikanische Ärztekammer, 2010). Ergotherapeuten sollten den relevantesten CPT-Code verwenden, je nach spezifischen Dienstleistungen, Patientenzielen und der Kodierungspolitik des Kostenträgers. In der deutschen Übersetzung wird dieser Anhang nicht aufgeführt.

4 Interventionen für Kinder und Jugendliche mit Herausforderungen der SI

Das folgende Kapitel gibt einen Überblick über gängige ergotherapeutische Interventionen für Kinder und Jugendliche mit SI-Herausforderungen. Diese Übersicht ist in drei große Kategorien unterteilt:

- Ergotherapie mit einem SI-Ansatz (4.1)
- Ergotherapie mit sensorisch-basierten Interventionen (4.2) und
- Andere ergotherapeutische Interventionen bei Kindern und Jugendlichen mit SI-Herausforderungen (4.3).

Das Kapitel schließt mit einer Zusammenfassung der systematischen Reviews zu Ergotherapie mit einem SI-Ansatz, sensorisch-basierten Ansätzen und anderen, nicht-sensorischen Strategien (4.4).

4.1 Ergotherapie mit einem SI-Ansatz

Die SI-Intervention ist in der ergotherapeutischen Literatur gut beschrieben (z.B. Ayres, 1979; Bundy et al., 2002). Ziel ist es, mit Hilfe eines SI-Ansatzes die Effektivität des Nervensystems bei der Interpretation sensorischer Informationen für die funktionelle Anwendung zu verbessern (Parham & Mailloux, 2010). Bundy et al. (2002) definieren *SI-Intervention* als einen Ansatz, der „sinnvolle therapeutische Aktivitäten beinhaltet, die durch angereicherte Sinneseindrücke, insbesondere taktile, vestibuläre und propriozeptive (Inputs), aktive Teilnahme und adaptive Interaktion gekennzeichnet sind" (übersetzt nach Bundy et al., 2002; S. 479). Ein wichtiger Schwerpunkt der Ergotherapie mit einem SI-Ansatz ist die adaptive Reaktion. Ayres (1972b) definierte die adaptive Reaktion als „zweckmäßiges, zielgerichtetes Handeln", das „effektiver ist als das, was eine Person zuvor zeigen konnte". Ayres erklärte: wenn jemand die Fähigkeit zeigt, sich effektiv im Kontext zu beteiligen, um eine Anforderung zu erfüllen, d.h. sich anzupassen und erfolgreich zu sein, meistert er die Situation und wird nicht von der Situation beherrscht. Die Fähigkeit einer Person, eine adaptive Reaktion zu zeigen, wird bei der Evaluation der Ergotherapie beachtet, und Strategien zur Unterstützung und Verbesserung der individuellen Fähigkeiten in diesem Bereich werden in der Intervention hervorgehoben.

Besondere Aufmerksamkeit widmete Ayres auch der Beziehung zwischen Kognition, Sinneseindruck und Bewegung und beschrieb diese als entscheidende Elemente der *Praxie*, die sie als „die Fähigkeit, eine nicht vertraute Handlung zu planen und auszuführen" definierte (übersetzt nach Ayres, 1979; S. 87). In der aktuellen Literatur wird die Praxie als dreiteiliger Prozess beschrieben, in dem die Person einen motorischen Akt konzipiert, plant und durchführt (May-Benson & Cermak, 2007). Der Prozess beinhaltet kognitive Funktionen, als *Ideation* bezeichnet, um Ideen zu entwickeln, wie man in der Umwelt agieren und mit ihr interagieren und mit motorischen Funktionen geschickt notwendige Bewegungen ausführen kann. Praxie hängt von der Integration taktilen, vestibulären und propriozeptiven Inputs, von einem strukturierten Körperkonzept und der Anerkennung des Selbst als Mittel zum Agieren und Interagieren ab. Praxie-bezogene Fähigkeiten erlauben es einer Person, ihr Verhalten in Zeit und Raum so zu organisieren, dass es weitgehend automatisch und effektiv das gewünschte Ergebnis erzielt. Wenn die praxie-bezogenen Fähigkeiten gut entwickelt sind, ist die Person in der Lage, eine Handlungsidee zu entwickeln, einen Plan zu erstellen und den Plan auszuführen, und ihre Handlungen aktiv anzupassen, so dass die motorische Aktivität an die Umweltanforderungen angepasst wird, was wiederum zu einer adaptiven Reaktion führt (Smith Roley, 2006a).

Als Ayres die SI-Theorie erstmalig vorstellte und anfing, die SI-Prinzipien in ihrer Praxis anzuwenden, waren ihre therapeutischen Strategien sehr anders als die bisherigen und damals aktuellen Ansätze. Seitdem haben sich innerhalb und außerhalb der Ergotherapie viele Methoden und Herangehensweisen herausgebildet, die Sinneseindrücke auf unterschiedliche Art und Weise nutzen, was Bedenken hinsichtlich der Genauigkeit und Treue zur ursprünglichen Form der Behandlung hervorrief. Um dieses Problem anzugehen, nutzten in der SI erfahrene Wissenschaftler und Forscher systematische Verfahren, um Kernelemente der SI beim Interventionsprozess herauszufinden (siehe Parham, Ecker, et al., 2007, für eine Beschreibung des verwendeten Prozesses). Zehn Kernelemente, die sowohl die strukturellen als auch die prozeduralen Elemente der SI-Intervention betreffen, wurden gefunden und definiert. Die konsequente Anwendung dieser Kernelemente innerhalb der ergotherapeutischen Intervention wird als *Ayres Sensory Integration™* (ASI) bezeichnet (Smith Roley, Mailloux, Miller Kuhaneck & Glennon, 2007). Die weiter gefasste Bezeichnung der *Ergotherapie unter Verwendung eines SI-Ansatzes* wird in diesem Dokument genutzt, um Interventionen zu beschreiben, die den zehn Schlüsselprinzipien der SI-Intervention folgen, um Defizite bei der Modulation von Reaktionen auf sensorischen Input, schlechte sensorische Diskrimination und sensorisch-motorische Defizite zu behandeln.

Die zehn Kernelemente der ASI-Intervention sind:

- Physische Sicherheit gewährleisten
- Sensorische Gelegenheiten schaffen (insbesondere taktile, propriozeptive und vestibuläre)
- Aktivitäts- und Umweltfaktoren einsetzen, um dem Kind zu helfen, die Selbstregulation und Wachheit aufrechtzuerhalten
- Haltungskontrolle, orale, okulare oder bilaterale Motorik herausfordern
- Praxie und Organisation des Verhaltens herausfordern
- Zusammenarbeit mit dem Kind bei der Auswahl der Aktivitäten
- Aktivitäten anpassen, um die genau richtige Schwierigkeit zu bieten
- Sicherstellen, dass die Aktivitäten erfolgreich sind
- Intrinsische Motivation des Kindes zu spielen, unterstützen
- Therapeutische Beziehung zum Kind aufbauen (Parham, Ecker et al., 2007; Parham et al., 2011).

Diese zehn Elemente werden im *Ayres Sensory Integration Fidelity Measure* (Parham, Ecker et al., 2007), das der Beurteilung der Vollständigkeit der Intervention dient, ausführlicher beschrieben (Parham, Ecker, et al., 2007; Parham et al., 2011).

Bei der Anwendung eines SI-Ansatzes zur ergotherapeutischen Intervention bietet die Therapeutin eine Umgebung, die reich an Gelegenheiten zu sensorischer Erfahrung ist und Aktivitäten anbietet, die das Kind herausfordern, sich allmählich mit schwierigeren Aufgaben zu beschäftigen und komplexere Reaktionen hervorzubringen (Parham et al., 2007, 2011). Die Auswahl der Interventionsaktivitäten orientiert sich an den zehn Kernelementen der ASI und ist jeweils sorgfältig auf die individuellen Bedürfnisse des Kindes abgestimmt (Parham et al., 2011). Die von der Therapeutin geschaffenen Aktivitäten sind entwicklungsgerecht, stellen eine genau richtige Herausforderung an das Kind und sind darauf ausgerichtet, es in Aktivitäten einzubinden, die eine adaptive Reaktion hervorrufen. Die adaptive Reaktion hilft dem Kind, die sensorischen Informationen zu strukturieren und so eine funktionelle Reaktion zu erzeugen (Ayres, 1972b). Die Therapeutin unterstützt die adaptiven Reaktionen des Kindes, indem sie die Interessen und Reaktionen des Kindes überwacht, verbale Hinweise oder körperliche Unterstützung während der Aktivität gibt oder die Aktivität modifiziert, wenn das Kind frustriert, überstimuliert oder erfolglos wird (Ayres, 1972b, 1972c; Tomchek & Case-Smith, 2009). Die Fertigkeit der Therapeutin, eine adaptive Reaktion auszulösen, indem sie eine genau richtige Herausforderung auswählt, ist für die Verbesserung der funktionellen Ergebnisse während der gesamten therapeutischen Intervention unerlässlich. Die SI-Intervention zielt darauf ab, die zugrundeliegenden Defizite von Kindern und Jugendlichen mit SI-Problemen, einschließlich Defiziten bei der Modulation des sensorischen Inputs, der Diskrimination, der Haltungskontrolle, der bilateralen Integration, der Sequenzierung und Praxie anzugehen.

4.1.1 Modulation der sensorischen Inputs

Eines der Ziele der Ergotherapie mit SI-Ansatz besteht darin, Defizite in der Modulation sensorischen Inputs zu beheben, die zu einer mangelnden Selbstregulation des Verhaltens führen und die Fähigkeit des Kindes oder Jugendlichen beeinträchtigen können, an Betätigungen im häuslichen Umfeld, der Schule sowie der Gemeinde teilzunehmen. Sensorische Modulation ist oft der erste Schwerpunkt der Intervention, da atypische Reaktionen auf sensorische Informationen dem Kind oder Jugendlichen erschweren, verschiedene Intensitäten und Umgebungen adaptiv zu bewältigen. Die Ergotherapeutin nutzt das Professional Reasoning, um Aktivitäten zu konstruieren, die vestibuläre, propriozeptive und taktile Sinneseindrücke bieten, um die Organisation des Kindes zu verbessern, auf entweder fördernde (für ein Kind, das wenig responsiv ist) oder hemmende Weise (für ein Kind, das hyperresponsiv ist). Dabei passt sie die Intensität, Dauer, Qualität und Vorhersagbarkeit der sensorischen Erfahrung der Reaktion des Kindes an. Zum Beispiel kann vestibulärer Input in erster Linie hemmend sein, wenn er langsam, rhythmisch und nachhaltig erfolgt. Andererseits kann er sehr stimulierend sein, wenn er schnell erfolgt, mit plötzlichen Richtungsänderungen und Rotation. Wenn das Kind nur wenig Erregung zeigt oder nur langsam auf Sinneseindrücke reagiert, kann die Ergotherapeutin Aktivitäten einsetzen, die schnelle und unregelmäßige Bewegungen bieten, um das Kind zu aktivieren und schnellere Reaktionen zu ermöglichen. Propriozeptive Empfindungen (d.h. körperliche Anstrengung gegen Widerstand, wie z.B. das Ziehen an einem elastischen Seil beim Schwingen oder das Abstoßen von einer Oberfläche auf einem Rollbrett) werden oft mit vestibulären Aktivitäten kombiniert, um dem Kind zu helfen, die Erregung zu modulieren und eine adaptive Verhaltens- und emotionale Reaktion zu organisieren. Anekdotische Evidenz deutet darauf hin, dass propriozeptiver Input Einfluss auf das Erregungsniveau im Allgemeinen hat und dazu beitragen kann, eine Überreaktion auf taktilen und vestibulären Input zu regulieren (Blanche & Schaaf, 2001; Shoener, Kinnealey & Koenig, 2008). Für die Ergotherapeutin ist es wichtig, mit ihrem Professional Reasoning das optimale Niveau der Reaktionsfähigkeit des Kindes einzuschätzen, das eng mit der Erregungsebene verbunden ist. Ebenso die Art, Intensität und Kombination von Sinneseindrücken innerhalb einer Aktivität, die das Kind oder der Jugendliche benötigt, um das optimale Niveau der Reaktionsfähigkeit zu erlangen. Schaaf und Kollegen (2010) überlegten, wie schwierig es für ein Kind mit SI-Problemen ist, das Erregungsniveau selbst zu regulieren, und beschrieben, dass es bei sensorischem Spiel leicht übererregt werden kann. Die Therapeutin muss in der Lage sein, „1. Anzeichen einer Übererregung zu erkennen, 2. zu versuchen, die Umwelt oder die Aktivitäten so zu verändern, dass die Wahrscheinlichkeit einer zu starken Reaktion verringert wird, und 3. Strategien anzuwenden, die dem Kind helfen, die Selbstregulation angesichts potenziell schlecht organisierter Aktivitäten aufrechtzuerhalten oder wiederherzustellen" (übersetzt nach Schaaf et al., 2010; S. 154).

Wenn ein Kind auf dem optimalen Erregungsniveau ist, kann Lernen stattfinden, die Konzentration und gerichtete Aufmerksamkeit wird sich verbessern, und das Kind kann beginnen, die Reaktion auf sensorische Reize selbst zu regulieren. Die Arten von Inputs, die verwendet werden, um ein optimales Maß an Erregung zu ermöglichen, variieren je nach Ausgangszustand der Erregung und dem Reaktionsmuster des einzelnen Kindes, der Umgebung(en), in der/denen es sich befindet, und den Aktivitäten und Routinen des täglichen Lebens, denen es nachgeht. Die Ergotherapeutin kann eine Schlüsselrolle bei der Integration sensorischer Aktivitäten während des gesamten Tagesablaufs des Kindes spielen und die Umgebung verändern, um dem Kind zu helfen, einen ruhigen, stabilen Zustand als Reaktion auf die desorganisierenden sensorischen Aspekte der Umwelt aufrechtzuerhalten.

Überempfindlichkeit gegenüber vestibulärem und propriozeptivem Input kann sich als Gravitationsunsicherheit oder Abneigung gegen Bewegung manifestieren. *Gravitations- oder Schwerkraft-Unsicherheit* wird als primäre Angstreaktion auf Veränderungen der Kopfposition oder der unterstützenden Basis beschrieben (Koomar & Bundy, 2002). Diese Angst vor Bewegung ist „unverhältnismäßig groß, verglichen mit der, die allein durch schlechte Haltungskontrolle oder Okularbewegungen verursacht werden könnte" (Koomar & Bundy, 2002; S. 272). Diese Abneigung gegen Bewegung ist gekennzeichnet durch autonome Reaktionen, einschließlich Übelkeit, Schwindel und allgemeines Unbehagen, die die Person dazu veranlassen, Bewegungserfahrungen wie lange Autofahrten zu vermeiden. Interventionen bei Überempfindlichkeit gegenüber vestibulärem und propriozeptivem Input erfordern fortgeschrittene Kenntnisse der Neurophysiologie und die Beherrschung der Prinzipien der SI-Intervention. Die Ergotherapeutin nutzt dieses Wissen in Verbindung mit dem Professional Reasoning-Prozess, um Interventionsaktivitäten zu erarbeiten, die dem Kind helfen, adaptive Reaktionen auf den vestibulären und propriozeptiven Input in Verbindung mit Bewegung zu entwickeln. Übergeordnetes Ziel ist es, das Bewusstsein für die Geschwindigkeit und Bewegungsrichtung des Körpers im Raum zu schärfen und dem Klienten zu helfen, alltägliche Bewegungserfahrungen (z.B. das Fahren auf einer Rolltreppe) zu tolerieren, um das aktive Beteiligen an bedeutungsvollen Alltagsaktivitäten auszudehnen.

Die Intervention bei Defiziten in der sensorischen Modulation konzentriert sich darauf, abgestufte Sinneseindrücke sowohl direkt (z.B. Tiefendruckberührung durch den Ergotherapeuten) als auch indirekt (z.B. Kriechen über strukturierte Oberflächen) anzubieten, um dem Kind zu helfen, ein optimales Erregungsniveau zu erreichen und aufrecht zu erhalten. Die Ergotherapeutin nutzt wiederum das Professional Reasoning und die SI-Theorie, um therapeutische Interventionen zu entwerfen und umzusetzen, die entweder eine adaptive Reaktion ermöglichen oder ein unangepasstes Reaktionsmuster hemmen. Strategien zur Unterstützung der Modulation beinhalten oft das Ausbalancieren erregender und hemmender Bewegungen und taktiler Erfahrungen mit dem tiefen Input propriozeptiver Reize. Während der Reifung des Kindes oder Jugendlichen ist es für Ergotherapeuten wichtig, ihm Kenntnisse, Werkzeuge und Strategien zu vermitteln, die ihm helfen, seinem Modulationsbedarf selbstständig und in einer möglichst natürlichen Umgebung gerecht zu werden. Dies kann die Gestaltung eigener Aktivitätsroutinen beinhalten, die abgestufte Sinneseindrücke über normale Erlebnisse in natürlichen Umgebungen liefern, und die Entwicklung von Techniken im Umgang mit sensorischen Aspekten bei Spiel und Arbeit, um sich wohl zu fühlen und erfolgreich zu sein. Ein Jugendlicher, der für sein optimales Erregungsniveau nach erhöhtem propriozeptiven Input sucht, kann lernen, regelmäßig ins Fitnessstudio zu gehen, um mit Gewichten zu trainieren oder an einem Yoga- oder Pilates-Kurs teilnehmen, wobei nicht nur seine sensorischen Bedürfnisse erfüllt, sondern auch seine allgemeine Gesundheit und Fitness gefördert werden. Die Entwicklung unabhängiger Strategien zur Förderung verbesserter sensorischer Responsivität ist wichtig, da sensorische Modulationsmuster und individuelle Unterschiede die Tendenz zu haben scheinen, lebenslang bestehen zu bleiben (Dunn, 2001). Die Ergotherapeutin kann eine Fürsprecherin sein, um Entscheidungen und Aktivitäten zu ermitteln und zu unterstützen, die dem Kind oder Jugendlichen helfen, bedeutungsvolle Rollen einzunehmen.

4.1.2 Sensorische Diskrimination

Kinder, die in der Lage sind, sensorische Informationen zu unterscheiden, können diese Informationen entwickeln und nutzen, um genaue Wahrnehmungen von der Welt und von Ereignissen zu bilden, die dabei helfen, eine Vielzahl von geplanten Bewegungen zu leiten. Dazu gehört die Fähigkeit:

- verschiedene Reize allein durch Tasten zu unterscheiden,
- Gegenstände in der Umgebung zu lokalisieren und visuell zu verfolgen,
- die Kraft, das Timing und die Distanz der Bewegungen abzustufen, um fortgeschrittene motorische Fertigkeiten zu entwickeln, und
- eine gute sensorische Awareness des Körpers zu besitzen und ihn koordiniert zu nutzen.

Interventionen für Kinder mit Herausforderungen bei der Unterscheidung sensorischer Informationen werden in der Ergotherapie mit Hilfe eines SI-Ansatzes behandelt, indem dem Kind Gelegenheit gegeben wird, taktile, propriozeptive und vestibuläre Diskrimination zu erlangen, damit es ein präzises Körperbewusstsein entwickelt, um geplante Bewegungen genauer zu leiten. Feedback ist wesentlich für die Entwicklung einer verbesserten sensorischen Diskrimination und Körperwahrnehmung. Die Ergotherapeutin gestaltet Aktivitäten, die dem Kind ein gesteigertes sensorisches Feedback über mehrere Sinnesorgane geben, um die Wahrnehmung des Körpers im Raum und in Bezug auf andere Objekte in der Umgebung zu verbessern. Darüber hinaus gibt die Therapeutin dem Kind hierzu verbales Feedback. Um die taktile Diskrimination zu verbessern, arbeitet die Ergotherapeutin daran, dem Kind eine Vielzahl von Erfahrungen zu ermöglichen, um den Gebrauch der Hände bei kniffligen Tätigkeiten und das allgemeine Körperbewusstsein zu verbessern.

4.1.3 Haltungskontrolle, bilaterale Integration und Sequenzierung

Die SI-Theorie und die anschließende Analyse von Subtypen oder Clustern von Dysfunktion haben immer wieder Defizite der bilateralen Integration und Sequenzierung gefunden, die vestibulär und propriozeptiv begründet sind. Die Ergotherapeutin nutzt das Professional Reasoning, um diese Defizite herauszufinden. Dann verwendet sie vielfältige vestibuläre und propriozeptive Aktivitäten zusammen mit visuellen Informationen, um das Gleichgewicht, die Antigravitationskontrolle, die Streckung in Bauchlage, die Stabilität der Körpermitte und die Fähigkeit zu verbessern, die Mittellinie zu überkreuzen und beide Körperhälften koordiniert einzusetzen. Neben Defiziten bei Gleichgewicht und bilateralen Fertigkeiten haben Kinder auch Herausforderungen mit dem Timing und dem Sequenzieren von Aktivitäten. Zur Beachtung des Timings und des Sequenzierens gehört es, abgestufte Gelegenheiten zur zukünftigen Planung dieser Aktionen anzubieten, während gleichzeitig die Haltungskontrolle, das Ausbalancieren und Sequenzieren von Bewegungen koordiniert wird. Oft werden zur Entwicklung von Timing und visuell-räumlichen Fertigkeiten bei Bewegungsaktivitäten visuelle Ziele verwendet und spezifische Aktivitäten mit Schwerpunkt auf Sequenzierung (Anfang, Mitte und Ende) geplant, wobei das Kind die Sequenz benennt und seine Selbstorganisation entwickelt (Schaaf et al., 2010).

4.1.4 Praxie

Laut SI-Theorie umfassen Defizite in der Praxie Herausforderungen beim Entwerfen, Planen oder Durchführen motorischer Handlungspläne. Die sensorische Unterstützung der Praxie kann auditiv, visuell oder somatosensorisch erfolgen, und eine Hauptschwierigkeit kann eine schlechte somatosensorische Integration, Herausforderungen bei der Verarbeitung und Organisation von gehörter Sprache zur Handlungsplanung und Herausforderungen bei der Verwendung des Sehens zur Steuerung und Überwachung neuer und ungewohnter Handlungen sein. Kinder und Jugendliche mit Defiziten in der Praxie haben häufig Einschränkungen, ein adäquates Körperschema zu entwickeln, um neue motorische Pläne und Handlungen zu unterstützen. Sie können auch Einschränkungen haben, sich entweder auf das motorische Gedächtnis und frühere Pläne zur Problemlösung zu stützen oder einen Plan mit guter Vorstellungskraft wiederzugeben. Zu den spezifischen Interventionsstrategien für Defizite in der motorischen Funktion und Praxie gehören:

- Die Nutzung von Aktivitäten mit hohem somatosensorischen Input, um dem Kind zu helfen, ein besseres Körperschema zu entwickeln
- Die Gestaltung unüblicher Umgebungen mit einer Vielzahl von Formen, Ausmaß und Ebenen von Bewegung, um die Fähigkeit des Kindes, im Raum zu planen, herauszufordern
- Das Kind zu ermutigen, die Idee des Therapeuten nachzuahmen und dann zu erweitern
- Das Kind an der Problemlösung zu beteiligen, um es dabei zu unterstützen, selbst motorische Handlungspläne zu entwickeln
- Die motorischen Anforderungen an das Kind zu erhöhen und zu variieren, unter besonderer Berücksichtigung des wiederholten Übens, um den motorischen Handlungsplan und die Fertigkeiten zu bewältigen (Schaaf et al., 2010).

Zusätzlich zur SI-Theorie betonen Konzepte der motorischen Steuerung und des motorischen Lernens die Anforderungen der Aufgabe und die motorischen Fertigkeiten im Kontext. Entscheidend ist daher, die Art der verwendeten Strategien, die Art des Feedbacks durch den Therapeuten und die optimalen Arten so zu üben, wie man ungewöhnliche motorische Aufgaben plant, um zu verstehen, wie sich Fertigkeiten entwickeln.

4.2 Ergotherapie mit sensorisch-basierten Interventionen

Neben der Ergotherapie mit einem SI-Ansatz, die üblicherweise eine direkte Eins-zu-Eins-Intervention in einem speziellen Umfeld beinhaltet, können Kinder und Jugendliche mit SI-Problemen ergotherapeutische Interventionen erhalten, die mit sensorischem Input und dessen Wirkung auf das Verhalten arbeiten, sich aber nicht strikt an die Prinzipien des SI-Ansatzes halten. Sensorisch-basierte Interventionen werden eingesetzt, um spezifische Probleme sensorischer Modulation oder sensorischer Diskrimination anzugehen. Sie können während täglicher Routinen gesteigerte vestibuläre und propriozeptive Sinneseindrücke verwenden, um das Kind auf das Sich-Beteiligen vorzubereiten, seine Fähigkeit, sich auf Lernaktivitäten zu konzentrieren und sein Verhalten zu regulieren, zu unterstützen, wenn sich die Anforderungen einer Aufgabe ändern (Tomchek & Case-Smith, 2009). Sensorisch-basierte Interventionen sind oft integraler Bestandteil der Ergotherapie in der Frühförderung und in der Schule, bei denen die Ergotherapeutin ihr Wissen über SI in ein interdisziplinäres Team einbringen kann, um Beteiligung und Partizipation zu verbessern. Spezifische Aspekte der Behandlung von sensorischen Bedürfnissen eines Schülers im schulischen Umfeld werden im Abschnitt „Ergotherapie mit einem SI-Ansatz und sensorisch-basierten Interventionen in der Schule“ erörtert.

Eine gängige sensorisch-basierte Intervention, die sowohl im Zusammenhang mit klinischen Aktivitäten als auch in Schulsystemen eingesetzt wird, ist die Entwicklung und Anwendung einer sensorischen Diät (Wilbarger & Wilbarger, 2002). Sensorische Diäten sind tägliche Programme, die im Alltag des Kindes zu Hause und in der Schule eingesetzt werden. Jede sensorische Diät wird von der Therapeutin individuell für das Kind entwickelt, kann aber von Eltern und Lehrern überwacht und verstärkt werden. Obgleich sie speziell für das Kind oder den Jugendlichen gestaltet wird, gibt es einige gemeinsame Elemente sensorischer Diäten. Die sensorische Diät soll dem Kind helfen, sein Erregungsniveau und seine

Verhaltensreaktionen während des gesamten Tages zu regulieren. Dieses Programm ermöglicht es dem Kind, den ganzen Tag über an Aktivitäten teilzunehmen, indem es ihm hilft, eine optimale Erregung aufrechtzuerhalten und ungeordnetes Verhalten durch Überstimulierung oder mangelnde Beteiligung aufgrund von zu wenig Reizen zu vermeiden. Sensorische Diäten beinhalten meist spezielle Beruhigungs- oder aufmerksamkeitssteigernde Aktivitäten oder in regelmäßigen Abständen während des Tages einen Rückzug aus sensorischer Stimulation (Tomchek & Case-Smith, 2009). Eine sensorische Diät sollte solche sensorische Erfahrungen in natürlicher Umgebung mit erhöhter Häufigkeit während des normalen Tagesablaufs bieten.

Die Art und Dauer der Aktivität unterscheidet sich je nach Alter des Kindes oder Jugendlichen und die auftretenden Probleme. Eine sensorische Diät für ein kleines Kind, das eine sensorische Hyperresponsivität zeigt, wird sensorische Elemente hervorheben, die Tiefendruck-Input mithilfe von Handtüchern nach dem Bad, Spielen beruhigender Musik und langsames Schaukeln vor dem Schlafengehen beinhaltet. Ähnlich könnte eine sensorische Diät für einen Jugendlichen, der sensorisch wenig responsive Muster zeigt und nach taktilen, propriozeptiven und vestibulären Inputs sucht, ein intensives Aerobic-Training am Morgen enthalten; kauintensive Nahrungsmittel, die einen erhöhten propriozeptiven Input während des Tages bieten (z. B. Bagels); sich während der Schulzeit in sitzender Position auf den Armen hochstützen und Möglichkeiten für mehr propriozeptiven und vestibulären Input nach der Schule wie Gewichtheben, Schwimmen, Schaukeln auf einer Tellerschaukel usw. Im Allgemeinen ist das Ziel, die Erregung, Aufmerksamkeit und Konzentration des Kindes zu optimieren und ein organisiertes, angemessenes Verhalten zu fördern. Man muss dem Kind oder Jugendlichen jedoch beibringen, seine besonderen sensorischen Diäten so zu nutzen, zu verändern und anzupassen, dass sie altersgerecht sind und die Selbstwirksamkeit unterstützen. Sensorische Diäten müssen kontinuierlich überprüft werden, um die Reaktion des Kindes auf die Intervention und die erfolgten Korrekturen zur Förderung von Aufmerksamkeit und Konzentration während des Tages einzuschätzen (Tomchek & Case-Smith, 2009).

Sensorisch-basierte Interventionen können einen multisensorischen Ansatz haben (z. B. eine sensorische Diät) oder sich auf nur ein Sinnessystem konzentrieren, um Veränderungen zu bewirken. Obwohl Ergotherapeuten in der Praxis eine Vielzahl sensorisch-basierter Interventionen anwenden können, ist es wichtig zu erkennen, dass es schwache Evidenz dafür gibt, dass solche Interventionen das Outcome verbessern. Die Studien zu diesen Interventionen haben nur eine geringe Qualität und ein schlecht gestaltetes Forschungsdesign, dem es an protokollierter Vorgehensweise mangelt sowie an ausreichender Stichprobengröße, um mit Kontrollgruppen arbeiten zu können. Darunter gibt es Hör- und Bürstenprogramme, die hier kurz beschrieben werden. Bis empirische Evidenz vorliegt, die den Einsatz dieser sensorisch-basierten Interventionen stützt oder widerlegt, sollten sie nur als Ergänzung zur Ergotherapie betrachtet werden, und der Schwerpunkt sollte weiterhin auf einem betätigungsbasierten Vorgehen liegen, das die erfolgreiche Teilnahme eines Kindes am täglichen Leben fördert.

Als Ergänzung zur Ergotherapie wurden klang-basierte Interventionen vorgeschlagen. Ein Beispiel ist *Therapeutic Listening*® (Frick & Hacker, 2001), Therapeutisches Hören, ein im häuslichen Umfeld durchgeführtes, therapeutisch ausgerichtetes Programm, bei dem Kinder modulierte Musik hören, während sie mehrmals täglich 20 Minuten lang Kopfhörer tragen. Von dieser Methode wurde berichtet, dass sie sensorische Verhaltensweisen wie Temperamentsausbrüche reduziere, wenn sie in Verbindung mit sensorischer Diät eingesetzt wurde, aber die Ergebnisse waren gemischt und nicht beweiskräftig (Hall & Case-Smith, 2007). Klang-basierte Interventionen werden oft als Teil einer sensorischen Diät eingesetzt, um Erregung, Aufmerksamkeit, Fokussierung und Organisation zu verbessern (Frick & Hacker, 2001).

Die *Wilbarger Deep Pressure and Proprioceptive Technique* (Wilbarger & Wilbarger, 1991), ein Programm mit vorgeschriebenem Zeitplan für das Bürsten der Haut und Stauchen der Gelenke, wurde ebenfalls als Ergänzung zur Ergotherapie empfohlen. Es gibt jedoch keine empirischen Studien, die die Wirksamkeit des Wilbarger-Bürstprotokolls nachgewiesen haben. Therapeuten werden davor gewarnt, irgendwelche spezifischen Protokolle ohne starke Evidenz zu verwenden oder zu empfehlen. Therapeuten, die eine Intervention mit passiv angewandter Stimulation in Betracht ziehen, sollten bedenken, dass neurowissenschaftliche Evidenz besagt, dass größere Veränderungen dann auftreten, wenn die Interaktion mit der Umwelt selbst initiiert, aktiv betrieben und für die Person sinnvoll ist.

Therapeuten, die sich für eine unbewiesene Intervention entscheiden, sollten eine betätigungsbasierte Begründung für die Auswahl der Intervention angeben, für das Outcome, auf das die Intervention sich richten soll, und für eine valide und reliable Methode zur Messung der Effekte der Intervention auf die ermittelten Ergebnisse.

Das Verhalten eines Kindes oder Jugendlichen im Sinne von sensorischer Integration und sensorischer Verarbeitung umzudeuten (Reframing), ist oft eine erfolgreiche Strategie, um sensorisch-basierte Probleme zu behandeln. Sobald das Kind, die Eltern und die Lehrer lernen, schwieriges Verhalten des Kindes aus der Perspektive sensorischer Unterschiede neu zu interpretieren, können Strategien entwickelt werden, um Erfolg zu fördern und Stress abzubauen. So kann zum Beispiel das aufmerksamkeitssteigernde Programm zur Selbstregulation (*Alert Program for Self-Regulation: How Does Your Engine Run?*) von M.S. Williams und Shellenberger (1994) verwendet werden, um das Bewusstsein für sensorische Verarbeitung zu erhöhen und Strategien zu ermitteln, mit denen das Kind und der Lehrer die Verhaltensregulation im Alltag unterstützen können. Dieses Programm betrachtet das Erregungsniveau eines Kindes als den ganzen Tag über schwankend, auf optimalem und nicht optimalem Niveau für das Lernen. Lehrer und andere Erwachsene werden in den Kernkonzepten geschult, so dass sie ihren Schülern helfen können, ihr Aufmerksamkeitsniveau zu erkennen und zu akzeptieren und den ganzen Tag über sensomotorische Erfahrungen zu nutzen, um die Aufmerksamkeit nach Bedarf zu erhöhen oder zu verringern. Diese Strategien wurden erfolgreich für Einzelpersonen und große Gruppen angewandt. Empirische Untersuchungen zur Wirksamkeit des *Alert Program for Self-Regulation* und zu *How Does Your Engine Run?* wurden bisher nicht durchgeführt. Allerdings ist die Forschung über die Verwendung von visuellen Hilfsmitteln und Hinweisen – einer Strategie, die das Alert-Programm verwendet, damit das Kind den Erregungszustand selbst erkennt – in der Fachliteratur reichlich vertreten (z.B. Bryan & Gast, 2000; Dettmer, Simpson, Myles & Ganz, 2000; Dooley, Wilczenski & Torem, 2001).

In der ergotherapeutischen Intervention wird Ergotherapie mit SI-Ansatz oder sensorisch-basierten Strategien mit spielerischen oder funktionellen Aktivitäten kombiniert. Häufig wird die sensorische Intervention als Vorbereitung auf die Teilnahme des Kindes an einer Aktivität gesehen, die darauf abzielt, bestimmte Fertigkeiten zu verbessern (z.B. soziale Interaktion, So-tun-als-ob-Spiel, visuell-motorische Performanz). Diese fertigkeitsbildenden Aktivitäten werden in die Therapie eingebettet oder unmittelbar nach dem sensorischen Input durchgeführt (z.B. drehen oder schwingen, Massage, bürsten). Diese Abfolge ermöglicht dem Kind, eine Aktivität zu erlernen oder zu üben, wenn Erregung und Aufmerksamkeit optimal sind. Manchmal arbeiten Ergotherapeuten mit Angehörigen anderer Fachberufe (z.B. Logopäden) zusammen, um auf sensorisch-intensive Erfahrungen fertigkeitsfokussierte Interventionen folgen zu lassen und das Nervensystem so auf das Lernen vorzubereiten (Tomchek & Case-Smith, 2009). Diese Zusammenarbeit ist oft sehr produktiv, findet in Kliniken und Schulen statt und bildet den Rahmen für Frühförderung.

4.3 Andere ergotherapeutische Interventionen

Es gibt viele andere ergotherapeutische Interventionen, die nicht sensorisch-basiert sind und bei Kindern und Jugendlichen mit SI-Problemen eingesetzt werden. Durch die Evaluation können Defizite in den Bereichen fein- und visuell-motorische, visuell-perzeptive und soziale Fertigkeiten ermittelt werden, die keine sensorische Ursache haben und somit durch nicht-sensorische Interventionen behandelt werden können. Darüber hinaus sind Methoden wie die direkte Anleitung und kognitiv-basierte Ansätze für das Zusammenspiel von Kognition und sensomotorischer Performanz anerkannt und haben sich als erfolgreich bei der Bewältigung von Koordinations- und motorischen Defiziten erwiesen. Diese Ansätze werden im Folgenden kurz erläutert.

4.3.1 Feinmotorische und visuell-motorische Interventionen

SI-Herausforderungen können sich auf die Entwicklung von Feinmotorik und visuell-motorischen Fertigkeiten auswirken und sich in verminderter taktiler Diskrimination, motorischen Praxiedefiziten und mangelnder Koordination zwischen visuellen und taktilen Inputs zeigen, die sich auf Aktivitäten wie Schreiben, Zeichnen, Ballfertigkeiten, Puzzles, Abschreiben von der Tafel und das Ordnen von Dingen auswirken. Fein- und visuell-motorische Interventionen konzentrieren sich auf Aktivitäten, die auf die Verbesserung der Manipulation von Gegenständen in der Hand, von Greifmustern, isolierten Fingerbewegungen, des Gebrauchs von Werkzeugen mit beiden Händen (Scheren, Buntstifte, Stifte, Essutensilien) abzielen. Fein- und visuell-motorische Aktivitäten am

Tisch werden oft nach sensorischem Input ausgeführt und können Handkraftübungen mit widerstandsfähigem Material, Schwung- und Handschriftübungen, Schreiben auf Tastaturen, Scheren- und Schneidearbeiten und funktionelle ADLs beinhalten, die feinmotorische Fertigkeiten erfordern (zum Schließen von Kleidung z. B. Knöpfen, Schnürsenkeln, Reißverschlüssen).

Ergotherapeuten arbeiten auch an funktionellen visuellen Fertigkeiten, die die Fein- und visuelle Motorik unterstützen. Wenn das Kind oder der Jugendliche schwache okulomotorische Fertigkeiten hat, arbeitet die Ergotherapeutin an Aktivitäten, die eine Unabhängigkeit von Kopf und Augen, visuelles Betrachten und Fokussieren, visuelles Scannen und visuelles Nachverfolgen erfordern, um das funktionelle Sehen zu verbessern, das die visuo-motorische Entwicklung unterstützt. Zusätzlich zu diesen Fertigkeiten verwenden viele Ergotherapeuten verfügbare Handschriftprogramme (z. B. *Handwriting Without Tears*), die eine multisensorische Basis haben und oft taktilen, kinästhetischen und visuellen Input kombinieren, um die Anordnung der Buchstaben zu verfestigen. Diese Programme unterstreichen auch die Ausrichtung der Buchstaben und Zahlen, was für Kinder mit SI-Herausforderungen oft hilfreich ist. Der Einsatz multipler sensorischer Systeme und die direkte Vermittlung von Richtungskonzepten scheint den Erwerb von Schreibfertigkeiten zu stützen, und schulbasierte Ergotherapeuten haben dazu beigetragen, den Einsatz solcher Programme für alle Schüler einer Klasse zu erhöhen.

4.3.2 Visuell-perzeptive Interventionen

Visuell-perzeptive Fertigkeiten (z. B. visuelles Gedächtnis, visuelle Figur-Grund-Wahrnehmung) ermöglichen einer Person, sensorischen Input zu interpretieren und mit Bedeutung zu versehen. Visuell-perzeptive Fertigkeiten werden mit sensorischem Input aus vielen Systemen kombiniert, um funktionelle Aufgaben wie lesen, puzzeln, bauen und schreiben zu unterstützen. Kinder und Jugendliche mit SI-Problemen können visuell-perzeptive Defizite aufweisen, die eine optimale Funktion beeinträchtigen. Ergotherapeuten passen oft Materialien an, um visuelle Defizite auszugleichen oder nutzen bei mangelnden visuell-perzeptiven Fertigkeiten entsprechende aufgabenspezifische Interventionen. Zu den üblichen Anpassungen zählen Lesefenster, die irrelevanten Text ausblenden, markiertes Papier, das den Blick auf ausgewählte Textstellen lenkt, und Papier mit erhabenen Linien, das dem Klienten durch taktilen Reiz zeigt, wo er schreiben soll. Zu den aufgabenspezifischen Interventionen können allmählich sich steigernde Herausforderungen bei visuellen Figur-Grund-Aufgaben, visuellen Gedächtnisaktivitäten oder visuellem Nachverfolgen gehören.

4.3.3 Interventionen zu sozialen Kompetenzen

Soziale Fertigkeiten sind notwendig, um mit anderen sowohl verbal als auch nonverbal zu interagieren, Gesten zu nutzen und zu interpretieren, einen angemessenen Abstand zu anderen Personen zu halten, Interaktion zu initiieren, sich abzuwechseln und sich an Spielaktivitäten zu beteiligen. Kinder und Jugendliche mit SI-Problemen können subtile soziale Hinweise falsch „lesen", haben Herausforderungen bei der Planung und Anwendung von Gesten und Nachahmung und haben sekundäre soziale Fertigkeitsdefizite. Interventionen zu sozialen Kompetenzen können individuell erfolgen, werden aber häufiger in Gruppen durchgeführt, um die notwendigen Fertigkeiten für den Aufbau und die Aufrechterhaltung von Interaktionen zu entwickeln. Die Aktivitäten streben Gruppenverhalten (Stimmmodulation, Fragen und Antworten während eines Gespräches) und Emotionsregulation an, wie Impulskontrolle, Erkennen emotionaler Zustände, Umgang mit Frustration und Beruhigungstechniken. Social Stories™ (*Gray Center for Social Learning and Understanding*, n.d.), speziell für den jeweiligen Klienten geschriebene Geschichten, die das erwartete Verhalten in einer sozialen Situation beschreiben (z. B. erwartete Stimmmodulation in der Bibliothek, ein Spielzeug abgeben), können verfasst werden, um das erwartete soziale Verhalten in Situationen zu beschreiben, die für das Kind mitunter überfordernd sind. Sensory Stories (Marr & Nackley, 2009) sind ebenfalls speziell für den jeweiligen Klienten geschrieben, um individuelle Bedürfnisse zu befriedigen, gehen aber auf erwartete Verhaltensweisen und mögliche Bewältigungsstrategien in schwierigen sensorischen Situationen ein (z. B. Haare schneiden, Zähne putzen). Gruppenaktivitäten zur Förderung sozialer Fertigkeiten mit älteren Kindern drehen sich oft um gemeinsame Interessen (z. B. Lego®-Gruppen, Computer), um die Teilnehmer zu motivieren, ihre Interaktionen zu steigern und grundlegende soziale Kompetenzen aufzubauen.

4.3.4 Direkte Anleitung und kognitive Interventionen

Ergotherapeuten sind sich bewusst, dass die Fähigkeit, die Performanz von Aktivitäten zu planen und zu steuern, von der Kognition abhängt. Interventionen, die direkte Anleitungen geben oder auf die kognitiven Aspekte von Fertigkeiten wie z.B. Bewegungsplanung abzielen, beruhen auf der Fähigkeit des Kindes, eine Idee zu generieren, Probleme zu lösen, zu sequenzieren, zu organisieren und Feedback und Gedächtnis zu nutzen, um die Performanz durch wiederholtes Üben zu verbessern. Der *Cognitive Orientation to Occupational Performance*, oder CO-OP-Ansatz (Polatajko, Mandich, Miller, & Macnab, 2001), ist eine solche Intervention, die direkte Anleitung und kognitive Strategien verwendet, um Kindern mit leichten Koordinationsdefiziten und normaler Intelligenz motorische Fertigkeiten beizubringen. Kinder definieren selbst ein motorisches Ziel, das sie erreichen wollen (Seil springen, Fahrrad fahren), und anschließend erfolgt eine gründliche, umfassende Bewertung und Aufgabenanalyse, die die Performanz in einzelne Schritte herunterbricht, um Fehler zu erkennen. Das Kind lernt dann eine globale Problemlösungsstrategie (z.B. Ziel/Plan/Tu/Check) und dann eine aufgabenspezifische Strategie (z.B. Radfahren: du musst schnell treten). Die Vorgehensweise ist kognitiv gesteuert, um die motorische Fertigkeit zu erwerben, im Gegensatz zur Arbeit an grundlegenden Fertigkeiten (z.B. visuelle und vestibuläre Inputs verarbeiten). „Ich will Seil springen" (Ziel); „Ich halte meine Arme nach einer Umdrehung mit dem Seil an, und ich muss meine Hände im Kreis bewegen" (Plan); häufiges Üben mit dem Plan (Tu); und schließlich sehen, ob der Plan funktioniert hat – „Kann ich das jetzt besser?" (Check). Die aufgabenbezogene Strategie passt ausschließlich zum Seilspringen, wie z.B. die Position der Hand am Seil.

4.3.5 Ergotherapie mit einem SI-Ansatz und sensorisch-basierten Interventionen im schulischen Kontext

Schulbasierte Ergotherapie umfasst Beratung (siehe Bundy, 2002) und direkte Intervention zur Unterstützung der Lern- und Bildungsziele einzelner Schüler sowie Systeminterventionen, die den Erfolg aller Kinder im schulischen Kontext unterstützen können. Sensorisch-basierte Interventionen für einen einzelnen Schüler können Folgendes umfassen: die Schulung des Schulpersonals, um die Anliegen des Schülers aus einer SI-Perspektive umzudeuten (Reframing), Empfehlungen für die Einbeziehung spezifischer sensuo-motorischer Aktivitäten vor, während und nach der Schule geben und Umweltveränderungen vornehmen wie die Verringerung der visuellen und akustischen Umgebungsreize im Klassenzimmer, um die schulische Performanz des Schülers zu unterstützen. Darüber hinaus können direkte Interventionen angeboten werden, um die zugrunde liegenden sensorischen, motorischen und praxie-bezogenen Belange anzugehen (AOTA, 2009b). Zu den das gesamte System betreffenden Maßnahmen, die Ergotherapeuten koordinieren können, gehören die Verabschiedung eines Lehrplans zum Erwerb der Handschrift als Unterstützung von Kindern mit motorischen Planungsproblemen und von Schreibanfängern, die Einbeziehung von körperlicher Aktivität zu Beginn des Schultages als Unterstützung der Selbstregulation aller Schüler und das Entwerfen und Einrichten eines für alle Kinder zugänglichen Spielplatzes (Case-Smith, 2010). Für sensorische Integrations- und Verarbeitungsbedürfnisse aller Schüler kann es in Schulen flexible Dienstleistungsmodelle geben, um den Bildungsbedürfnissen gerecht zu werden. Ideen und Strategien für den Einsatz sensorischer Interventionen in Schulen sind in **Tabelle 4.1** dargestellt.

Ergotherapeuten arbeiten mit Lehrern und Mitarbeitern (Schulbegleitern, Sport-, Kunst- und Musiklehrern) zusammen, um sensorische Erfahrungen in den Unterricht einzubeziehen und das Lernen und die Selbstregulation zu fördern (Polcyn & Bissell, 2005). Ergotherapeuten schlagen auch Änderungen im Klassenzimmer vor, wie z.B. Sitzmöglichkeiten und die Verwendung von Spiel- und Lernmaterialien, die den ganzen Tag über sensorischen Input liefern, sowie Umweltveränderungen, die leicht in der Schule umgesetzt werden können. Beispiele sind Aktivitäten auf dem Spielplatz, die einen hohen Grad an Propriozeption bieten wie Klettern, Tauziehen oder das Offenhalten der schweren Tür als Anführer; Malen mit Fingerfarbe oder Werken mit Ton im Kunstunterricht, visuelle Darstellungen von Bewegungsabläufen im Fitnessstudio oder die Verwendung von Schaumstoff-Ohrstöpseln in einem lauten Speisesaal. Es gibt viele Möglichkeiten, die Teilnahme zu fördern und eine breite Palette von individuellen sensorischen Strategien anzubieten, die während des gesamten Schultages des Kindes in die natürliche Umgebung des Klassenzimmers eingebettet sind. Ergotherapeuten sollen „push in"-Dienste im Klassenzimmer anbieten, d.h. ihr Wissen über SI mit Lehrern zu teilen, im Gegensatz zum traditionellen „pull out"-Modell in

Tabelle 4-1: Ansätze und sensorische Strategien für Interventionen in der schulbasierten Ergotherapie

Ergotherapeutische Ansätze	Beispiele für sensorisch-bezogene Strategien
Gesundheit und Teilhabe schaffen und fördern	• Eine In-Haus-Sitzung oder andere Informationsprogramme für Eltern und/oder Lehrpersonen organisieren, um über den Zusammenhang zwischen SI, Lernen und Verhalten zu informieren. • Mehr Bewegungsaktivitäten für Schüler anbieten, um physische und mentale Gesundheit und kognitive und soziale Performanz zu verbessern. • Anschaffung einer Vielfalt von Spielgeräten in Schulen und öffentlichen Spielplätzen unterstützen, um unterschiedliche sensorische Spielerfahrungen zu fördern. • Sensorisch reizvolle Klassenräume mit unterschiedlicher Stuhlanordnung entwerfen, um während des ganzen Tages Gelegenheit für taktile, propriozeptive und Bewegungserfahrungen zu schaffen.
Performanzfertigkeiten und -muster etablieren/wiederherstellen	• An taktilen, vestibulären und propriozeptiven Informationen reiche Aktivitäten entwerfen, die die während Alltagsaktivitäten nötige Körper-Awareness erhöhen. • Die Entwicklung von angemessenen sensorischen Integrations- und motorischen Planungsfertigkeiten ermöglichen, die zur Organisation von Materialien, zur zeitgerechten Fertigstellung von Aufgaben und Anpassung von Übergängen nötig sind. • Die für soziales und gegenständliches Spiel nötige Mobilität schaffen/wiederherstellen. • Kontrollierten sensorischen Input durch Aktivitäten bieten, die zunehmend komplexere Reaktionen auf neue Aktivitäten erfordern, um die Fähigkeit, an Gruppenaktivitäten mit anderen Kindern teilzunehmen, zu unterstützen.
Die Fähigkeit von Schülern erhalten, an Schulfächern und extra-curricularen Aktivitäten teilzunehmen, um schulischen Erfolg und soziale Partizipation zu fördern	• Die sensorische Umwelt so strukturieren, dass sie die Bedürfnisse der Schüler erfüllt, wie das Reduzieren von Ablenkung und die Steigerung der Aufmerksamkeit für wichtige auditive und visuelle Informationen. • Sensorische Strategien zu emotionaler, physiologischer, motorischer, sozialer und Verhaltens-Selbstregulation lehren. • Die Fähigkeit, das Verhalten zu strukturieren durch eingeplante sensorische Pausen und sensorische Akkommodation wie das Verändern der Größe, der Oberflächenstruktur und der Position des Schultisches unterstützen. • Die Beziehung zu Mitschülern durch das Unterstützen bei und Kompensieren von motorischen Planungsbedürfnissen bei altersangemessenen Spielen und Sport aufrechterhalten. • Die Produktivität der Schüler durch Kompensationstechniken für sensorisches und motorisches Planungsdefizit wie Lernplätze, visuelle Uhren, beschwerte Westen, Sitzplatzwechsel, angepasste Stifte, Papier und sonstige Hilfsmittel aufrechterhalten.
Modifizieren von Aktivitäten, um Schülern bei der Kompensation von sensorischer, motorischer Praxie zu helfen	• Durch gemeinsame Beratung mit Lehrpersonal und Eltern mit Hilfe eines Teambefähigungsansatzes Strategien entwickeln, um sensorische, motorische oder handlungspraktische Anforderungen von Hausaufgaben zwecks höherer Produktivität der Schüler zu modifizieren. • Die Teilhabe der Schüler am allgemeinen Lehrplan unterstützen, indem sensorische, motorisch-planerische oder handlungspraktische Anforderungen von Aktivitäten modifiziert werden. • Die Umwelt strukturieren oder modifizieren, um die motorischen, motorisch-planerischen und selbstregulierenden Fähigkeiten und Bedürfnisse der Schüler zu unterstützen.
Barrieren bei Partizipation verhindern und die Sicherheit verbessern	• Unaufmerksamkeit, schlechte Haltung und Unruhe bei längerem Sitzen verhindern, indem Sitzmöglichkeiten modifiziert werden, so dass sensorische Pausen ermöglicht werden und die Schüler in unterschiedlichen Positionen arbeiten können. • Soziale Isolierung durch motorisch-planerische und soziale Strategien verhindern, um gemeinsam mit Mitschülern beteiligt zu sein. • Sozial unangemessenes Verhalten und Notlagen oder Belästigungen verhindern, indem sensorische und selbstregulierende Bedürfnisse erkannt und befriedigt werden. • Verletzungen durch ergonomische Sitzgelegenheiten und Sicherheitsstrategien für Schüler, deren Nervensystem sensorische Informationen nicht aufnimmt, verhindern. • Barrieren für die Partizipation von Kindern verhindern, indem das Verständnis des örtlichen Schulpersonals hinsichtlich der Rolle, die SI und handlungspraktisches Spielen bei der Beeinflussung von Lernen und Verhalten hat, vergrößert wird.

Adaptiert aus „Providing Occupational Therapy Using Sensory Integration Theory in School-Based Practice," by the American Occupational Therapy Association, 2009, *American Journal of Occupational Therapy, 63*, p. 827. Copyright © 2009 by the American Occupational Therapy Association. Adaptiert mit Genehmigung.

Schulen[10]. Dies erfordert, dass die Ergotherapeutin kreativ darüber nachdenkt, wie sie sensorische Aktivitäten anbieten kann, die den Lehrplan im Klassenzimmer unterstützen und wie Interventionen große Gruppen und ganze Klassen umfassen können.

Es ist wichtig, das Outcome zu berücksichtigen, wenn die Umwelt verändert und sensorisch-basierte Ergotherapie-Strategien im schulischen Setting eingesetzt werden. In den Outcome-Daten sollte die Art des Inputs, die eingesetzte Aktivität oder Modifikation, das anvisierte Verhalten und alle Beobachtungen protokolliert werden, ob das Kind organisierter und konzentrierter schien (z. B. schnellere Bearbeitung einer Aufgabe, Verringerung der verbalen Unterbrechungen), nachdem die Strategie umgesetzt wurde (Polcyn & Bissell, 2005). Die Wirksamkeit von Ergotherapie mit SI-Interventionen nachzuweisen, ist von entscheidender Bedeutung, und die Kostenträger und die Gesetzgebung verlangen Rechenschaft und Evidenz wissenschaftlich fundierter Praxis.

4.4 Zusammenfassung der Reviews

4.4.1 Ergotherapeutische Interventionen mit dem SI-Ansatz

Es wurde ein systematischer Review der Literatur zu Interventionen für Kinder und Jugendliche mit SI-Herausforderungen, die in den Jahren von 1996 bis 2008 veröffentlich wurde, durchgeführt, um die Evidenz zur Effektivität dieser Intervention zu untersuchen. Die verwendete Methode findet sich im Anhang B. Alle vom Review erfassten Studien sind in den Tabellen in Anhang E zusammengefasst und die vollständigen Quellennachweise finden sich im Literaturverzeichnis. Separate Reviews wurden zu Literatur durchgeführt, in der es um Ergotherapie mit dem SI-Ansatz und SI-Interventionen ging. Zusammenfassungen dieser Reviews werden hier vorgestellt.

Diese Praxisleitlinie bezieht sich speziell auf Kinder und Jugendliche mit SI-Herausforderungen, aber auch das Wissen in Bezug auf den Einsatz des SI-Ansatzes und SI-Interventionen bei anderen Populationen nimmt zu. **Anhang F** enthält Informationen über die Anwendung bei Erwachsenen mit Beeinträchtigungen der psychischen Gesundheit.

Dieser Teil des evidenzbasierten Reviews befasst sich mit der Frage, zukünftige Beeinträchtigungen bei ADLs, IADLs, Ausbildung/Übergängen, Spiel/Freizeit und sozialer Partizipation bei Kindern und Jugendlichen zu verhindern, deren SI-Muster die Partizipation im Alltag beeinträchtigen. Und mit der Frage, wie effektiv Interventionen mit dem SI-Ansatz sind, diese Betätigungen zu schaffen, zu fördern, zu etablieren, wiederherzustellen, zu erhalten und zu modifizieren (May-Benson & Koomar, 2010). Inkludiert wurden Studien, in denen die Autoren berichteten, dass die Interventionen auf dem SI-Ansatz von A. Jean Ayres beruhten. Allerdings zeigte sich, dass verschiedene Autoren diese Prinzipien etwas unterschiedlich interpretierten.

Anmerkung zu Methodik und Methodologie

Die Evidenz für Interventionen mit dem SI-Ansatz erstreckt sich über 37 Jahre, in denen die Erwartungen an wissenschaftliche Strenge und Genauigkeit der Berichterstattung gewachsen sind. Daher haben viele der begutachteten Studien methodologische Probleme, wenngleich aktuellere Studien (L. J. Miller, Coll & Schoen, 2007; L. J. Miller, Schoen et al., 2007; Roberts, King-Thomas & Boccia, 2007) gute wissenschaftliche Genauigkeit gezeigt haben. Einige methodologische Probleme dieser Literatur bezogen sich darauf, dass keine unabhängigen oder qualifizierten Auswerter beteiligt waren (z. B. Bullock & Watter, 1978; Polatajko, Law, Miller, Schaffer & MacNab, 1991; Werry, Scaletti & Mills, 1990) oder die Studien sagten nichts zur Qualifikation der Auswerter oder behandelnden Therapeuten (z. B. Morrison & Sublett, 1986; Schroeder, 1982). Außerdem ist oft unklar, ob die Forscher standardisierte sensorische Integrationstests oder nur schulische Tests verwendeten. Insgesamt zeigten die Studien jedoch zumindest einen mittleren Grad an wissenschaftlicher Strenge und Genauigkeit in Bezug auf die 24 Komponenten, die MacDermid (2004) für das Bewerten von Forschungsstudien ermittelt hat. Zusätzlich zu diesen verbreiteten methodologischen Problemen finden sich größere Einschränkungen durch sechs Aspekte dieser Literatur:

- Kontrolle der entwicklungsbedingten Reifeeffekte
- Merkmale der Stichprobenpopulation
- Statistische Power (Teststärke) und Effektgrößen
- Dosierung der Intervention
- Wahl der Outcome (Ergebnis)-Messinstrumente
- Fehlende Manualisierung (= Formalisierung der einzelnen Therapieschritte) und Fidelity (= getreue Umsetzung) der Intervention.

10 Gemeint ist hier wahrscheinlich, dass die Kinder früher zur Ergotherapie aus dem Klassenzimmer in spezielle Behandlungsräume mitgenommen wurden. Das soll sich ändern: Die Intervention soll direkt im Klassenzimmer stattfinden. (Anm. der Übersetzerinnen)

Diese methodologischen Probleme schränken die Möglichkeit ein, die Daten angemessen zu interpretieren und eindeutige Schlussfolgerungen zu ziehen; nichtsdestotrotz deuten die Daten auf vielversprechende Evidenz für den SI-Interventionsansatz und den dringenden Bedarf an strengen und genauen, methodologisch einwandfreien Untersuchungen hin.

Eine zweite Herausforderung bezüglich der Interpretation besteht darin, dass zwar einige systematische Reviews zu dieser Literatur durchgeführt wurden, die Ergebnisse jedoch unterschiedlich sind. Ottenbacher (1982b) untersuchte zum Beispiel acht Studien und schloss daraus, dass der sensorische Integrationsansatz einen großen, signifikanten, positiven Behandlungseffekt im Bereich der motorischen Ergebnisse bei Kindern unterschiedlichen Alters mit Lernbehinderung und geistiger Beeinträchtigung zeigte, im Vergleich zu Teilnehmern der Kontrollgruppe ohne Intervention. Dieses Ergebnis ließ sich in späteren Reviews nicht bestätigen. Eine spätere Meta-Analyse von Vargas und Camilli (1999) fand moderate Effekte im Bereich motorischer Performanz und psychosozialer Ergebnisse für SI-Ansätze im Vergleich zu keiner Behandlung, auch wenn sie keinen Unterschied der Effektivität des SI-Ansatzes im Vergleich zu anderen Ansätzen wie perzeptiv-motorischen fanden. Ein systematischer Review von Polatajko, Kaplan und Wilson (1992) von zehn Interventionsstudien zu Kindern mit Lernbehinderung fand heraus, dass der SI-Ansatz effektiv war, aber nicht effektiver als andere Interventionen, und dass die besten Ergebnisse im Bereich motorischer Performanz auftraten. Ein späterer Review von Hoehn und Baumeister (1994), der erneut sieben dieser zehn Studien und eine weitere Studie (Ottenbacher, 1982a) überprüfte, fand heraus, dass trotz positiver Ergebnisse bei einigen Variablen mancher Studien nicht durchweg größere Effekte sichtbar wurden als bei anderen Behandlungen wie dem perzeptiv-motorischen Ansatz oder Lernbetreuung. Daraus schlossen die Autoren, dass die erzielten Fortschritte durch Reifung und nicht durch die SI-Intervention zustande kamen. Sie berücksichtigten jedoch nicht das Problem der kleinen Stichprobengrößen und geringen Teststärke (Power) hinsichtlich des Fehlens signifikanter Ergebnisse als alternative Erklärung für ihr Resultat. Ein aktuellerer systematischer Review von Baranek (2002) zu sensorisch-basierten Interventionen für Kinder mit Autismus schlussfolgerte: obwohl die wenigen verfügbaren Studien zu sensorischer Integration mit dieser Population positive Ergebnisse suggerieren, litten die Studien unter kleinen Stichproben (die meisten waren Einzelfallstudien) und schwachem individuellen Studiendesign.

Um auf die Einschränkungen der systematischen Reviews in der Literatur einzugehen, führten May-Benson und Koomar (2010) einen aktuellen Review der Originalstudien durch (d.h. systematische Reviews wurden ausgeschlossen), die den SI-Interventionsansatz untersuchten und nicht auf den Interpretationen vorheriger Reviewer beruhten. Sie schlossen 27 individuelle Studien ein: 13 Level-I randomisierte Studien, 5 Level-II-Studien, 3 Level-III-Studien und 6 Level-IV-Studien (siehe Anhang E mit weiteren Details zu jeder Studie). Die Ergebnisse werden im Folgenden zusammengefasst und anhand des jeweiligen Ergebnisbereichs dargestellt: Motorische Performanz, Sensorische Verarbeitung, Ergebnisse im Bereich des Verhaltens, schulische und psychoedukative Ergebnisse und Betätigungsperformanz.

Motorische Performanz

14 Artikel überprüften motorische Ergebnisse des SI-Ansatzes, einschließlich Teilfertigkeiten wie fein- und grobmotorische Fertigkeiten, allgemeine motorisch-planerische Fertigkeiten und funktionellere Messungen der motorischen Performanz und Praxie wie Teilnahme an fein- und grobmotorischem Spielen. Davon wurden sechs Artikel als Level-I eingestuft (drei zu Kindern mit Lernbehinderung und drei weitere Studien zu anderen klinischen Populationen), drei als Level-II-Studien und zwei als Level-IV-Studien (alle im Detail in Anhang E beschrieben). Insgesamt wurden in mehreren Studien positive Erfolge gefunden, die erwarten lassen, dass der SI-Ansatz besser ist als keine Behandlung und mindestens so effektiv wie – und manchmal effektiver – als perzeptiv-motorische Behandlung darin, Aspekte motorischer Performanz zu verbessern. Die Studien wiesen außerdem darauf hin, dass diese Erfolge auch nach Beendigung der Therapie anhielten. Es gab erhebliche Unterschiede bei den verwendeten Messinstrumenten und der Art der ermittelten Ergebnisse; es scheint, dass Erfolge bei der Praxie und gesamt-motorischen Fertigkeiten mit dem SI-Ansatz einhergehen könnten. Die Erkenntnisse sind jedoch nicht endgültig und die Möglichkeit der Generalisierbarkeit ist begrenzt, bis weitere Forschung stattgefunden hat.

Level-I-Studien. Drei Studien zu Kindern mit Lernbeeinträchtigung – Humphries, Wright, McDougall und Vertes (1990); Humphries, Wright, Snider und McDougall (1992); und Humphries, Snider und

McDougall (1993) – fanden heraus, dass sowohl die SI- als auch die motorisch-planerischen Ansätze die motorischen Performanzfertigkeiten deutlicher verbesserten als keine Intervention. Humphries und Kollegen (1990) stellten fest, dass der SI-Ansatz größere Erfolge erzielte wie sowohl der perzeptiv-motorische Ansatz als auch keine Behandlung, was allgemeine grobmotorische Fertigkeiten, bilaterale Koordination, Kraft und motorische Genauigkeit betrifft, und dass der SI-Ansatz bei der Verbesserung einer Anzahl Bereiche der sensorischen und motorischen Dysfunktion überlegen war. Humphries und Kollegen dokumentierten 1992, dass der SI-Ansatz effektiver war als der perzeptiv-motorische oder als keine Behandlung, besonders bei motorisch-planerischen, aber nicht bei anderen motorischen Fertigkeiten. Bezüglich der Werte für visuo-motorische Fertigkeiten und Gleichgewicht war der perzeptiv-motorische Ansatz effektiver als der SI-Ansatz, aber nicht besser als keine Behandlung hinsichtlich der Werte für visuo-motorische Fertigkeiten und Gleichgewicht. Beim Wert für bilaterale Koordination waren der perzeptiv-motorische und der SI-Ansatz beide effektiver als keine Behandlung, aber Humphries und Kollegen (1993) schlussfolgerten, dass der SI-Ansatz, obwohl die Gruppe, die SI erhielt, Verbesserung bei doppelt so vielen Bewertungen für die Schwere der Dysfunktion wie die perzeptiv-motorische Gruppe erhielt, nur gleich effektiv war wie der perzeptiv-motorische Ansatz, was das Vermindern der Schwere und Anzahl der Symptome motorischer und sensorischer Dysfunktion (z. B. bilaterale Koordination, Praxie) anbelangt. Ziviani, Poulsen und O'Brien (1982) fanden heraus, dass der SI-Ansatz effektiver die feinmotorische Performanz verbessert als Förderunterricht im Klassenraum, wohingegen Werry et al. (1990) herausfanden, dass sowohl eine Gruppe mit SI-Ansatz als auch eine ohne Behandlung sich hinsichtlich ihrer Werte für motorische Performanz signifikant verbesserte. Wilson und Kaplan schließlich führten 1994 eine Follow-up-Studie bei Kindern mit Lernbeeinträchtigung durch und fanden heraus, dass Kinder, die sechs Monate lang Intervention mit dem SI-Ansatz erhielten, die verbesserten grobmotorischen Fertigkeiten auch sechs Monate nach Beendigung der Intervention noch aufrechterhalten konnten.

Level-II-Studien. Ayres fand 1977 keinen signifikanten Unterschied bei einem feinmotorischen Test zu motorischer Genauigkeit zwischen einer kleinen Kontrollgruppe ohne Behandlung und Kindern mit Lernbeeinträchtigungen, die den SI-Ansatz erhalten hatten. Ähnlich wie Humphries und Kollegen (1993) fanden Bullock und Watter 1978 heraus, dass die Inzidenz von Symptomen einer SI-Dysfunktion (z. B. Praxie, Kreuzen der Mittellinie, Aktivitäten, die Fertigkeiten erfordern) und der Schweregrad der Dysfunktion grobmotorischer Fähigkeiten nach sechsmonatiger Intervention mit dem SI-Ansatz deutlich abnahmen. In dieser Studie zeigten 86 % der Schulkinder und 75 % der Vorschulkinder in der SI-Ansatz-Interventionsgruppe eine Abnahme der Gesamtzahl von Symptomen einer SI-Dysfunktion im Vergleich zu 7 % der Schul- und 14 % der Vorschulkinder in der Kontrollgruppe. Bundy, Shia, Qi und Miller (2007) untersuchten motorische Performanz und Praxie bezüglich Spielfähigkeit. Obwohl sie ursprünglich erwartet hatten, dass es signifikante Unterschiede in den Spielfähigkeitswerten zwischen Kindern mit Problemen der sensorischen Integration und normal entwickelten Kindern ohne Behandlung als Kontrollgruppe gäbe, waren die Gesamtwerte für Spielfähigkeit in der Therapiegruppe vor Beginn der Therapie relativ normal, so dass nicht viel Spielraum für Veränderung bestand. In der Studie stellte sich jedoch heraus, dass die Kinder mit SI-Problemen sich vor der Therapie eher an Spielen im Sitzen beteiligten und nach der Intervention mit dem SI-Ansatz mehr aktives Spiel zeigten. Ähnliche Veränderungen des Musters traten in der Kontrollgruppe nicht auf.

Level-IV-Studien. Zwei Einzelfallstudien zu Kindern mit motorischen Koordinationsproblemen fanden positive Ergebnisse bezüglich besserer motorischer Performanz (Allen & Donald, 1995; Leemrijse, Meijer, Vermeer, Adèr & Diemel, 2000) und Rhythmus (Leemrijse et al., 2000). Zusätzlich legte eine Studie nahe, dass der SI-Ansatz die Spielfähigkeit von Kindern mit Autismus verbesserte (Case-Smith & Bryan, 1999).

Sensorische Verarbeitung

Dreizehn Level-I-Studien zu Interventionen mit dem SI-Ansatz überprüften Ergebnisse, von denen man annahm, dass sie Indikatoren für gesteigerte sensorische Verarbeitung seien. Sieben Studien zeigten ein positives Ergebnis, einschließlich Veränderungen der Dauer von Nystagmus, Verbesserungen taktiler Funktionen (z. B. taktile Unterscheidung/Diskrimination), Berichte über Gesamtveränderungen sensorischer Verarbeitung (z. B. elektrodermale Reaktionsfreudigkeit) und verminderter sensorischer Abwehr. Details zu diesen Studien finden sich im Anhang E. May-Benson und Koomars Review (2010) zeigt, dass positive Ergebnisse bei SI-Fertigkeiten mit SI-Ansatz-Interventionen zusammenhängen, allerdings wird die Aussagekraft der Ergebnisse durch den geringen Stichprobenumfang (z. B. Gruppen von 5–18) bei allen Studien außer bei Ottenbacher, Short und Watson (1979) erschwert, woraus eventuell eine zu geringe Angabe positiver Ergebnisse resultiert.

Level-I-Studien. Ottenbacher und Kollegen überprüften 1979, welchen Effekt die Dauer der Intervention auf Veränderung des Nystagmus hat. Obwohl ein Kausalzusammenhang nicht bestätigt werden konnte, schlussfolgerten sie, dass eine längere Therapiedauer (z. B. sechs Monate vs. drei Monate) signifikant mit einer längeren Dauer des Nystagmus bei Kindern mit Hyponystagmus zusammenhing, und so eine normalere Verarbeitung vestibulärer Reize vermuten ließ. Außerdem schlossen sie Reifung als Faktor für den zugenommenen Nystagmus aus: Im Pretest hatten ältere Kindern keinen längeren Nystagmus als jüngere. Carte, Morrison, Sublett, Uemura und Setrakian untersuchten 1984 Veränderung des Nystagmus bei Kindern mit Lernbeeinträchtigung und fanden heraus, dass SI-Ansatz-Intervention im Vergleich zu keiner Therapie zu signifikant längerem Nystagmus bei Kindern mit unterdrücktem Nystagmus führte. Morrison und Sublett überprüften 1986 Veränderungen des Nystagmus bei Kindern mit Leseverzögerung und Problemen der sensorischen Integration und fanden keine signifikanten Veränderungen nach Intervention mit dem SI-Ansatz. Aktueller fanden L. J. Miller, Coll und Schoen (2007) heraus, dass Ergotherapie mit dem SI-Ansatz für Kinder mit Problemen bei sensorischer Modulation zu stärkerer Reduzierung der Amplitude elektrodermaler Reaktionen im Vergleich zu keiner Therapie und Aktivitätsgruppen führte, was auf eine verringerte Stressreaktion auf sich wiederholende und potenziell schädliche sensorische Reize hinweist.

Level-II-Studien. Schroeder fand 1982 heraus, dass sich die taktile Unterscheidung/Diskrimination beim Test „Manuelle Formwahrnehmung" (Ayres, 1980) verbesserte, nachdem Kinder mit dem SI-Ansatz behandelt wurden. Die Kinder, die einen kombinierten Ansatz aus SI und einem perzeptiv-motorischen Lehrplan erhielten, verbesserten sich im visuellen, auditiven und taktilen Bereich. Kinder, die nur perzeptiv-motorische Intervention erhielten, verbesserten sich nur im auditiven Bereich.

Level-III-Studien. L. J. Miller, Schoen und Kollegen ermittelten 2007 mithilfe eines von Eltern ausgefüllten Fragebogens zu SI-Fertigkeiten erhebliche Verbesserungen bei Kindern mit SI-Problemen nach Ergotherapie mit dem SI-Ansatz.

Level-IV-Studien. Ottenbacher (1982a) fand heraus, dass sich nach Intervention mit dem SI-Ansatz bei drei Kindern mit Lernbeeinträchtigungen die Dauer des Nystagmus erhöhte; wohingegen Leemrijse und Kollegen (2000) herausfanden, dass die Anwendung des SI-Ansatzes die visuelle Wahrnehmung bei Kindern mit Developmental Coordination Disorder, einer Einschränkung in der Entwicklung der motorischen Koordination, verbesserte.

Verhaltensbezogene Ergebnisse

Es wurden sieben Studien gefunden, die die Wirkung von Ergotherapie mit dem SI-Ansatz auf unterschiedliches Verhalten untersuchten. Diese Studien zeigten Verbesserungen in Bereichen wie Selbstwertgefühl, Aufmerksamkeit, Sozialisation und kognitive Fertigkeiten und Abnahme von unangepasstem Verhalten. Anwendung und Interpretation dieser Studien ist jedoch durch methodologische Probleme und den Fehler, keine Follow-up-Messung durchzuführen, eingeschränkt. Es ist jedoch vielversprechend, dass die Studien von L. J. Miller und Kollegen eine strengere Methodologie nutzten und Verbesserungen in mehreren Verhaltensbereichen fanden. Diese werden im Folgenden zusammengefasst.

Level-I-Studien. Auf dem Gebiet von Verhalten, Aufmerksamkeit und Selbstwertgefühl fanden Polatajko und Kollegen (1991), dass der SI-Ansatz das Selbstwertgefühl nach sechsmonatiger Intervention verbesserte. Diese Erfolge konnten auch drei Monate nach Ende der Therapie aufrechterhalten werden. Die Verbesserungen waren jedoch nicht signifikant größer als bei Kindern, die eine motorisch-perzeptive Behandlung erhielten. B. N. Wilson, Kaplan, Fellowes, Gruchy und Faris (1992) verglichen die Wirkung des SI-Ansatzes mit Lernbetreuung und fanden keinen Unterschied zwischen den Interventionen, außer dass die SI-Gruppe sich ebenfalls bei der Messung der Aufmerksamkeit und unangepasstem Verhalten verbesserte, mit Werten, die sich nach sechs Monaten Intervention von dysfunktional zu normal verbessert hatten. L. J. Miller, Coll und Schoen fanden später (2007), dass Ergotherapeuten, die den SI-Ansatz nutzten, erhebliche Verbesserungen für Aufmerksamkeit und kognitive und soziale Fertigkeiten bei Kindern mit SI-Problemen erzielten im Vergleich zu Kindern, die keine Behandlung erhielten, und einer Gruppe mit alternierender, auf Aktivitäten basierender Behandlung.

Level-III-Studien. L. J. Miller, Schoen und Kollegen fanden 2007 erhebliche Verbesserungen im Bereich Sozialisation und Abnahme von inter- und externalisierendem Verhalten bei Kindern mit SI-Problemen nach Ergotherapie mit dem SI-Ansatz.

Level-IV-Studien. Case-Smith und Bryan (1999) und Linderman und Stewart (1999) fanden heraus, dass der SI-Ansatz bei Kindern mit Autismus die soziale Interaktion verbesserte und störendes Verhalten abnahm. Roberts und Kollegen (2007) fanden bei einem Kind mit sensorischer Modulationsstörung nach Behandlung mit dem SI-Ansatz höhere Beteiligung und weniger Aggression.

Schulische und psychoedukative Ergebnisse

Zwölf Studien untersuchten schulische und psychoedukative Ergebnisse (z. B. Rechnen, Lesen, visuelles Planen, kognitive Funktionen und Sprache). Von diesen Studien wiesen sechs auf einige positive Ergebnisse hin, insbesondere, dass sich das Lesen durch den SI-Ansatz verbesserte, was auch beim Follow-up erhalten blieb; unklar ist jedoch, ob diese Wirkung größer war als bei alternierenden Interventionen. So fanden Level-I-Studien von M. White (1979) und Grimwood und Rutherford (1980) heraus, dass der SI-Ansatz das Lesen bei Kindern, die dabei zu versagen drohten und SI-Probleme hatten, signifikant verbesserte. Besonders das Lesen verbesserte sich von dysfunktional auf oder fast auf die Ebene von sich normal entwickelnden Kindern und Verbesserungen bei der Lesegenauigkeit hielten sich über eine Follow-up-Periode von zwei Jahren. Ähnliches fanden Carte und Kollegen 1984 in einer Level-I-Studie: Lesen, Rechnen und visuelle Performanz verbesserten sich bei einem entsprechenden Test sowohl beim SI-Ansatz als auch bei keiner Therapie. Sie meinten, dass die Verbesserungen an der Reifung gelegen haben könnten, berücksichtigten aber nicht die schwache Teststärke (Power) ihrer Studie durch den geringen Stichprobenumfang (Gruppen von 7–15). Andere Level-I-Studien (Humphries et al., 1990, 1993) fanden bei allen Gruppen keine signifikanten Verbesserungen bei einer Reihe von psychoedukativen Variablen, die höhere kognitive Funktionen, Sprache und schulische Fertigkeiten widerspiegeln, und Polatajko und Kollegen fanden 1991 heraus, dass beide, SI- und motorisch-perzeptiver Ansatz, bei Kindern mit Lernbeeinträchtigungen im Vergleich zur üblichen Norm mit signifikanten Verbesserungen beim Lesen, Rechnen und Schreiben zusammenhingen, und dass dies auch bei einem neunmonatigen Follow-up aufrechterhalten werden konnte. Es gab keinen signifikanten Unterschied zwischen SI- und motorisch-perzeptivem Ansatz, lediglich die Werte beim Rechnen wurden in der Gruppe mit SI-Ansatz beim Follow-up nach neun Monaten signifikant besser aufrechterhalten. In Level-II-Studien fand Ayres 1972 heraus, dass Intervention mit SI-Ansatz bei Kindern mit Lernbeeinträchtigungen zu signifikanten Verbesserungen beim Lesen und bei Fertigkeiten der gesprochenen Sprache führten im Vergleich zu einer hinsichtlich der Art und Schwere der sensorischen Integrationsprobleme gematchten Kontrollgruppe, die keine Therapie erhielt. Schroeder fand 1982 heraus, dass sich alle Gruppen nach Intervention mit einem SI-Ansatz, einem Lehrplan zu Perzeptionsfertigkeiten und einer Mischung aus beiden Ansätzen beim Lesen und in der Rechtschreibung ähnlich verbesserten. Hierbei ist anzumerken, dass Kinder, die den SI-Ansatz erhielten, sich stärker beim Rechnen verbesserten.

Betätigungsperformanz

Drei neuere Studien, eine mit Level-I und zwei mit Level-II, untersuchten Veränderungen bei individuell festgelegten Zielen, indem sie Veränderungen funktioneller Betätigungsperformanz maßen (z. B. Zielerreichungsskalen [goal attainment scaling z. B. GAS]) wie bessere Schlafmuster, mehr unterschiedliche Nahrungsmittel essen, verbesserte Fähigkeit, an Aktivitäten im Bereich Mahlzeiten und Hausaufgaben teilzunehmen, mit Verschlüssen zu hantieren oder zu schaukeln. Alle Studien zeigten signifikant Verbesserungen bei selbstgewählten Aufgaben und Aktivitäten, und es wurde von positiven Veränderungen bei der Aufgabenperformanz und der Zufriedenheit damit berichtet.

Level-I-Studien. L. J. Miller, Coll und Schoen berichteten 2007, dass Ergotherapie mit SI-Ansatz bei Kindern mit SI-Problemen zu einer signifikant stärkeren Verbesserung bei individuellen funktionellen Zielen führte als keine Behandlung und alternierende aktivitätsbasierte Intervention.

Level-III-Studien. Candler dokumentierte 2003 signifikante Verbesserung der Performanz und Zufriedenheit bei individuell von der Familie erstellten funktionellen Zielen durch ein integratives Sommerprogramm für Kinder mit sensorischen Modulationsproblemen. L. J. Miller, Schoen und Kollegen (2007) fanden ebenfalls signifikante Verbesserungen der funktionellen, von den Eltern entwickelten Ziele nach Ergotherapie mit SI-Ansatz bei diesen Kindern.

Level-IV-Studien. Roberts und Kollegen berichteten 2007 von Verbesserungen bei individuell erstellten funktionellen Verhaltens- und Aufmerksamkeitszielen bei Kindern mit Problemen bei der sensorischen Modulation.

Schlussfolgerungen und Implikationen für die Praxis

May-Benson und Koomar erstellten 2010 einen umfassenden Review von Originalstudien zum SI-Ansatz. Diese Evidenzsynthese weist darauf hin, dass der SI-Ansatz in den Bereichen sensomotorische Fertigkeiten und motorische Planung, Sozialisation, Aufmerksamkeit und Verhaltensregulation, Lesen und lesebezogene Fertigkeiten sowie individuell erstellte Ziele für die Studienteilnehmer zu positiven Ergebnissen führen kann. Verschiedene Ergebnisse waren in mehr als der Hälfte der betrachteten Studien besser als bei der Kontrollgruppe ohne Behandlung und gleich gut (aber nicht besser) als bei alternativen Behandlungen, einschließlich perzeptiv-motorisch-basierten Therapien und Lernbetreuung/schulisch-basierten Interventionen bezüglich einiger Ergebnisse bei einigen Studien. Nur der SI-Ansatz zeigte – wenn auch begrenzt – in den Studien des Reviews im Vergleich zu perzeptiv-motorischer Behandlung und Lernbetreuung eine nachhaltige Verbesserung nach der Intervention. Die Resultate spezieller Ergebnisse waren bei verschiedenen Studien unterschiedlich, und die Interventionseffekte variierten von klein bis groß. Neuere Studien zeigen positive Trends, die die Effektivität des SI-Ansatzes stützen, besonders wenn sie auf den Klienten angepasste Ziele messen. Insgesamt deutet dieser Review darauf hin, dass es trotz der geringen Teststärke (Power) der meisten Studien einen Trend zu positiver Evidenz gibt, die den SI-Ansatz stützt.

Weitere Forschung ist nötig, um die Beweiskraft dieser Ergebnisse zu stützen, einschließlich mehr qualitativer Studien, die Ergebnisse im Bereich Betätigungsperformanz und Teilhabe untersuchen, die von den Angehörigen des Klienten wertgeschätzt werden (Cohn & Cermak, 1998). Praktisch tätige Ergotherapeuten benötigen für die Interventionsplanung für individuelle Klienten Reviews von sowohl qualitativen als auch quantitativen Studienergebnissen und die Integration dieser Informationen mit der spezifischen Kenntnis der Bedürfnisse des Klienten, dem Konsens von Experten in diesem Bereich und professionellem Urteil. Ergotherapeuten, Forscher und Lehrpersonal können Klienten und ihren Angehörigen am besten helfen, wenn sie alle Evidenzlevel bei evidenzbasierter Praxis berücksichtigen.

4.4.2 Ergotherapeutische Interventionen mit einem anderen als dem SI-Ansatz

Ergotherapeuten können aus einer Vielzahl an Interventionsansätzen wählen, wenn sie mit Kindern und Jugendlichen mit SI-Herausforderungen arbeiten. Daher führten Polatajko und Cantin 2010 einen evidenzbasierten Review zu anderen ergotherapeutischen Interventionen als dem SI-Ansatz durch, die für diese Population geeignet sein könnten. SI-Herausforderungen tauchen bei vielen unterschiedlichen Diagnosen auf; daher wurden bei diesem Review Kinder mit Störungen der sensorischen Integration, Lernbeeinträchtigungen, Aufmerksamkeit-Defizit-Hyperaktivitätsstörung (ADHS), Entwicklungsverzögerung, tiefgreifende Entwicklungsstörung (Pervasive Developmental Disorder, PDD) und Developmental Coordination Disorder (DCD), einer Einschränkung in der Entwicklung der motorischen Koordination, eingeschlossen. Sie betrachteten 20 Artikel, 3 zur Effektivität von Beratung, 13 zur Effektivität direkter Behandlung und 4 Review Artikel (d.h. systematische Reviews und Meta-Analysen). Details zu den einzelnen Studien finden sich in Anhang E.

Beratung

Die drei Studien zu Beratung als Interventionsstrategie waren positiv, sie deuten darauf hin, dass Beratung ein effektives Dienstleistungsmodell für Kinder mit SI-Herausforderungen ist (Dunn, 1990 [Level-IV]; Kemmis & Dunn, 1996 [Level-III]; Sugden & Chambers, 2003 [Level-II]). Obwohl Polatajko und Cantin (2010) bemerkten, dass aufgrund der wenigen Teilnehmer und des schwachen Studiendesigns keine beweiskräftigen Empfehlungen abgeleitet werden konnten, schlussfolgerten sie, dass die Ergebnisse der Studien, die einen Beratungsansatz nutzten, „besonders vielversprechend“ seien.

Direkte Behandlung

Dreizehn Artikel überprüften direkte Intervention, sie wurden von den Autoren des Reviews (Polatajko & Cantin, 2010) in vier Kategorien unterteilt: sensorisch-basierte, sensomotorische, direktes Lehren von Fertigkeiten und kognitivbasierte Ansätze (siehe Polatajko & Cantin, 2010, zu Details über die Arten von Interventionen in diesen Kategorien).

Sensorisch-basiert: Drei Artikel untersuchten sensorisch-basierte Ansätze: das Tragen einer beschwerten Weste (Fertel-Daly, Bedell & Hinojosa, 2001 [Level-IV]; VandenBerg, 2001 [Level-IV]) und die Anwendung sensorischer Diät, kombiniert mit therapeutischem Zuhören (Hall & Case-Smith, 2007 [Level-III]). Beide Einzelfallstudien, die die Auswirkungen des Tragens einer beschwerten Weste überprüften, zeigten verbessertes Aufgabenverhalten bei Kindern mit PDD (Fertel-Daly et al., 2001) und ADHS (Vandenberg, 2001). Aber aufgrund der Studiendesigns war es nicht möglich festzustellen, ob die beschwerte Weste oder andere Faktoren die positiven Ergebnisse bewirkten (Polatajko & Cantin, 2010). Bei einer Studie zu einer Gruppe mit Pretest-Posttest Design ermöglichte ein Programm für Kinder mit ADHS mit einer Kombination von sensorischer Diät und therapeutischem Zuhören erheblich verbessertes Verhalten; dennoch berichteten die Autoren von unterschiedlichen Resultaten bezüglich der Ergebnismessungen (Hall & Case-Smith, 2007). Kinder, die klang-basierte Intervention und sensorische Diät erhielten, zeigten Verbesserungen in sensorisch-bezogenem Verhalten (weniger Temperamentsausbrüche, reduzierte Hyperaktivität), verbesserten sich aber überhaupt nicht visuo-motorisch oder bei Messungen der Handschrift. Es wurden keine Studien, die den Einschlusskriterien entsprachen, zu Wilbargers Tiefendruck und Propriozeptiver Technik gefunden. Aufgrund der Heterogenität der Studien in Bezug auf die Art sowohl der untersuchten Kinder als auch der verwendeten Interventionen ist es schwierig, zu beweiskräftigen Empfehlungen bezüglich der Effektivität des SI-Ansatzes zu kommen. Einige Ergebnisse waren positiv, andere jedoch nicht.

Sensomotorisch. Fünf Studien beschäftigten sich mit der Effektivität sensomotorischer Interventionen, einschließlich einer Kombination von SI-Techniken, sensorischen Diäten und therapeutischem Reiten (Candler, 2003, [Level-III]), Bewegungstherapie (Hartshorn et al., 2001 [Level-I]), therapeutischen Sitzbällen (Schilling & Schwartz, 2004 [Level-IV]), Physiotherapie (Chia & Chua, 2002 [Level-I]) und schulenden Kinesiologie-Techniken (Inder & Sullivan, 2005 [Level-IV]). Die verschiedenen Designs und Ergebnismessungen der Studien machen es schwierig, zu Schlussfolgerungen über die Effektivität sensomotorischer Interventionen zu gelangen. Dennoch berichteten alle fünf Studien von positiven Ergebnissen der Intervention im Verhalten, was darauf hindeutet, dass sensomotorische Interventionen für Kinder mit SI-Herausforderungen vielversprechend sind.

Direktes Lehren von Fertigkeiten. Dieser Ansatz wurde in zwei randomisierten kontrollierten Studien mit jeweils drei Gruppen untersucht. Hodge, Murata und Porrettas Level-I-Studie (1999) betrachtete motorische Fertigkeiten bei Kindern mit Lern- und Aufmerksamkeitsproblemen unter drei Bedingungen: Die eine Gruppe erhielt mentale Vorbereitung (mental preparation, MP) mit einer Übungszeit für bildliche Vorstellung und verbale Anweisungen nach einer Demonstration der angestrebten motorischen Fertigkeit vor dem motorischen Performanz-Test. Die andere Gruppe erhielt eine aufgabenspezifische Aufwärmzeit mit Übungen zu den angestrebten Fertigkeiten vor dem Test. Die Kontrollgruppe führte vor dem motorischen Fertigkeitstest keine Aktivitäten durch. Die MP-Gruppe schnitt signifikant besser beim zielgenauen Werfen ab als die beiden anderen Gruppen. Sonst gab es bei der motorischen Performanz keine weiteren signifikanten Unterschiede zwischen den Gruppen. P.H. Wilson, Thomas und Maruffs Level-I-Studie (2002) untersuchte motorische Performanz bei Kindern mit motorischen Koordinationseinschränkungen unter drei Bedingungen. Eine Gruppe erhielt Techniken zur bildlichen Vorstellung motorischer Abläufe mit visueller bildlicher Vorstellung, visueller Modellierung motorischer Fertigkeiten, mentale Übungen mit Training. Eine zweite Gruppe erhielt ein perzeptiv-motorisches Programm mit grob-, fein- und perzeptiv-motorischen Aktivitäten. Die Kontrollgruppe erhielt keine Intervention. Die beiden Gruppen mit den Techniken zur bildlichen Vorstellung motorischer Abläufe und perzeptiv-motorischen Interventionen zeigten Verbesserungen der motorischen Performanz sowie sonstige Performanz, die besser war als die in der Kontrollgruppe. Obwohl in beiden Studien Verbesserungen erreicht wurden, verhinderten Einschränkungen wie die Anzahl der Studien und die Heterogenität der Populationen und die untersuchten Interventionen abschließende Empfehlungen (Polatajko & Cantin, 2010).

Kognitiv-basiert. In drei Artikeln wurden vier Studien beschrieben (in einem wurde über zwei Studien berichtet), die die Anwendung eines kognitiv-basierten Ansatzes untersuchten, das „Cognitive Orientation to Daily Occupational Performance“ (CO-OP) für Kinder mit DCD (Martini & Polatajko, 1998; L.T. Miller, Polatajko, Missiuna, Mandich & Macnab, 2001; Polatajko et al., 2001). Diese Studien enthielten eine randomisierte kontrollierte Studie (Level-I), mehrere Einzelfallstudien (Level-IV) und eine retrospektive Studie von Patientendaten (Level-IV). Insgesamt ergaben die Studien Evidenz für die Effektivität des kognitiv-basierten Ansatzes für Kinder, CO-OP, mit DCD. Einschränkungen beinhalten jedoch die begrenzte Generalisierbarkeit der Fallstudien, das Fehlen einer Kontrollgruppe bei der rückblickenden Studie von Patientendaten und eine relativ kleine Stichprobe bei der randomisierten kontrollierten Studie (Polatajko & Cantin, 2010). Die Autoren folgerten, dass dieser Ansatz zwar vielversprechend ist, aber weitere Forschung benötigt wird.

Review-Artikel

Sensorisch-basierte und sensomotorische Ansätze. Zwei systematische Reviews untersuchten die Effektivität sensorisch-basierter und sensomotorischer Interventionen für Kinder mit Autismus. Baranek (2002) betrachtete 29 Studien, die verschiedene Interventionen wie SI-ähnliche Ansätze, sensorische Stimulationstechniken, auditives Integrationstraining, visuelle Therapien, sensomotorische Handling-Techniken und physische Übungen untersuchten. Die Resultate waren unterschiedlich: mehrere Studien hatten aber auch positive Ergebnisse (Baranek, 2002). Leider schränken methodologische Einschränkungen beweiskräftige Empfehlungen und die Generalisierbarkeit ein (Baranek, 2002). Sinha, Silove, Wheeler und Williams betrachteten 2006 randomisierte kontrollierte Studien zur Effektivität von Klangtherapie bei Autismus. Die Resultate der sechs Studien, die den Einschlusskriterien entsprachen, waren unterschiedlich: drei Studien berichteten von Verbesserungen und drei Studien konnten keine positiven Effekte aufzeigen, daher konnten keine Schlussfolgerungen zu diesem Ansatz gezogen werden.

Perzeptiv-motorische Interventionen: Eine Meta-Analyse wurde zu perzeptiv-motorischen Interventionen bei einer Vielzahl von Kindern mit Lernproblemen durchgeführt (Kavale & Mattson, 1983). Die Resultate der 180 Studien, die den Einschlusskriterien entsprachen, zeigten, dass die Effektgröße für perzeptiv-motorische Interventionen nicht besser war als bei keiner Intervention. Nolan sah 2004 alle 180 von Kavale und Mattson betrachteten Artikel noch einmal durch und fand schwerwiegende methodologische Fehler bei der Studienauswahl, der Vollständigkeit der Daten und der Analyse der Ergebnisse. Daraufhin hinterfragte Nolan die nachdrückliche Behauptung von Kavale und Mattson, dass perzeptiv-motorisches Training keine effektive Intervention sei.

Eine letzte Studie, die einen systematischen Review und eine Meta-Analyse zur Effektivität von verschiedenen Interventionen für Kinder mit DCD kombinierte, enthielt 21 Studien im systematischen Review und 13 in der Meta-Analyse (Pless & Carlsson, 2000). Pless und Carlsson teilten die Studien nach der Interpretation der jeweiligen theoretischen Interventionsgrundlagen in drei Kategorien ein: allgemeine Fähigkeiten, sensorische Integration und spezielle Fertigkeiten. Alle Kategorien hatten positive Auswirkungen, die größten bei Interventionen zu speziellen Fertigkeiten, gefolgt von denen zu allgemeinen Fähigkeiten und zu sensorischer Integration. Die Autoren zogen den Schluss, dass die Resultate die Anwendung von Ansätzen zu speziellen Fertigkeiten bei der Behandlung von Kindern mit DCD stützen (Pless & Carlsson, 2000).

Schlussfolgerungen und Implikationen für die Praxis

Aufgrund der großen Heterogenität der durchgesehenen Artikel, sowohl bezüglich der Unterschiedlichkeit der Populationen (9) als auch der der Interventionen (10), konnten Polatajko und Cantin (2010) keine allgemeinen Schlüsse für Ergotherapeuten ziehen, welche Interventionen für Kinder und Jugendliche mit SI-Herausforderungen am wirksamsten sind. Trotz der Heterogenität, die sich durch dieses Forschungsgebiet zieht, sagten Polatajko und Cantin, dass aufgrund der Artikel das Dienstleistungsmodell der Beratung bei dieser Population besonders vielversprechend sei. Die Ergebnisse des direkten Service-Modells waren unterschiedlicher, wobei einige Interventionen positive Ergebnisse brachten und andere gemischte. Polatajko und Cantin unterteilten die Interventionen in sensorisch-basierte, sensomotorische und kognitiv-basierte Ansätze sowie direktes Fertigkeitstraining. Einige Studien in allen vier Kategorien erbrachten einige positive Ergebnisse. Abhängig von der Intervention, der Population und der Messinstrumente waren viele Ergebnisse jedoch unterschiedlich, was bedeutet, dass nur bei einigen Ergebnissen positive Effekte festgestellt werden konnten. Als Endergebnis ihres Reviews stellten die Autoren fest, dass die Effektivität des sensorisch-basierten und des sensomotorischen Ansatzes nicht eindeutig gestützt werden kann, dass aber direktes Fertigkeitstraining und kognitiv-basierte Ansätze sehr vielversprechend sind. Allerdings könnten diese auf Kinder mit normaler Intelligenz und motorischer Koordination begrenzt sein.

Das Problem der Heterogenität in diesem Forschungsbereich betont den dringenden Bedarf an Studien mit gut durchdachtem Design zur Effektivität genauer Interventionen bei sorgfältig definierter homogener Population. Studien sollten ein Design haben, das einen starken Zusammenhang zwischen spezieller Intervention und Ergebnis bietet. Studien, deren Ergebnisse sich auf Teilhabe an Alltagsaktivitäten beziehen, sind unerlässlich, um Interventionen zu finden, die sich positiv auf Kinder und Jugendliche mit SI-Herausforderungen auswirken.

5 Grundlagen der Ergotherapie für Kinder und Jugendliche mit SI-Herausforderungen

In ihrer wegweisenden Arbeit stellte A. J. Ayres, Ergotherapeutin, pädagogische Psychologin und Forscherin, die These auf, dass sensorische Informationen, wie sie vom Nervensystem verarbeitet und verwendet werden, das Verhalten und Lernen beeinflussen (Ayres, 1972b). Ayres betonte, wie wichtig der Beitrag von Sinneseindrücken für die Entwicklung des Selbst-Konzepts und des Konzepts der Umwelt einer Person sind. Sie benannte die fünf grundlegenden Sinne – Geschmack, Berührung, Sicht, Geruch und Gehör – hob aber die besondere Wichtigkeit der körperzentrierten Sinne der Propriozeption und des vestibulären Inputs für die Entwicklung des Körperschemas einer Person hervor. Ebenso betonte sie die Wichtigkeit dessen, was sie *Interozeption* nannte – diejenigen Sinneseindrücke, die aus dem Körper kommen, und die Art und Weise, wie solche Eindrücke mit denen, die von außen kommen (*Exterozeption*), interagieren. Sie fasste die Interaktion von Interozeption, Propriozeption und Exterozeption als wesentlich für den Menschen, um sinnvoll und zweckmäßig mit der Welt zu interagieren, in Begriffe (Smith Roley, 2006b).

Ayres stellte die Hypothese auf, dass es eine Verbindung zwischen Sinneseindrücken und Verhalten gibt, bei der das neurologische Verarbeiten der Sinneseindrücke die Funktionsfähigkeit unterstützen oder behindern kann (Bundy et al., 2002). Sie stellte außerdem die These auf, dass aufgrund dieser Gehirn-Verhaltensbeziehung Sinneseindrücke strategisch als Intervention verwendet werden können, um Funktionen des Nervensystems, und damit schlussendlich auch Verhalten und Lernen, zu beeinflussen (Ayres, 1972b). Als Teil von Ayres' erster Beschreibung von SI-Intervention entstanden die folgenden drei Hauptgrundsätze ihrer Theorie:

- Lernen hängt von der Fähigkeit ab, Sinneseindrücke aus Bewegung und Umwelt aufzunehmen und zu verarbeiten und sie zum Planen und Strukturieren von Verhalten zu nutzen.
- Personen mit einer verringerten Fähigkeit, Sinneseindrücke zu verarbeiten, können auch beeinträchtigt sein, angemessen zu agieren, was wiederum Lernen und Verhalten beeinträchtigen kann.
- Verstärkte Sinneseindrücke, als Teil bedeutungsvoller Aktivitäten, aus denen sich angepasste Interaktion ergibt, steigern die Fähigkeit, Sinneseindrücke zu verarbeiten, und verbessern so Lernen und Verhalten (übersetzt nach Bundy & Murray, 2002; S. 5).

Diese Grundsätze spiegeln die vorhersagbare Beziehung zwischen Hirnfunktion und zielgerichtetem Verhalten wieder. Mit der in den letzten Dekaden beachtlichen Weiterentwicklung des Wissens innerhalb der Neurowissenschaft ist es notwendig, die neurowissenschaftliche Literatur für die Validierung und weitere Verfeinerung der derzeitigen Grundsätze wieder aufzugreifen. Der nächste Abschnitt fasst den systematischen Review neurowissenschaftlicher Literatur von 1996 bis 2008 zusammen (Lane & Schaaf, 2010). Der Review befasst sich mit der Frage, welche neurowissenschaftliche Evidenz es dafür gibt, dass Ergotherapie mit sensorisch integrativem Bezugsrahmen bei Kindern und Jugendlichen effektiv ist.

5.1 Review der neurowissenschaftlichen Literatur

Level-I-Studien. Zu Level-I-Studien (Kempermann & Gage, 1999; Rosenzweig & Bennett, 1972; Rosenzweig et al., 1969; Stoeckel, Pollok, Schnitzler, Witte, & Seitz, 2004) gehören auch Experimente, die eine randomisierte kontrollierte Methode verwenden. Die meisten Studien, hauptsächlich mit Tiermodellen, überprüften die Auswirkungen einer angereicherten Umwelt auf die Hirnstruktur. Die Ergebnisse zeigen, dass eine Anreicherung der Umwelt die Hirnstrukturen bei Tieren positiv beeinflusst. Speziell die Verzweigungen der Dendriten und Anzahl der Synapsen stiegen an und spiegelten vermehrte neuronale Interaktion und Komplexität der sensorischen und motorischen Verarbeitung wieder. Diese Ergebnisse stützen indirekt mindestens eine theoretische Prämisse der Ergotherapie mit SI-Ansatz: Umwelt, die reich an geeigneten sensorischen und motorischen Möglichkeiten ist, fördert neuronale Veränderungen. Von besonderem Interesse ist, dass die Literatur zeigt, dass aktives Erkunden (Exploration) eine notwendige Komponente für die beschriebenen Hirnveränderungen ist. Dieses Ergebnis stützt eine weitere zentrale Prämisse der Ergotherapie mit dem SI-Ansatz: dass aktive Beteiligung (des Kindes) notwendig ist, um die Integration sensorischer Informationen zu fördern.

Schließlich zeigten diese Untersuchungen, dass Gegenstände in der Umwelt unterschiedlich sein sollten und dass das Ausgesetztsein mindestens eine Stunde täglich mehrere Wochen lang erforderlich ist. Dieses Ergebnis bietet einige grundlegende wissenschaftliche Daten für weitere Studien bezüglich der optimalen Länge und Frequenz von Interventionen (auch als *dosage,* Dosierung, bezeichnet). Da aber in vielen Studien keine Messungen des Verhaltens enthalten waren, können keine direkten Rückschlüsse auf Zusammenhänge zwischen Hirnveränderungen und Verhaltensänderungen gezogen werden. Des Weiteren wurden alle Studien zu einer angereicherten Umwelt mit Tiermodellen durchgeführt, und um von Tieren auf Menschen schließen zu können, ist es ein langer Weg, auch bei den Grundlagen sensorischer und motorischer Verarbeitung. Der vorliegende Review untersuchte Humanstudien, die den Nutzen aus der Bereitstellung spezieller sensorischer Inputs zogen und Veränderungen des motorischen Outputs überprüften. Zu beachten ist, dass Lacourse, Turner, Randolph-Orr, Schandler und Cohen (2004) menschliche Teilnehmer untersuchten und herausfanden, dass sich Veränderungen im Nervensystem durch sensomotorisches Üben ergaben, dass also das menschliche Gehirn das Potenzial hat, sich auf sensorischen und motorischen Input hin zu verändern. Für weitere detaillierte Informationen zu den Studien siehe Anhang E.

Level-II-Studien. Level-II-Studien schlossen nichtrandomisierte Zwei-Gruppen-Untersuchungen mit Designs wie Kohorten- und Fallkontrollstudien ein. Es gab neun Studien mit menschlichen Teilnehmern, zwei mit Primaten und 16 mit anderen Tieren (hauptsächlich mit Nager- und einigen Primaten-Modellen). Die Studien nutzten verschiedene Methoden zur Überprüfung der Ergebnisse sensorischen Inputs: einige verwendeten angereicherte Erfahrungen und andere untersuchten sensorische Abweichungen durch angeborene oder erworbene Läsionen wie Taub- oder Blindheit. Insgesamt boten die Level-II-Studien Evidenz für die Neuroplastizität des Zentralnervensystems als Reaktion auf sensorischen Input. Die Tierdaten stützten stark, dass abweichender oder erweiterter sensorischer Input die Art und Weise verändert, wie das Nervensystem Information verarbeitet (Bennett et al., 1964; Gordon & Stryker, 1996; Moses, Martin, Houck, Ilmoniemi & Tesche, 2005; Recanzone, Schreiner & Merzenich, 1993). Die Mechanismen für diese Veränderungen umfassten vermehrte Dendritenverzweigung (Volkmar & Greenough, 1972), histologische Veränderungen (der Zellstrukturen und -funktionen; Volkmar & Greenough, 1972), anatomische Veränderungen (der sensorischen und motorischen Pläne oder Reorganisation der Hirnregionen; Gordon & Stryker, 1996; Merzenich, Recanzone, Jenkins & Grajski, 1990; Recanzone et al., 1993; Wu, van Gelderen, Hanakawa, Yaseen & Cohen, 2005), Veränderungen der Zellaktivierungsmuster (Bennett et al., 1964; Recanzone et al., 1993) und in neuester Zeit zeigten Gómez-Pinilla, Ying, Roy, Molteni und Edgerton (2002), dass Neuroplastizität auch durch erhöhte Genexpression durch spezielle Hirnproteine und -enzyme geschieht, einschließlich eines vom Gehirn stammenden neurotrophen Faktors.

Wie auch bei den Level-I-Studien stützten Tierstudien mit Level-II übereinstimmend die Neuroplastizität als Reaktion auf angereicherte Bedingungen wie Gelegenheiten zu sensorischen und motorischen Aktivitäten und sozialer Interaktion (Bennett, Rosenzweig, Diamond, Morimoto & Hebert, 1974; J. Brown et al., 2003; Kempermann, Kuhn & Gage, 1998). Neuroplastizität wurde beim visuellen und auditiven System beobachtet (Moses et al., 2005; Recanzone et al., 1993). Neuroplastische Veränderungen wurden auch im somatosensorischen Kortex dokumentiert, aber weniger einheitlich (Merzenich et al., 1990; Wu et al., 2005). Die dokumentierten Veränderungen geschehen nicht unbedingt im gesamten Nervensystem, sondern könnten eher spezifisch in bestimmten Bereichen des ZNS auftreten – der Hippocampus ist einer dieser Bereiche (Kempermann et al., 1998).

Die gleichen Konzepte werden auch durch Humanstudien gestützt, aber die Werte sind nicht so aussagekräftig aufgrund der begrenzten Möglichkeiten, das Gewebe des menschlichen Gehirns und seine Arbeitsweise zu untersuchen (Bach-y-Rita, 2004; Mercado, Bao, Orduña, Gluck & Merzenich, 2001). Aber die Humanstudien zeigen, dass:

- das auditive System Plastizität sowohl bei der Verarbeitung (Aktivierungsmuster) als auch in der kortikalen Repräsentation als Reaktion auf auditiven Input zeigt (Bangert & Altenmüller, 2003; Doucet et al., 2005; Moses et al., 2005)
- das Gehirn die Reize entweder durch Training (z. B. Klavier spielen) oder angereicherte Bedingungen anders verarbeitet (Röder, Rösler & Neville, 2000)
- das Verarbeiten sensorischer Reize dynamisch und flexibel, aber auch aufgabenspezifisch ist; das heißt, dass die sensorischen Systeme, die während einer Aufgabe verwendet werden, flexibel, aber die aktivierten Verarbeitungssysteme von der Aufgabe abhängig sind (Russo, Nicol, Zecker, Hayes & Kraus, 2005).

Weitere Humanstudien zeigten Plastizität der menschlichen sensorischen Systeme. Zum Beispiel zeigten Teilnehmer, die blind waren, eine Reorganisation des auditiven Systems, dergestalt, dass sie effizienter auditive Hinweise verarbeiteten (Doucet et al., 2005). Sober und Sabes zeigten 2005, dass die Verwendung sensorischer Hinweise dynamisch, flexibel und abhängig von der Verfügbarkeit eines sensorischen Systems war. So konnten Teilnehmer beispielsweise leicht das Ausmaß, in dem sie sich auf ihr Sehen oder ihre Propriozeption verlassen, verlagern, je nachdem welcher Reiz nach etwas zu greifen während der Aufgabe vorhanden war.

Level-II-Humanstudien bestätigten die Ergebnisse bezüglich des neuroplastischen Effekts von angereicherten Bedingungen, den die Level-I- und Level-II-Tierstudien gezeigt hatten, und lieferten interessante Informationen zu menschlicher sensorischer Verarbeitung. Diese Studien zeigten, dass Defizite in einer sensorischen Modalität zu Veränderungen führen, wie das Gehirn Informationen in anderen Modalitäten verarbeitet (Doucet et al., 2005) und dass ein normal entwickeltes Nervensystem sich an verschiedene Arten sensorischer Information anpassen kann, die in der Umwelt vorhanden sind, um eine Aufgabe zu erledigen (Sober & Sabes, 2005). Dieser letzte Punkt stützt außerdem die Annahme der SI-Theorie, dass eine erfolgreiche Umweltinteraktion das Verarbeiten und Integrieren sensorischer Informationen fördert. In der Studie von Sober & Sabes hing der Erfolg von der Fähigkeit der Person ab, visuelle und propriozeptive Strategien zu mischen. Bei beiden Studien waren die Teilnehmer Erwachsene und es ist wichtig, sich darüber im Klaren zu sein, dass reife Nervensysteme Informationen anders verarbeiten können als sich entwickelnde.

Studien der Level-III, -IV und -V. Studien mit Level-III können als Studien mit einer einzelnen, nicht-randomisierten Gruppe, die mit Level-IV als Einzelfallstudien und Fallserien und die mit Level-V als Fallberichte/Expertenmeinungen bezeichnet werden. Die hier betrachteten Studien reichen über die Jahre 1967 bis 2005 und schlossen Humanstudien ebenso ein wie solche an Affen, Katzen und Ratten. Frühe Studien des visuellen Kortex bei Tiermodellen zeigten, dass die sensorischen Systeme eine angeborene, vorbestimmte Organisation hatten, aber dass deren vollständige Funktionsfähigkeit von sensorischem Input und Erfahrungen abhing (Wiesel & Hubel, 1965, 1974). Läsionen führten zu reaktiven morphologischen und physiologischen Veränderungen der sensorischen Systeme, was darauf schließen lässt, dass das Gehirn sich reorganisiert, wenn ihm spezifischer sensorischer Input vorenthalten wird. Klassische Studien wie die von Wiesel und Hubel (1964) zeigten auch, dass es entscheidende Zeiträume für die Entwicklung und Wiederherstellung der Funktion nach einer Läsion gab und dass die Funktion nach längerer Deprivation oder Läsion nicht in jedem Fall zurückkehrte. So scheinen also die Zeit und der kritische Zeitpunkt begrenzende Faktoren für das Ausmaß der Plastizität bei Organisation und Funktion zu sein.

Reaktive Plastizität, von Sober und Sabes 2005 in Bezug auf Verhalten dokumentiert und schon früher beschrieben, wurde für die Organisation des menschlichen somatosensorischen Kortex ermittelt (Schaefer, Heinze & Rotte, 2005; Wu et al., 2005). Für diese Hirnregion wurde gezeigt, dass sie sich insofern dynamisch an die Erfordernisse einer Aufgabe anpasst, als dass sensorischer Input während der Aufgabe zu Veränderungen der taktilen Unterscheidungsfähigkeit/Diskrimination führte. So fanden zum Beispiel Schaefer und Kollegen (2005) eine deutlichere somatosensorische kortikale Darstellung mit größerem Abstand der Finger, wenn der erste und fünfte Finger während einer feinmotorischen/kognitiven Aufgabe stimuliert wurden, als wenn die Teilnehmer „in Ruhestellung" waren. Die Plastizität war hochgradig aufgabenabhängig und dynamisch insofern, als dass Veränderungen während der Ausführung der Aufgabe sichtbar wurden. Diese Forscher schlossen daraus, dass Veränderungen des somatosensorischen Kortex dynamisch und aufgabenspezifisch sind. Des Weiteren deutete die Tatsache, dass die Veränderungen bei

Aufgaben, die kognitives Verarbeiten erforderten, größer waren, darauf hin, dass dynamische Plastizität durch Aktivierung des frontalen und präfrontalen Kortex gefördert werden kann.

Die Integration des visuellen und des auditiven Inputs wurde von Moses und Kollegen (2005) untersucht, indem sie visuelle und auditive Reize koppelten und die Aktivierung in erwarteten Hirnregionen beobachteten. Daraus resultierte die Präsentation eines einzigen visuellen Reizes in bestimmten Reaktionen des auditiven Kortex, was darauf hindeutete, dass die Präsentation sensorischer Information *einer* Modalität eine Hirnaktivität im primären Kortex einer anderen sensorischen Modalität bewirken kann, sofern die Reize vorher paarweise aneinandergekoppelt wurden. Weil unsere Welt nie auf nur einem Kanal sensorische Inputs bietet, ist das Koppeln von Sinneseindrücken die Regel, nicht die Ausnahme. Diese Regel ist eine Grundlage der Ergotherapie mit dem SI-Ansatz, bei dem beabsichtigt wird, Sinneseindrücke sinnvoll so zu koppeln, dass Input bei einer sensorischen Modalität verwendet werden kann, um die Verarbeitung bei einer anderen Modalität zu beeinflussen. Da Moses' Studie sich speziell auf das visuelle und auditive System bezog, muss die Übertragung auf andere sensorische Systeme mit Vorsicht ausgeführt werden. You und Kollegen (2005) beobachteten, dass Training, entweder in tatsächlicher oder virtueller Realität, zur Reorganisation kortikaler Regionen führte, die mit Performanzveränderungen einhergingen, was wiederum für eine Rolle des Feedbacks sprach, entweder direktes sensorisches Feedback oder virtuelles.

Zusammen deuten die Ergebnisse darauf hin, dass Neuroplastizität dynamisch ist und dass die sensorischen Systeme interagieren, so dass das Koppeln der Präsentation mehrerer Modalitäten das neuronale Verarbeiten in der nachfolgenden Präsentation einer einzelnen Modalität beeinflusst. Verwendete sensorische Strategien sind üblicherweise aufgaben- oder erfahrungsspezifisch, und SI-Strategien können mit dem Stadium der motorischen Performanz verbunden werden. Insgesamt stützen diese Ergebnisse die Grundsätze der SI-Theorie von Ayres (1972b).

5.2 Zusammenfassung und Schlussfolgerungen aus der neurowissenschaftlichen Evidenz

Als erstes ist zu wiederholen, dass viele der hier betrachteten Untersuchungen an Tieren stattgefunden haben und dass es bei den Untersuchungen mit Menschen normalerweise um Erwachsene ging. Diese beiden Tatsachen beschränken die Anwendung der Ergebnisse auf Ergotherapie mit dem SI-Ansatz bei Kindern. Dennoch können interessante Parallelen zwischen diesen basiswissenschaftlichen Studien und Ayres' SI-Theorie (1972b) gezogen werden. Erstens bieten die Studien zu einer angereicherten Umwelt (z.B. Bennett et al., 1974, 1996; Diamond, Rosenzweig, Bennett, Lindner & Lyon, 1972; Rosenzweig et al., 1969) frühe Evidenz dafür, dass Neuroplastizität möglich ist und dass sich die Umwelt auf neurale Strukturen und Funktionen auswirkt. Dieses Ergebnis hat enorme Implikationen für die Ergotherapie im Allgemeinen und speziell für Ergotherapie mit einem SI-Ansatz.

Aufbauend auf diesen klassischen Studien dokumentierten Untersuchungen von speziellen sensorischen Interventionen Veränderungen der Funktion, der Organisation und der Struktur des Zentralnervensystems nach sensorischer Beeinflussung. So steht kaum in Frage, dass das Nervensystem plastisch ist und dass sensorischer Input eine wichtige Mittlerrolle für diese Plastizität spielt. Motorische Aktivität und Interesse an der Aufgabe scheinen ebenfalls Wichtiges beizutragen, und aktive Teilnahme wird als die Effekte verstärkend angesehen. Des Weiteren zeigten die Studien des Reviews, dass neuroplastische Veränderungen entwicklungsbedingt, dynamisch (reaktiv) und aufgabenspezifisch sind. In dieser Hinsicht stützen diese Daten indirekt die Anwendung von Ergotherapie mit dem SI-Ansatz, die auf der Voraussetzung aufbaut, dass aktive Teilnahme an bedeutsamen sensomotorischen Aktivitäten mit dem gerade richtigen Schwierigkeitsgrad und in einer spielerischen und bedeutsamen Umwelt sich positiv (durch die Neuroplastizität) auf das Verarbeiten im Nervensystem auswirkt (Ayres, 1972b). Darüber hinaus vermitteln uns die betrachteten Studien, dass multi-sensorische Integration aufgabenspezifisch oder abhängig von der Komplexität der Aufgabe sein kann. Diese Erkenntnis muss bei der Erbringung von Ergotherapie mit dem SI-Ansatz berücksichtigt werden.

Auf Ergotherapie mit dem SI-Ansatz angewendet lautet die Botschaft, dass Aufgaben, die mehr als ein einzelnes sensorisches Verarbeitungssystem ansprechen sollen, dies auf natürliche Art und Weise tun müssen, wenn Integration stattfinden soll. Wenn wir zum Beispiel hoffen, propriozeptive und visuelle Inputs zu integrieren, dann hätte das Schwingen am Trapez über einem Polsterkissen und das Ansteuern eines Kissenstapels als Punkt, an dem man sich fallenlässt, das Potential, integrativ zu sein. Diese Aktivität kombiniert Propriozeption (Muskelkontraktion beim Hängen und Beugen des Rumpfes, um das Polsterkissen nicht zu berühren), vestibulären (Schwingen/lineare Bewegung) und visuellen (Erkennen des Ziels) Input auf natürliche und hoch motivierende Weise. Umgekehrt würde passiver Input (z. B. passives Drehen, passives Berühren) nicht denselben Angebotscharakter für Integration schaffen.

5.3 Sensorische Funktion und Dysfunktion

Ayres' Arbeit bietet Ergotherapeuten ein Modell, mit dem sie den Beitrag von Sinneseindrücken zur Entwicklung verstehen können, Assessmentinstrumente, um menschliches Verhalten zu verstehen, eine Theorie zum Interpretieren von Assessmentergebnissen und Interventionstechniken, um ermittelte Herausforderungen bei der Performanz zu behandeln. Der nächste Abschnitt bietet Hintergrundinformationen zum Einfluss sensorischer Funktionen auf die normale Entwicklung. Daran schließen sich Abschnitte an, die Ayres' Konzeptualisierung von sensorisch integrativer Funktion, sensorisch integrativer Dysfunktion und Interventionsansätzen beschreiben.

5.3.1 Entwicklung sensorischer Funktionen

Die Entwicklung und Integration sensorischer Funktionen schreitet während der Säuglings- und Kleinkindphase schnell voran, es gibt Nachweise darüber, dass einige sensorische Systeme bereits im Uterus funktionieren. Sensorische Integration beginnt in der vorgeburtlichen Zeit mit ausweichenden Reaktionen auf Berührung, die bereits mit fünfeinhalb Wochen auftreten, und propriozeptiven Funktionen, die mit neun Wochen entstehen (Salihagic-Kadic, Kurjak, Medic, Adonotopo & Azumendi, 2005). Studien entdeckten auch, dass die auditive Verarbeitung mit ungefähr 25 Wochen beginnt (Graven & Browne, 2008a) und dass visuelle Reaktionen auf Licht mit 34 Wochen beständig sind (Graven & Browne, 2008b). Das vestibuläre System reift als erstes und ist bei der Geburt voll funktionsfähig (Maurer & Maurer, 1988). In der neonatalen Periode werden das taktile, olfaktorische und vestibuläre System für die Entwicklung der Bindung zwischen Kind und Versorger genutzt sowie für Zustandsregulation und Nahrungsaufnahme. Vestibuläre propriozeptive Funktionen werden deutlich, wenn das Kind anfängt, den Kopf gegen die Schwerkraft zu heben und seinen Körper an den des Versorgers zu schmiegen (Parham & Mailloux, 2010; Spitzer & Roley, 2001). Kontinuierliches Wachstum und Entwicklung des Nervensystems leiten zu taktil-visueller Integration, wenn das Kind die Hände zur Mittellinie bringt, zu vestibulär-propriozeptiver Integration, die mit der beginnenden Fähigkeit, eine aufrechte Position gegen die Schwerkraft zu halten, deutlich wird und zum Auftreten der Praxie, wenn das Kind die Auge-Hand-Bewegungen koordiniert. In der zweiten Hälfte des ersten Lebensjahres helfen visuelle, vestibuläre und propriozeptive Inputs dem Kind, kriechen, krabbeln und sich zum Stand hochziehen zu lernen (Ayres, 1979). Das taktile System trägt zur Entwicklung der Handfertigkeiten bei, und das auditive und visuelle System interagieren, wenn das Kind Gesten mit beginnender Sprache kombiniert.

Integration und Verwendung sensorischer Informationen als Grundlage der Interaktion mit der Umwelt setzen sich während der gesamten frühen Kindheit fort und spiegeln sich in größerer Komplexität der Person-Umwelt-Interaktionen wieder. Im zweiten Jahr zeigt ein sich normal entwickelndes Kind besser integrierte visuelle, vestibuläre und propriozeptive Inputs durch besseres Gleichgewicht und eine bessere Haltungskontrolle (Ayres, 1979). Taktile, vestibuläre und propriozeptive Funktionen tragen zur Entwicklung einem umfassenderen Körper-Bewusstsein bei und legen damit die Grundlage für das Körperkonzept und Körperbild. Das auditive System hilft dem Kind, komplexere Sprache zu entwickeln und einzusetzen. Bessere Steuerung des Körpers und Koordination der Extremitäten wird durch komplexere motorische Planung und Erfolg bei physischen Fertigkeiten deutlich. Während des dritten bis zum 17. Lebensjahr werden die sensorischen Integrationsfunktionen verfeinert und zeigen sich durch die Fähigkeit des Kindes, Werkzeuge geschickt zu nutzen, die eigene Kraft zu dosieren und abzustufen, Aktionen zu koordinieren, um Fertigkeiten wie Radfahren zu erlernen, und visuelle oder auditive Reize zwecks Erkennung und Lokalisation zu unterscheiden (Ayres, 1979; Spitzer & Roley, 2001).

Die adaptive Reaktion. Adaptive Reaktionen können unterschiedliche Formen annehmen, auch wenn sie in der Literatur als physische oder aktionsorientierte adaptive Reaktionen bezeichnet werden. Zum Beispiel sind adaptive Reaktionen bei sich normal entwickelnden Kindern Dinge, wie für den eigenen Körper zu sorgen, mit Material etwas zu bauen oder zu erschaffen, bei Enttäuschung emotional stabil zu bleiben, geschickt um Hindernisse in der Umwelt herum zu manövrieren, sich an Gruppenaktivitäten zu beteiligen, mit Werkzeugen eine Aufgabe zu meistern und komplexe Spielsituationen zu entwickeln.

Die Anpassungsfähigkeit einer Reaktion wird durch den Kontext und die Anforderungen an den Menschen bestimmt. Eine Reaktion kann in *einem* Kontext adaptiv sein, in einem anderen aber nicht. So kann es eine adaptive Reaktion sein, wenn ein Schulkind, das sich sonst durch andere im Klassenzimmer tobende Kinder ablenken lässt, während der Lesezeit mit der Aufmerksamkeit bei einem Buch bleibt. Weiter im Buch zu lesen, wenn Feueralarm ist, wäre jedoch nicht adaptiv. Adaptive Reaktionen können ein unterschiedliches Ausmaß an Komplexität, Qualität und Effektivität haben und Aktionen eines Kindes bedeutsam machen (Ayres, 1972b). Einfache adaptive Reaktionen umfassen Reflexe und die Fähigkeit, entgegen der Schwerkraft aufrecht zu stehen (Ayres, 1972b). Komplexere adaptive Reaktionen entstehen, wenn ein Kind lernt, seine Beine zu koordinieren, um die Pedale eines Fahrrads zu treten, während es auf zwei Rädern balanciert, oder wenn es seine Finger in den Grifflöchern einer Schere koordiniert und dabei den Daumen und die Finger gegeneinander bewegt, um die Schere zu öffnen und zu schließen und dabei gleichzeitig die Schneidehand über ein Stück Papier schiebt. Durch das Interagieren mit einer dynamischen, sich fortwährend verändernden Umwelt hat das Kind fast ständig Möglichkeiten, auf Reize in immer komplexerer Weise zu reagieren.

Feedback und Feedforward. Während adaptive Reaktionen immer komplexer und von höherer Qualität werden, lernt das Kind durch Feedback, das von Sinneseindrücken aus dem Körper kommt, und durch die Auswirkung von Aktion auf die Umwelt. Physisch erfährt das Kind das Gefühl dafür, wie sich der Körper bewegt, wie viel Anstrengung es dafür braucht, und für die Koordination der Körperteile. Kognitiv entwickelt das Kind einen Aktionsplan, gewinnt Erkenntnisse, ob der Plan erfolgreich war, und bildet Ideen, wie es künftige Anstrengungen modifizieren kann. Affektiv hat das Kind ein Erfolgserlebnis, gewinnt das Gefühl, etwas geschafft zu haben und sein Leben meistern zu können und erlebt die Macht, die Welt zu verändern. Die Kombination dieser emotionalen und physischen Erfahrungen mit sensorischem Feedback gibt dem Kind eine Grundlage, auf der es sich die Welt erklären, Fertigkeiten erwerben und lernen kann.

Feedforward ist ein weiterer wichtiger Aspekt der Performanz, der von Ayres als Beitrag zu motorischen Fertigkeiten gesehen wird, aber bisher noch nicht vollständig verstanden ist. Die Hypothese lautet, dass ein Kind, wenn es sich auf eine Bewegung vorbereitet, eine Kopie des vorgesehenen motorischen Plans mit früheren Plänen und ihren Ergebnissen vergleicht und sie mit den momentanen sensorischen Informationen abgleicht, um mögliche Planungsfehler zu finden, die einem Erfolg entgegenstehen könnten (Ayres, 1972b; Kandel, Schwartz & Jessell, 2000; May-Benson, 2010). Finden sich Fehler, kann der Plan vor oder nach der Ausführung angepasst werden. Feedforward ist besonders für vorausschauende Aktionen bezüglich sich bewegender Gegenstände wichtig, z.B. sich darauf vorzubereiten, einen Ball zu fangen oder einem entgegenkommenden Auto auszuweichen.

5.3.2 Sensorische Registrierung, Modulation und Diskrimination.

Der Begriff *Registrierung* bezieht sich auf das Entdecken von Sinneseindrücken (Kandel et al., 2000) und steht am Anfang von Wahrnehmung. Die Registrierung sensorischer Information sagt der Person, dass etwas passiert ist oder sich etwas verändert hat. Sie ist daher eine Reaktion auf Veränderung oder Neuheit in der sensorischen Umwelt. *Modulation* wurde als „die Fähigkeit, das Ausmaß, die Intensität und die Art der Reaktion auf sensorischen Input in abgestufter und adaptiver Weise zu regulieren und zu organisieren" definiert (L.J. Miller, Reisman, McIntosh & Simon, 2001). Anders gesagt ist Modulation der aktive Prozess, mit dem sich der Mensch mit ankommenden Informationen arrangiert oder sich anpasst (Lane, 2002). Ein Ungleichgewicht der Modulation wird oft durch schlecht organisiertes Verhalten deutlich, das nicht den Anforderungen der Umwelt entspricht (Ayres, 1979). Effektive Modulation ist für die Interaktion mit der Umwelt erforderlich, für soziales Teilnehmen, emotionale Regulation, Selbst-Regulation des Verhaltens und gerichtete Aufmerksamkeit. Auf der Ebene des Verhaltens spiegelt sich Modulation in Interaktionen wieder, die „zu den Anforderungen und Erwartungen der Umwelt passen" (übersetzt nach Lane, 2002; S. 103). Die Fähigkeit einer Person, solche Organisation zu zeigen, wird oft als *Verhaltensregulation* bezeichnet. *Selbst-Regulation* wird in der Literatur oft als ein organisierter Verhaltenszustand beschrieben, mit dem die Person sich erfolgreich an die Erfordernisse ihrer Umwelt anpassen kann (Boekoerts & Pintrich, 2005). Genauer gesagt ist Selbst-Regulation „die Fähigkeit, Kognition, Emotion und Verhalten zu überwachen und zu modulieren, um seine Ziele zu erreichen und/oder sich an die kognitiven und sozialen Anforderungen spezieller Situationen anzupassen“ (übersetzt nach Berger, Kofman, Livneh & Henik, 2007; S. 257). Verhaltensregulation wird eindeutig von der Fähigkeit einer Person beeinflusst – und hängt sogar davon ab –, Reaktionen auf externe und interne sensorische Reize zu modulieren. Tatsächlich unterstrich Porges (1995), dass Verhaltensregulation von der Fähigkeit einer Person abhängt, adäquat sensorischen Input zu registrieren und zu modulieren. Daher ist ein regulierter Zustand die Konsequenz angemessener Registrierung und Modulation sensorischen Inputs.

Sensorische Unterscheidung/Diskrimination ist die Fähigkeit, Informationen aus der physischen Umwelt aufzunehmen und die Qualität von Reizen, räumlichen oder zeitlichen Eigenschaften, wahrzunehmen. Unterscheidung schafft eine Grundlage, auf der sensorische Reize interpretiert und bedeutsam werden. Sensorische Unterscheidung ermöglicht Kenntnis über Ähnlichkeiten und Unterschiede von Reizen und Bewusstsein von Konzepten wie z. B., was und wo etwas ist (L. J. Miller, Anzalone et al., 2007).

Registrierung, Modulation und Diskrimination/Unterscheidung sind wesentliche Bestandteile der Verarbeitung von Sinneseindrücken. Dysfunktion einer der Komponenten kann sich in dysfunktionalem Verhalten widerspiegeln, einschließlich schlechter Selbst-Regulation des Verhaltens.

5.3.3 Sensorische Integrationsfunktion

Ayres erläuterte sieben unterschiedliche Formen (Sehen, Klang, Geschmack, Geruch, Berührung, Bewegung und Widerstand) und drei Quellen von Sinneseindrücken (Interozeption, vestibuläre Propriozeption und Exterozeption), als sie den Einfluss von Sinneseindrücken auf Verhalten und Lernen beschrieb (1972b, 1979). *Interozeption* bezieht sich auf Sinneseindrücke, die aus dem Körper kommen und hauptsächlich zum Überleben gebraucht werden (Kandel et al., 2000). (Innere) Organe produzieren Sinneseindrücke, die den Menschen über Bedürfnisse wie Hunger, Schmerz und Körpertemperatur informieren. Diese Sinneseindrücke veranlassen den Menschen, Verhalten auszuführen, das darauf abzielt, den Hunger zu stillen, die Quelle des Schmerzes zu entfernen und die Köpertemperatur zu regulieren.

Vestibulär-propriozeptive Informationen kommen von Rezeptoren im Kopf und Bewegungsapparat und bieten Informationen zur Position und Orientierung des Körpers und zur Geschwindigkeit und Richtung von Bewegung (Kandel et al., 2000). Die Rezeptoren des vestibulären Systems befinden sich im Innenohr. Dieses System erkennt die Position und Bewegung des Kopfes in Relation zur Schwerkraft. Das propriozeptive System übermittelt Sinneseindrücke aus den Muskeln, Gelenken und Sehnen zu Gelenkstellung und Bewegung. Gemeinsam bieten vestibulär-propriozeptive Systeme dem Menschen Informationen zu seinem Körper im Raum, zur Stellung der Körperteile zu einander und zu Bewegungen des Körpers im Raum.

Exterozeption bezieht sich auf Sinneseindrücke, die von Reizen außerhalb des Körpers stammen (Kandel, 2000). Berührung, Geschmack und Geruch machen auf die Qualität von Dingen aufmerksam, mit denen man in Kontakt kommt (Geruch wird zum Beispiel durch winzige Partikel registriert, die in Kontakt mit olfaktorischen Rezeptoren kommen). Sehen und Hören erfordern keinen Kontakt mit einem Gegenstand und bieten Informationen über Dinge, die sich in unmittelbarer Nähe oder weit weg vom Körper befinden. Die Integration von Interozeption, vestibulärer Propriozeption und Exterozeption gipfelt darin, dass eine Person sich als ein Individuum sieht, als Mittel zur Interaktion mit der Umwelt und als Teilnehmer in einem dynamischen Kontext, in dem auch andere existieren und interagieren. Adäquate Funktionsfähigkeit dieser drei Bestandteile von Perzeption ermöglicht einem Menschen wahrzunehmen, zu verstehen und mit anderen und der Umwelt organisiert und auf sinnvolle Weise zu interagieren (Smith Roley & Jacobs, 2008).

Wenn jemand am Alltag teilnimmt, erhält er Sinneseindrücke und das Nervensystem reagiert. Der sensorische Input bietet Informationen über den Körper, die Umwelt und die Interaktion zwischen Person und Umwelt. Wenn der sensorische Input genau und effektiv verarbeitet und integriert wird, entwickelt die Person ein genaues und nützliches Konzept von sich selbst, von anderen, der Schwerkraft, der Umwelt und den Interaktionen dieser Faktoren. Zusammen legen sie den Grundstein für erfolgreiche Betätigung und Partizipation in der Umwelt.

5.3.4 Dysfunktion sensorischer Integration

Jean Ayres’ Sicht auf SI-Dysfunktion sensorischer Integration entstand durch ihre Studien und ihre praktische Arbeit mit Kindern mit perzeptiv-motorischer

Dysfunktion und Lernbeeinträchtigungen. Sie beschrieb unter anderem, die Herausforderungen ihrer Klienten zu erkennen, dass ein Sinneseindruck aufgetreten war, ihr Unvermögen, auf eine körperliche Herausforderung zu reagieren, die ineffiziente Organisation, den Körper gezielt einzusetzen, sowie emotionale Reaktionen auf Sinneseindrücke und stellte fest, dass die Kinder sich dessen nicht bewusst oder unfähig schienen, die Sinneseindrücke um sie herum genau einzuordnen und zu nutzen, um mit der Umwelt zu interagieren (Ayres, 1972b). Konzeptualisierungen von Dysfunktion basieren auf dem Verständnis, dass Verhalten und körperliche Fertigkeiten von der Qualität und Art der Sinneseindrücke, der Fertigkeit einer Person, Reize zu verarbeiten und zu interpretieren, und der Komplexität physischer und sozialer Umwelt, in der die Person lebt, beeinflusst werden (Spitzer, 1999). SI-Dysfunktion, einschließlich inadäquater Modulation und/oder Diskrimination der zeitlichen und räumlichen Qualitäten sensorischen Inputs, können passende Verhaltensweisen behindern und zu verminderter Beteiligung an und Performanz von alltäglichen Betätigungen führen (Ayres, 1972b; Bar-Shalita, Vatine & Parush, 2008; Bundy & Murray, 2002; Gal, Cermak & Ben Sasson, 2007).

5.3.5 Muster der SI-Dysfunktion

Ayres' Konzeptualisierung der SI-Dysfunktion wurde durch ihre Studien der sensorisch-perzeptiven Beeinträchtigungen der Kinder mit Lern- und Verhaltensstörungen in ihrer Praxis geformt (Ayres, 1965). Obwohl sie bei ihren Untersuchungen ungewöhnlicher sensorischer Reaktionsfreudigkeit keine standardisierten Assessments oder psychobiologischen Marker verwendete, beschrieb sie Verhalten, das sensorische Sensitivität als Indikator für Dysfunktion der Fähigkeit, Reaktionen auf Input zu modulieren, widerspiegelt (Ayres, 1972b). Unter den beschriebenen Verhaltensweisen war taktile Abwehr (Ayres, 1964) und Schwerkraftunsicherheit (Ayres, 1979). Von 1965 bis 1989 führte sie zahlreiche Studien mit Subtests der Assessments, die sie entwickelt hatte, durch, die *Southern California Sensory Integration Tests* (SCSIT; Ayres, 1972c) und die *Sensory Integration and Praxis Tests* (SIPT; Ayres, 1989). Sie führte mehrere Faktoranalysen und eine Clusteranalyse durch, um Muster in den Testwerten dieser Kinder zu finden und um festzustellen, ob sich diese Muster oft genug wiederholten, um als typisch für sensorische Dysfunktion in Betracht zu kommen.

Ayres führte sieben Faktoranalyse-Studien mit verschiedenen Gruppierungen der SCSIT-Subtests und anderen Messinstrumenten durch, mit kleinen Stichproben von Kindern mit und ohne perzeptiv-motorische und Lernbehinderungen. Aus den Resultaten dieser Studien wurden sechs relativ konsistente Dysfunktionsmuster ersichtlich, von denen fünf als mit sensorisch-integrativer Dysfunktion zusammenhängend erachtet wurden. Dies waren: „1. Störung der posturalen, okularen und bilateralen Integration; 2. Apraxie; 3. Störung der Form- und Raumwahrnehmung; 4. Hör- und Sprachprobleme und 5. taktile Abwehr" (übersetzt aus Ayres, 1972b, S. 94). Ayres überarbeitete und verfeinerte ihre Theorie und bezog neue Hypothesen und Kenntnisse aus ihrer Forschung ein. So entwickelte sich die SI-Theorie fortlaufend dynamisch während ihrer gesamten beruflichen Laufbahn weiter. Kurz vor ihrem Tod untersuchte sie 1988 erneut Muster der SI-Dysfunktion mit Faktor- und Clusteranalyse, um die SIPT-Subtestwerte von 125 normal entwickelten Kindern und 293 mit Lern- und SI-Störungen zu untersuchen. Die Ergebnisse der Clusteranalyse stimmten mit denen früherer Faktoranalysen überein. Die Clustermuster von typischen und untypischen Kindern waren:

- Niedrige durchschnittliche sensorische Integration und Praxie
- Hohe durchschnittliche sensorische Integration und Praxie
- Niedrige durchschnittliche bilaterale Integration und Sequenzierung
- Visuo- und Somatodyspraxie
- Dyspraxie bei verbaler Aufforderung
- Allgemeine sensorisch-integrative Dysfunktion.

Von diesen sechs Clustern fand Ayres, dass Dyspraxie bei verbaler Aufforderung aufgrund der hohen Sprachverständniskomponente des Tests, die diesen Faktor erschwert, nicht mit sensorisch-integrativer Dysfunktion zusammenhing.

Die Ermittlung dieser Muster half, die Zusammenhänge zwischen den sensorischen Systemen und funktionellem Verhalten zu klären und deren Bedeutung aufzuzeigen. Die Ergebnisse jeder einzelnen Studie halfen dabei zu verstehen, wie sich verschiedene Sinneseindrücke auf die Funktion auswirken. So wurde zum Beispiel erkannt, dass schlechte bilaterale Integration mit der Verarbeitung vestibulär-propriozeptiven Inputs zusammenhing und Dyspraxie mit schlechter Unterscheidung taktiler Stimuli (Bundy & Murray, 2002).

5.3.6 Vorgeschlagene Modelle zur SI-Dysfunktion

Im Laufe der Zeit haben viele Theoretiker und Forscher weiter die Muster der SI-Dysfunktion untersucht. Manche haben andere konzeptionelle Modelle vorgeschlagen, die im Folgenden kurz angesprochen werden. Da aber keins dieser Modelle genügend überprüft oder durch empirische Tests bestätigt wurde, müssen alle mit Vorsicht interpretiert werden.

Dyspraxie und sensorische Modulationsstörungen

In einer Erweiterung von Ayres' Arbeit kombinierten Fisher und Murray (1991) Informationen aus klinischen Beobachtungen mit Daten aus Ayres' Faktor- und Clusteranalysen, um zwei Hauptkategorien sensorischer Dysfunktionen zu ermitteln, die sie *geringe Modulation* und *geringe Praxie* nannten. Diese Kategorisierungen sind weit verbreitet und werden oft in der Literatur genannt; sie sollen hier kurz beschrieben werden.

Ayres (1979) nutzte den Begriff Dyspraxie für eine Störung der Integration von taktilen, vestibulären und propriozeptiven sensorischen Informationen, was die Fähigkeit, erlernte oder ungewöhnliche motorische Pläne umzusetzen, beeinträchtigte (1972a). Dyspraxie kann man an ungenauen oder trotz größtem Bemühen ineffektiven Bewegungen einer Person beobachten. So kann ein Kind den Einsatz seiner Hände zeitlich ungenau koordinieren, wenn es versucht, einen Ball zu fangen; den Fuß falsch setzen, wenn es versucht, einen Fußball zu kicken; nicht wissen, wie es den Körper bewegen muss, um auf ein Spielgerät zu klettern und keine Vorstellung haben, wie es mit Spielzeug spielen, mit Werkzeugen umgehen oder aktive Spiele spielen kann. Bundy und Murray (2002) wiesen auf vier Faktoren hin, die wesentlich zu Dyspraxie beitragen: Haltungsdefizite, Defizite taktiler Unterscheidung, Defizite bilateraler Integration und Sequenzierung sowie Somatodyspraxie.

Bundy und Murray kombinierten die Ergebnisse von Ayres' Faktor- und Clusteranalysen und deren Untersuchungen zu taktiler Abwehr mit der Arbeit anderer Theoretiker und Forscher (z. B. Dunn, 1997; L. J. Miller et al., 1998; Wilbarger & Wilbarger, 1991), um vier Muster von Dysfunktion sensorischer Modulation zu beschreiben. Sie beschrieben, dass diese Dysfunktion mit ineffektiver Regulation von fördernden und behindernden neuralen Aktivitäten beim Verarbeiten sensorischer Reize zusammenhängt (Bundy et al., 2002; L. J. Miller et al., 2001). Sie meinten, dass ineffektive sensorische Modulation zu einem so hohen oder so niedrigen Zustand physiologischer Erregung führt, dass die Person unfähig ist, Verhalten, Emotion und Aufmerksamkeit selbst zu regulieren. Verhaltensäußerungen geringer sensorischer Modulation umfassen fehlende Reaktion oder geringe Anpassung an sich verändernde Reize, Beeinträchtigungen, die Aufmerksamkeit zu richten und aufrechtzuerhalten, emotionale Über- oder Unterreaktion und geringe Verhaltenssteuerung (Smith Roley, 2006a). Sensorische Modulationsdysfunktion kann dazu führen, dass die Person sich aversiv, vermeidend, defensiv, über- oder unterreagierend, suchend verhält oder sich zurückzieht (Bundy et al., 2002).

Generalisierte Dysfunktion

In dem Bemühen, die Muster sensorischer Dysfunktion, wie sie mit dem SIPT (Ayres, 1989) gemessen und erkannt wurden, weiter zu erforschen, und um Ayres' Fünf-Faktoren-Modell zu validieren, analysierte Mulligan (1998) SIPT-Werte von 10 475 Kindern, einschließlich einer Untergruppe mit Werten von 995 Kindern mit LernHerausforderungen. Sie verglich ihre Ergebnisse mit Hilfe der konfirmatorischen Faktoranalyse mit dem Fünf-Faktoren-Modell von Ayres und fand mehrere Schwächen. Weitere Überprüfung mit der explorativen Faktoranalyse ergab ein Vier-Faktoren-Modell zweiter Ordnung, das besser passte. Mulligan nannte den Faktor höherer Ordnung *generalisierte Dysfunktion der Praxie* und die vier Faktoren erster Ordnung *Dyspraxie, bilaterales Integrations- und Sequenzierungs-Defizit, visuoperzeptives Defizit und somatosensorisches Defizit*. Eine nachfolgende konfirmatorische Faktoranalyse stützte das Vier-Faktoren-Modell, das auch bestehen konnte, als es an Daten der Untergruppe von Kindern mit Lern-Herausforderungen getestet wurde. Mulligan erhielt ihre Ergebnisse aus den Daten selbst, sie müssen jetzt noch an einer unabhängigen Stichprobe getestet werden. Sie helfen jedoch zu klären, auf welche Weise die Wechselwirkungen zwischen der Verarbeitung von Sinneseindrücken und funktionellem Verhalten deutlich wird und heben die Notwendigkeit weiterer Forschung auf diesem Gebiet hervor. Es ist wichtig anzumerken, dass der SIPT keine Werte enthält, die sensorische Modulation widerspiegeln, was es unmöglich macht, Modulationsstörungen mit diesem Instrument festzustellen. Die Folgerungen von Mulligans Arbeit werden im nächsten evidenzbasierten Literaturreview im Zusammenhang mit Unterarten der SI-Dysfunktion dargestellt.

Sensorische Schwellen und Reaktionsmuster

Auf einer anderen Untersuchungsschiene stellte Dunn (1997, 2001) ein sensorisches Integrationsmodell vor, das auf den Konzepten von neurologischen Schwellen und individuellen selbstregulatorischen Fähigkeiten gründet. Das Modell spiegelt eine Interaktion zwischen Neurowissenschaft und Verhaltenskonzepten wie Temperament und Persönlichkeit wieder und soll die Art und Weise verdeutlichen, wie Menschen sensorische Informationen empfangen und verwenden, um ihren Alltag zu konstruieren. Dunn sagte, dass Menschen „ihre Erfahrungen aus einem sensorischem Blickwinkel beschreiben ... Empfindung ist die gemeinsame Sprache, mit der wir die Erfahrung, menschlich zu sein, teilen" (übersetzt aus Dunn, 2001; S. 608).

Dunns Modell der SI (Dunn, 1997, 2001) benennt *neurologische Schwellen* als den Punkt, an dem sich „die richtige Menge an Input angesammelt hat" und eine Reaktion ausgelöst wird (übersetzt aus Dunn, 2001, S. 609). Schwellen sind bei den Menschen unterschiedlich und führen dazu, dass Personen unterschiedliche Intensität und Menge von Reizen bemerken und darauf reagieren. Diese Unterschiede erkennt man daran, welche Alltagsaktivitäten Personen auswählen, und an ihren Reaktionen wie Stimmung, Temperament und Selbstorganisation (Dunn, 2001). Dunn fand auch *Reaktionsstrategien*, vier beobachtbare Verhaltensprofile, von denen sie glaubte, dass sie SI-Muster einer Person darstellen. Beide, die neurologischen Schwellen und die Reaktionsstrategien, werden als auf einem Kontinuum verlaufend beschrieben und sind in ihrem Modell so angeordnet, dass ihre Interaktion sichtbar wird (Dunn, 1997, 2001). Diese Anordnung soll darstellen, wie die Verhaltensreaktionen einer Person auf sensorische Ereignisse deren neurologische Schwellen und Reaktionsstrategien wiederspiegeln.

Die vier Ankerstellen in Dunns Modell sind nach den Extremen der Reaktionsmuster benannt. Aber individuelle Reaktionen können überall auf dem jeweiligen Kontinuum des Modells vorkommen. Die vier Ankerstellen sind:

- hohe Schwelle/passive Reaktion
- hohe Schwelle/aktive Reaktion
- niedrige Schwelle/passive Reaktion
- niedrige Schwelle/aktive Reaktion.

Verhaltensreaktionen werden als mit den Schwellen übereinstimmend oder als ihnen entgegenwirkend gesehen.

Aus Studien mit von Dunn und Kollegen entwickelten Fragebögen ergaben sich Daten, die das Modell stützen (Dunn, 1999, 2002, 2006). Sie weisen darauf hin, dass reizsuchendes Verhalten ein hervorstechendes Merkmal im alltäglichen Leben von Menschen während der gesamten Lebensspanne ist, auch bei Säuglingen (Dunn, 2002; Dunn & Daniels, 2001), Kindern und Jugendlichen (Dunn, 1999; Dunn & Brown, 1997) und Erwachsenen ohne Beeinträchtigung (C. Brown, Tollefson, Dunn, Cromwell & Filion, 2001). Eine Überprüfung der Daten mit Methoden der Faktoranalyse zeigt, dass Verarbeitungsmuster je nach Reaktionsfähigkeit einer Person auf Reize (d.h. Schwellen) Cluster bilden, und nicht das sensorische System. Weitere Unterstützung für die Erwägung, dass sensorische Verarbeitung von der Reaktionsfähigkeit abhängt und nicht von einzelnen Funktionen des sensorischen Systems, stammt aus psycho-physiologischen Studien, die eine Korrelation zwischen Verhaltensreaktionen auf sensorische Reize und Messungen der Aktivität des sympathischen Nervensystems mithilfe von Gewohnheiten zeigten (C. Brown et al., 2001; McIntosh, Miller, Shyu & Dunn, 1999; McIntosh, Miller, Shyu & Hagerman, 1999; L. J. Miller et al., 1998). Untersuchung von Verhalten, von dem angenommen wird, dass es Reaktionsfähigkeitsmuster der sensorischen Verarbeitung von Personen mit klinischen Diagnosen widerspiegelt, lässt vermuten, dass diese Personen sensorische Reize anders verarbeiten und auf sie reagieren als Menschen ohne Diagnose (C. Brown et al., 2001; Ermer & Dunn, 1998; Kientz & Dunn, 1997; McIntosh, Miller, Shyu, & Dunn, 1999; Watling, Deitz & White, 2001).

Sensorische Modulationsstörung

Aufbauend auf Ayres' Arbeit führten L. J. Miller und Kollegen vielfältige Studien mit physiologischen und Verhaltensmessungen durch, um Konzepte zu speziellen Prozessen der sensorischen Modulation zu untersuchen (McIntosh, Miller, Shyu & Hagerman, 1999; L. J. Miller et al., 1998). Die Forscher stellten den Begriff *sensorische Modulationsstörung (sensory modulation disorder, SMD)* vor, um die typischen Verhaltensmuster von Personen mit gestörter sensorischer Modulation zu beschreiben (Lane, Miller & Hanft, 2000). SMD wird als Überempfindlichkeit, Unterempfindlichkeit und fluktuierende Reaktionen auf sensorische Reize beschrieben (Lane et al., 2000; L. J. Miller & Summers, 2001). *Überempfindlichkeit* wird als Reaktion erhöhter Intensität, Dauer oder Stärke auf einen Reiz beschrieben, *Unterempfindlichkeit* als Reaktion mit verminderter Intensität, Dauer oder Stärke. Obwohl beide Muster für sich allein auftreten können, kann sich auch ein Fluktuieren zwischen Hyper- und Hyporesponsivität zeigen. L.J. Miller und Kollegen stellten fest, dass bei Hyper-, Hypo- oder fluktuierender Responsivität die Fähigkeit einer Person, einen Zustand zu erreichen und zu halten, der optimale Funktionsfähigkeit unterstützt und ermöglicht, beeinträchtigt ist (McIntosh, Miller, Shyu & Hagerman, 1999; L.J. Miller et al., 1998).

Diese Forschungsreihe umfasste zahlreiche Untersuchungen physiologischer Reaktionen auf Sinneseindrücke in Verbindung mit Messungen aus Befunden und Beobachtung zum Verhalten von Kindern mit und ohne klinische Diagnose (S. Reynolds, Lane & Gennings, 2010; Schaaf, Miller, Seawell & O'Keefe, 2003). Aufgrund der Resultate dieser Studien schlugen Miller und Kollegen (2007) eine Nosologie (=systematische Beschreibung) vor, um Verhaltensmuster, die auf eine gestörte SI hinweisen, zu strukturieren und zu klassifizieren. Das übergreifende Konstrukt der Nosologie heißt *SI-Störung (sensory processing disorder, SPD)*, was als „Störungen beim Entdecken, Modulieren, Interpretieren und Reagieren auf sensorische Reize" definiert wird (L.J. Miller, Coll & Schoen, 2007). Die Nosologie sieht SPD als Hauptstörung, die in drei verschiedene Unterarten unterteilt werden kann: sensorische Modulationsstörung (*sensory modulation disorder*, SMD), sensorische Unterscheidungs-/Diskriminationsstörung (*sensory discrimination disorder*, SDD) und sensorisch-basierte motorische Störung (*sensory-based motor disorder*, SBMD).

In dieser Nosologie wird SMD noch weiter in drei Unterarten unterteilt: sensorische Überrsponsivität *(sensory overresponsivity*, SOR*)*, sensorische Unterresponsivität *(sensory underresponsivity*, SUR*)* und *sensorisches Suchen/Verlangen (sensory seeking/craving*, SS*)*. SOR wird als schnellere und intensivere Reaktionen auf Sinneseindrücke beschrieben, die länger andauern als bei Menschen mit normaler sensorischer Empfindlichkeit. Für SUR ist ein Nicht-Beachten oder Mangel an Reaktion auf Reize typisch, was zu verminderter Teilnahme an der physischen und sozialen Umwelt führen kann. SS zeigt sich durch aktive Teilnahme an Aktivitäten und kann impulsives, aggressives oder explosives Verhalten einschließen.

SDD ist eine Dysfunktion der Fähigkeit, die Qualität sensorischer Reize zu interpretieren, die für die Bestimmung und Lokalisation sowie zum Erkennen von Ähnlichkeiten und Unterschieden von Reizen erforderlich ist (L.J. Miller, Schoen, James & Schaaf, 2007). SDD kann bei allen sensorischen Modalitäten auftreten und eine oder mehrere Modalitäten einer Person betreffen.

SBMD zeigt Dysfunktion bei der Verwendung sensorischen Inputs für motorischen Output und drückt sich durch unorganisierte, ineffektive oder ineffiziente posturale und willkürliche Bewegungen aus. L.J. Millers Nosologie konzeptualisiert bei SBMD zwei Unterarten: posturale Störungen und Dyspraxie. Posturale Störungen werden als „Herausforderungen, den Körper bei Bewegung oder in Ruhe zu stabilisieren, um die Anforderungen der Umwelt oder einer bestimmten Aufgabe zu erfüllen" definiert (L.J. Miller, Anzalone et al., 2007; S. 138). Dyspraxie wird als „eine gestörte Fähigkeit, neue Aktionen zu begreifen, zu planen, zu sequenzieren oder auszuführen" definiert (übersetzt nach L.J. Miller, Anzalone et al., 2007; S. 138).

5.4 Review zu Subtypen von Kindern und Jugendlichen mit SI-Herausforderungen

Insgesamt wurden 57 Artikel betrachtet, aber nur vier Artikel boten direkte Evidenz für Subtypen (Davies & Tucker, 2010). Diese Studien nutzten einen multivariaten statistischen Ansatz, der ein Muster sensorischer Empfindlichkeiten und sensorisch-basierter motorischer Funktionen und Dysfunktionen aufdeckte. Die übrigen 53 Studien untersuchten eine einzelne sensorische Eigenschaft und nutzten univariate Methoden. Das schränkte sie bei der Bestimmung von Subtypen ein, weil sie kein Muster charakteristischer Eigenschaften zur Unterscheidung einzelner Gruppen aufdecken konnten – ein Kernkonzept, um Subtypen identifizieren und bestätigen zu können. Daher wird die Evidenz aus diesen übrigen Artikeln später kurz im Abschnitt „Schlussfolgerungen für die klinische Praxis und Forschung" angesprochen. Hier soll zunächst die Evidenz zusammengefasst werden, die sich in den vier Artikeln fand, die die Existenz von Subtypen direkt getestet haben.

5.4.1 Studien mit direkter Untersuchung der Subtypen

Mulligan (1998 [Level-III]) nutzte einen vorhandenen Datenbestand von SIPT (Ayres, 1989) mit Werten der Western Psychological Services für eine Faktoranalyse von 10 475 Fällen, einschließlich einer gesonderten Gruppe von 995 Kindern mit Lernbeeinträchtigungen innerhalb dieser Stichprobe. Das Modell, das für diese Daten am besten passte, war höherer Ordnung und bestand aus einem allgemeinen Faktor und vier Faktoren erster Ordnung, die alle eng miteinander in Verbindung standen und unter ein allgemeines Konzept zu fallen schienen. Der allgemeine Faktor wurde als allgemeine Dysfunktion der Praxie beschrieben und später von Mulligan als sensorische Integrationsdysfunktion (SI-Dysfunktion) ausgelegt (persönliche Mitteilung, 30. Juli 2007). Die vier Faktoren erster Ordnung waren visuell-perzeptives Defizit, bilaterales Integrations- und Sequenzierungsdefizit, Dyspraxie und somatosensorisches Defizit.

Eine zweite Studie von Mulligan (2000 [Level-III]) wendete bei 1.961 heterogenen Fällen, die ebenfalls aus dem Datenbestand der Western Psychological Services SIPT Datenbank stammten, eine Clusteranalyse an. Ein Fünf-Cluster-Ergebnis erschien besonders bedeutsam: Cluster 1, generalisierte sensorische Dysfunktion und Dyspraxie – schwer (11,2 % der Stichprobe); Cluster 2, Dyspraxie (29,6 %); Cluster 3, generalisierte sensorische Dysfunktion und Dyspraxie – moderat (8,4 %); Cluster 4, niedrigdurchschnittliche bilaterale Integration und Sequenzierung (36,6 %); und Cluster 5, durchschnittliche sensorische Integration und Praxie (14,2 %). Diese fünf Gruppierungen schienen auf einem Kontinuum der Schwere der Dysfunktion zu liegen. Es ist jedoch erwähnenswert, dass Dyspraxie und bilaterale Integration und Sequenzierung als voneinander zu unterscheidende Subtypen ermittelt wurden. Dieses Ergebnis hilft, frühere Studien zu bestätigen, die die gleichen Subtypen fanden.

Die dritte Studie enthielt viele Assessments, die sensorisches Reaktionsvermögen, anpassungsfähiges Verhalten und Informationsverarbeitungs-Fähigkeiten wie Gedächtnis und Aufmerksamkeit bei Kindern mit Autismus-Spektrum-Störungen (ASS) untersuchten (Liss et al., 2006 [Level-III]). Im Gegensatz zu den beiden vorherigen Studien, die Daten nutzten, die mit nur einem einzigen Assessmentinstrument (SIPT) erhoben wurden, enthielt diese Studie mehrere Assessmentinstrumente (*Vineland Adaptive Behavior Scales* [Sparrow, Balla, & Cicchetti, 1984], *Kinsbourne Overfocusing Scale* [Kinsbourne, 1991] und einen Fragebogen mit 103 Items der speziell für diese Studie entwickelt wurde und 60 Items aus dem Sensory Profile enthielt [Dunn, 1999]). Ein weiterer Gegensatz besteht darin, dass diese Studie sich auf nur eine Gruppe von Kindern richtete, nämlich Kindern mit Autismus. Eine Clusteranalyse, die mit Daten von 254 Teilnehmern durchgeführt wurde, zeigte vier Cluster:

Cluster 1 bestand aus Kindern, die übersensibel auf sensorische Stimulation reagierten (11,8 % der Stichprobe), hohe Werte bei übermäßig selektiver Wahrnehmung hatten und bei sozialen Fertigkeiten besonders beeinträchtigt waren. Cluster 2 umfasste Kinder (25 %), die im autistischen Spektrum als relativ hoch funktionsfähig angesehen wurden und nur wenige sensorische Probleme zeigten. Cluster 3 bestand aus Kindern (30,6 %), die bei Kommunikation und sozialen Fertigkeiten niedrig funktionsfähig und sensorisch unempfindlich waren und Verhaltensweisen zeigten, die sensorischen Input suchten. Die Kinder in Cluster 4 (32,6 %) waren ähnlich wie die in Cluster 1, aber ihre Symptome waren vergleichsweise weniger schwer. Diese Resultate deuten darauf hin, dass Kinder mit Autismus unter andere Subtypen fallen als die, die nach sensorischem Reaktionsvermögen ermittelt wurden.

Dunn und Brown führten 1997 eine Faktoranalyse zu „Sensory Profile“-Werten von 1.151 sich normal entwickelnden Kindern durch, um Beziehungen zwischen den Items dieses Assessments zu analysieren. Das Ergebnis waren neun Faktoren: sensorisch suchend, emotional reaktiv, niedriges Durchhaltevermögen/Tonus, oral sensorische Sensitivität, Unaufmerksamkeit/Ablenkbarkeit, schwache Registrierung von Reizen, sensorische Sensitivität, Bewegungsarmut und feinmotorisch/perzeptiv. Diese Faktoren werden jetzt von Testanwendern genutzt, um individuelle Testwerte zu interpretieren. Eine Studie von Dunn und Bennett (Level-II) von 2002 zu Werten von Kindern mit ADHS ergab, dass die meisten Sensory Profile Items, die die Kinder mit ADHS deutlich von normal entwickelten unterschieden, auf vier der neuen Faktoren entfielen: sensorisch suchend, emotional reaktiv, Unaufmerksamkeit/Ablenkbarkeit und feinmotorisch/perzeptiv. Multivariate Analysen sind nötig, um diese Ergebnisse zu bestätigen.

5.4.2 Studien mit indirekter Untersuchung der Subtypen

Obwohl die 53 Studien, die ein einzelnes sensorisches Attribut innerhalb einer bestimmten Diagnose untersuchten, keine direkten Informationen zu Subtypen lieferten, wurden sie trotzdem im Review berücksichtigt, weil sie doch brauchbare Informationen über diagnosespezifische Muster in Bezug auf sensorische Verarbeitung aufzeigten. Die Mehrzahl dieser Artikel untersuchte Kinder aus vier diagnostischen Gruppen: Autismus-Spektrum-Störungen (ASS), ADHS, DCD und Lernstörungen (Learning Disorders, LD). Viele Kinder können mehr als eine Störung haben, daher stehen diese diagnostischen Kriterien nicht unbedingt für sich allein. Dieser Abschnitt ist nach Kategorien aufgrund der Hauptdiagnose in den einzelnen Studien unterteilt. Wenn man diese Ergebnisse, wie sie zu einzelnen Diagnosen berichtet wurden, interpretiert, muss man bedenken, dass Kinder Ko-Morbiditäten haben können oder Merkmale mehrerer Störungen. Diese Studien stellen mehrere Evidenzstufen dar, wie aus Anhang E hervorgeht.

Unterschiede sensorischer Verarbeitung bei ASS. Kinder mit ASS zeigen Stärken bei Aufgaben, die visuelle und auditive Unterscheidung/Diskrimination erfordern (Jarrold, Gilchrist & Bender, 2005; O'Riordan & Passetti, 2006). Visuelle Unterscheidung/Diskrimination, wie das visuelle Suchen nach Objekten, war eine Stärke, jedoch nur, wenn keine weiteren Aufmerksamkeitsleistungen erforderlich waren (Jarrold et al., 2005). Therapeuten könnten diese visuellen und auditiven Stärken nutzen, indem sie andere sensorische Systeme oder kognitive Anforderungen in Interventionsaufgaben einbeziehen, um die Integration sensorischen Inputs zu steigern (Davies & Tucker, 2010). Wahlweise können Therapeuten und Lehrer Kindern mit ASS entscheidende Aufgabenperformanz ermöglichen, ihre visuellen und auditiven Stärken zu nutzen, indem sie ihnen Aufgaben stellen, in denen das Kind diese Fertigkeiten einbauen muss. Bezüglich sensorisch-basierter motorischer Performanz wurde gezeigt, dass Kinder mit ASS sich mehr auf visuellen Input verlassen als auf vestibulären, somatosensorischen oder propriozeptiven, um das Gleichgewicht zu halten (Minshew, Sung, Jones & Furman, 2004; Molloy, Dietrich & Bhattacharya, 2003). Mehrere Studien fanden heraus, dass diese Kinder mehr Beeinträchtigungen beim motorischen Planen als bei Gleichgewicht, Ausgeglichenheit oder motorischer Ausführung hatten (Jansiewicz et al., 2006; Rinehart et al., 2006; Vernazza-Martin et al., 2005).Wenn Ergotherapeuten also Intervention zur motorischen Funktionsfähigkeit bei Alltagsaktivitäten für diese Kinder planen, sollten sie sich dieser Stärken bewusst sein, gleichzeitig aber auch die Defizite in Praxie und Gleichgewicht sehen, wenn das Sehen ausgeschlossen ist. Zum Beispiel sollte man das Kind lieber dazu bringen, Aktivitäten mit motorischer Planung auszuführen (z.B. sich durch einen Hindernisparcours bewegen, Seilspringen, Davies & Tucker, 2010), statt sich in der Therapie auf die Ausführung einer motorischen Fertigkeit zu konzentrieren.

Unterschiede sensorischer Verarbeitung bei ADHS. Es zeigte sich, dass Kinder mit ADHS SI-Beeinträchtigungen bei allen Modalitäten haben (Dunn & Bennett, 2002; Parush, Sohmer, Steinberg & Kaitz, 1997; Yochman, Ornoy & Parush, 2006; Yochman, Parush & Ornoy, 2004). Eine Studie fand sensorisch-basierte motorische Defizite bei Vorschulkindern mit ADHS (Iwanaga, Ozawa, Kawasaki & Tsuchida, 2006). Andere Untersuchungen zeigten jedoch, dass Kinder mit ADHS keine Herausforderungen mit grundlegender sensorisch-basierter Performanz hatten. Defizite zeigten sich eher nur bei komplexen SI-Fähigkeiten auf höherem Level, der anhaltende visuelle Aufmerksamkeit für die Bewegung von Gegenständen und die Unterscheidung/Diskrimination visueller und auditiver Reize erforderten (Toplak & Tannock, 2005; Vickers, Rodrigues & Brown, 2002). Diese motorischen Beeinträchtigungen auf höherem Level würden sich bei Aktivitäten wie einen Ball fangen, werfen oder kicken zeigen, die alle Timing und Synchronisierung der Extremitäten verlangen (Davies & Tucker, 2010). Daher sollten Ergotherapeuten solche motorischen Aufgaben in ihre Beurteilung und in die Interventionen bei Kindern mit ADHS aufnehmen.

Unterschiede sensorischer Verarbeitung bei DCD. Bei Kindern mit DCD fanden sich Beeinträchtigungen bei motorischer Planung und Ausführung ebenso wie spezielle Herausforderungen bei der Verarbeitung visueller Informationen, beispielsweise bei Aufgaben, die visuelle Wahrnehmung und visuell-motorische Koordination verlangen. Ähnlich wie Kinder mit ASS, verließen sich Kinder mit DCD bei Aufgaben mit motorischer Koordination und Gleichgewicht im Vergleich zu normal entwickelten Kindern stärker auf das Sehen (Van Waelvelde et al., 2006). Ergotherapeuten können daran bei der Intervention arbeiten, indem sie visuelle Hinweise in eine Aufgabe, erst recht in schwierige, einfügen und die Schwierigkeit der Aufgabe durch allmähliches Abnehmen der visuellen Hinweise graduell erhöhen, wenn das Kind geübter und selbstständiger wird. Diese Studien, die sensorisch-basierte Aktivitäten bei Kindern mit DCD untersuchten, richteten sich nicht auf sensorische Modulation und Unterscheidung/Diskriminierung, beides bleibt unerforscht.

Unterschiede sensorischer Verarbeitung bei Lernstörungen (LS). Schließlich wurden auch bei Kindern mit LS, ähnlich wie bei denen mit DCD, Herausforderungen beim visuellen Verarbeiten gefunden, besonders bei räumlicher Visualisierung und visuell-motorischen Fertigkeiten (Humphries, Krekewich & Snider, 1996; O'Brien, Cermak & Murray, 1988). Beeinträchtigungen sensorisch basierter motorischer Funktionen und motorischer Koordination wurden auch bei Kindern mit LS gefunden (O'Brien et al., 1988; Snow, Blondis, Accardo & Cunningham, 1993; Stoodley, Fawcett, Nicolson & Stein, 2005). Diese Beeinträchtigungen der Kinder mit DCD und LS können der mangelnden Fähigkeit zugeschrieben werden, die Konsequenzen der Bewegungsaktionen vorherzusehen (Smits-Engelsman, Wilson, Westenberg & Duysens, 2003). Diese Unfähigkeit kann durch mangelndes sensorisches Feedback verursacht werden, nicht durch Langsamkeit oder eingeschränkte Informationsverarbeitung. Deshalb sollten Ergotherapeuten bei Kindern mit DCD und LS die Betonung auf motorische Planungsaktivitäten legen und die Kinder ermutigen, bestimmte Ergebnisse ihrer Bewegungen vorherzusagen oder ihnen erlauben, die Konsequenzen ihrer Bewegungen zu erleben und vor der Ausführung zu analysieren. Graphästhesie (die Fähigkeit, Schrift auf der Haut durch den Tastsinn wahrzunehmen) und Stereognosie (die Fähigkeit, einen Gegenstand durch bloßes Ertasten zu erkennen) sind schwierige Bereiche für Kinder und Jugendliche mit LS bei komplexen taktilen Aufgaben (Snow et al., 1993). Daher sollten Aufgaben, die komplexere taktile Diskriminationsfertigkeiten erfordern, bei der Beurteilung beachtet und, wenn nötig, bei der Behandlung von Kindern mit LS einbezogen werden. Wie bei den Kindern mit DCD wurde auch bei denen mit LS die Ausführung sensorischer Modulation nicht untersucht, wodurch dieser Bereich unerforscht bleibt.

Die Ergebnisse dieses Reviews weisen darauf hin, dass einige Subtypen erkannt und von der Forschung gestützt werden. Außerdem können Kinder aus unterschiedlichen diagnostischen Kategorien diagnosespezifische Muster zeigen. Insgesamt bieten die Ergebnisse Evidenz für die Annahme, dass Behandlungsstrategien unterschiedlich sein müssen, je nach diagnostischen Kategorien und sensorisch-basierten Subtypen und nach den sensorischen Merkmalen des Kindes.

5.4.3 Schlussfolgerungen für die klinische Praxis und Forschung

Mulligans Forschung (1998, 2000) fand, dass eindeutige Subtypen sensorisch integrativer Dysfunktion mit denen von Ayres (1972c, 1989) übereinstimmten, besonders Dyspraxie und bilaterale Integrations- und Sequenzierungs-Subtypen. Die Forschung zu Subtypen innerhalb bestimmter Diagnosen entdeckt allmählich mehrere eigenständige Subtypen, die spezifisch für eine Diagnose sind. Liss und Kollegen (2006) fanden vier Subtypen sensorischen Reaktionsvermögens bei Kindern mit Autismus. Zwei Subtypen betrafen Kinder, die hypersensibel auf sensorischen Input reagierten. Eine andere Gruppe von Kindern zeigte eine geringe Ansprechempfindlichkeit auf sensorischen Input und war auf der Suche danach. Der letzte Subtyp betraf etwa 25% der Kinder mit Autismus in dieser Stichprobe, die keine sensorischen Defizite zeigten. Dunn und Bennett fanden 2002 heraus, dass Kinder mit ADHS in vier eigenständigen Kategorien Beeinträchtigungen hatten: sensorischen Input suchend, emotional reaktiv, Unaufmerksamkeit/Ablenkbarkeit und feinmotorisch/perzeptiv. Dieser evidenzbasierte Review wies darauf hin, dass die klinische Diagnose mit den gefundenen Subtypen zusammenhängt.

Eine Einschränkung dieser Daten besteht darin, dass die betrachteten Studien heterogene Stichproben mit unterschiedlichen Assessments untersuchten, was es schwierig macht, Subtypen zu erkennen. So nutzten zum Beispiel die Studien von Mulligan (1998, 2000) und Ayres (1972c, 1989) den SIPT Subtest, der mit einer Anzahl Items Praxie und taktile Unterscheidung/Diskrimination erfasst, aber keine Items zur direkten Erfassung der Modulation beinhaltet. Dadurch sind die Subtypen, die sichtbar wurden, solche, die sensorische Diskrimination/Wahrnehmung und Praxie umfassen. Andererseits nutzten Dunn und Bennett (2002) und Liss und Kollegen (2006) Elternfragebögen, die mit vielen Items sensorische Modulation untersuchten, aber nur mit wenigen Fragen Praxie. Deswegen fanden Dunn und Bennett hauptsächlich Subtypen zu sensorischer Modulation und nur wenige zu Praxie oder sensorischer Diskrimination/Wahrnehmung. Forschende sollten auf Assessments achten, die zukünftig in der Forschung genutzt werden, um Subtypen zu identifizieren oder zu bestätigen. Wie sich in vier Studien, die direkt Subtypen untersuchten, herausstellte, ergaben die unterschiedlichen Assessmentitems in jeder Studie verschiedene Cluster oder Gruppierungen. Dieses Ergebnis betont den Bedarf an einer umfassenden Beurteilung der sensorischen Funktion und sensorisch basierter motorischer Performanz, das sensorische Wahrnehmung, Unterscheidung/Diskrimination, Modulation und Praxie in einer einzigen Studie einschließt. Außerdem werden Studien mit vielen Assessmentitems und -werkzeugen unsere Möglichkeiten vergrößern, Muster der SI-Fähigkeit zu erkennen, die zu Funktion oder Dysfunktion bei Alltagsaktivitäten führen, vorausgesetzt, diese Assessments sind vollständig, was ihren Geltungsbereich angeht.

Schließlich werden mehr Studien mit multivariaten Methoden benötigt, um die Existenz von Subtypen sensorisch integrativer Dysfunktion oder SI-Beeinträchtigung zu bestätigen oder in Frage zu stellen. Seit diesem Review ging es in einer weiteren Studie von Mailloux und Kollegen (2011) zum Teil um dieses Anliegen und sie ergab eine weitere Bestätigung der Muster sensorischer Integrationsdysfunktion von Ayres. In dieser aktuelleren Studie wurde eine explorative Faktoranalyse mit Daten durchgeführt, die retrospektiv bei 273 Kindern im Alter von vier bis neun Jahren erhoben wurden. Anders als bei früheren Studien, enthielt diese Studie Daten von mehreren Assessments: SIPT, Sensory Processing Measure: Home (SPM; Parham & Ecker, 2007) oder eine frühere Version des SPM, die Evaluation of Sensory Processing (ESP; Johnson-Ecker & Parham, 2000) und eine Verhaltensmessung von Aufmerksamkeit/Unaufmerksamkeit und Ablenkbarkeit, die aus deskriptiven Daten der Aufnahmeformulare entnommen wurde. Nur taktile Items, die es sowohl im SPM als auch im ESP gab, wurden für die Faktoranalyse verwendet. Dadurch beinhaltete diese Studie Messungen der Praxie (SIPT), Modulation (taktile Abwehr aus dem SMP und ESP) und Aufmerksamkeit (Aufnahmebogen). Die Ergebnisse der Faktoranalyse mit 20 Items aus den vier Instrumenten war eine Sechs-Faktoren-Lösung. Zwei der Faktoren hatten allerdings nur ein Item, so dass eine Vier-Faktoren-Lösung am besten passte. Die vier Faktoren waren Visuo- und Somato-Dyspraxie, vestibuläre/propriozeptive bilaterale Integration und Sequenzierung, taktile und visuelle Unterscheidung/Diskrimination und taktile Abwehr und Aufmerksamkeit.

5.5 Sicherheit und Risiken

Grundlegende Informationen über die Entwicklung und Funktion des sensorischen Systems sowie Konzepte der SI-Theorie werden am Anfang der Ergotherapieausbildung gelehrt (S. Reynolds, Watling, Zaplet al. & May-Benson, 2010). Umfassendes Assessment und Interventionen mit dem Schwerpunkt auf SI werden jedoch als fortgeschrittene Praxis angesehen (Smith Roley & Jacobs, 2008). Eine fortgeschrittene Ergotherapeutin wendet Ergotherapie mit dem SI-Ansatz sachkundig, gefahrlos und ohne Risiken an, die es bei diversen Interventionsstrategien in der Behandlung von Kindern und Jugendlichen mit SI-Herausforderungen gibt.

Im klinischen Setting ist die physische Umwelt für diese Therapie oft mit großen hängenden Geräten ausgestattet und bei dieser Therapie muss für Sicherheit gesorgt werden. Aufgehängte Geräte müssen sicher an einem Stützbalken befestigt sein oder an einer freistehenden Vorrichtung für hängende Geräte. Der Therapieraum ist mit Matten und Kissen gepolstert, auch unter allen aufgehängten Geräten. Alle Geräte müssen regelmäßig gewartet werden, um die Sicherheit zu gewährleisten. Die Geräte wurden so gefertigt, dass sie taktilen, propriozeptiven und vestibulären Input unter Anleitung eines ausgebildeten Therapeuten bieten.

Während der Intervention muss der Therapeut dicht beim Kind bleiben und bereit sein, jederzeit schnell das Kind und/oder die Geräte zu bewegen und zu stabilisieren. Besondere Aufmerksamkeit ist geboten, wenn das Kind kopfüber hängt, um dessen Kopf und Nacken zu schützen und wenn man schnelle rotierende Bewegungen macht, um zu gewährleisten, dass das Kind während der Aktivität sicher ist. Die Ergotherapeutin muss während der Teilnahme des Kindes an sensorisch-basierten Aktivitäten genau dessen Reaktionen verfolgen. Die Aktivierung des vestibulären Systems kann, auch wenn es bei vielen Kindern ordnend wirkt, starke Reaktionen des autonomen Nervensystems wie Übelkeit und Erbleichen hervorrufen und kann sich auf Erregung auswirken und abgelenktes unkonzentriertes Verhalten produzieren (Parham & Mailloux, 2010). Beschwerte Westen und Decken können das Kind mit anhaltendem tiefen taktilen Input versorgen. Die Reaktion des Kindes auf den Input muss überwacht werden und die Therapeutin muss aufpassen, dass sie für die Größe des Kindes nicht zu viel Gewicht nimmt. Derzeit gibt es kein standardisiertes Vorgehen, das Effektivität mit beschwerten Westen und Decken gezeigt hat und die Ergotherapeutin muss einen klaren betätigungsfokussierten Grund für die Verwendung dieser Materialien haben und die individuelle Reaktion des Kindes überwachen. Innerhalb der schulbasierten Ergotherapie wird der SI-Ansatz meist im natürlichen Kontext im Klassenraum des Kindes oder in anderem schulischen Kontext angeboten und Sicherheitsvorkehrungen müssen jeweils auf die Art des Kontextes angepasst werden. Fortbildungen sollten den sicheren Einsatz der Ausrüstung und das Überwachen der kindlichen Reaktionen auf die sensorische Stimulation in unterschiedlichen Kontexten und Umgebungen enthalten.

Schaaf und Kollegen (2010; Schaaf & Smith Roley, 2006) empfehlen eine spezielle Ausrüstung für Therapeuten, die sensorische Integration als Bezugsrahmen nutzen, unter anderem Hüpfgeräte, Gummiseile zum Ziehen, Therapiebälle, verschiedene Schaukeln (Teller, Plattform, Netz, Reifen, Rolle/Rahmen), Rollbrett, und Rampe, beschwerte Gegenstände verschiedener Größe, Schläuche, Spannmaterial, Sturzpolster, Bällebad, vibrierendes Spielzeug und Massagegeräte, verschiedene taktile Materialien, visuelle Zielscheiben, Klettergeräte, Stangen und zum Spiel und Üben von Alltagsfertigkeiten einladendes Material (Schaaf et al., 2009).

5.6 Praxisanleitung und Training zum Einsatz des SI-Ansatzes

Die der SI-Theorie zugrundeliegenden Konzepte wurzeln im erweiterten Wissen der Biologie, Physiologie, Neurologie, Psychologie und des menschlichen Verhaltens. Als solche verlangt die Fähigkeit, Zeichen und Symptome dysfunktionaler SI genau zu erkennen, fortgeschrittene Fertigkeiten. Empfehlungen zu entsprechenden Fortbildungen und praktischer Anleitung wurden bereits zu Beginn von Ayres' Arbeit ausgesprochen und 1977 entwickelt und angeboten. Durch die schnelle Weiterentwicklung der Neurowissenschaften und des Studiums menschlichen Verhaltens bleiben Empfehlungen zu Fortbildungen und Praxisanleitung für Ergotherapeuten relevant, die ein umfassendes Verständnis der Theorie und Interventionen im Zusammenhang mit SI erlangen möchten. Viele Kurse und praktische Anleitungen werden in den gesamten USA und international angeboten. Experten auf diesem Gebiet empfehlen unter anderem:

- Aufbaukurse zu SI-Theorie, Assessmentverfahren und -interpretation und Interventionstechniken
- Zertifizierung in sensorischer Integrationstheorie und -praxis, einschließlich Durchführung und Interpretation des SIPT (Ayres, 1989)
- Anleitung zum Einsatz von Interventionsmethoden der sensorischen Integration, einschließlich Beratung und professionelle Anleitung im Professional Reasoning und Einsatz der Interventionsmethoden
- Supervidierter Einsatz der Methoden sensorischer Integration in der praktischen Arbeit von mindestens zwei Jahren
- Fortlaufendes Studium und Durchsicht der für sensorisches Verarbeiten, sensorische Integration und Neurowissenschaften relevanten Literatur, die diese Konstrukte stützt
- Fortlaufender Dialog und Beratung mit beruflichen Kollegen, die in sensorischen Integrationsmethoden ausgebildet sind (Parham & Mailloux, 2010; Smith Roley, 2006b).

Wenn man Praxisanleitung anstrebt, ist es wichtig, auf die spezielle Erfahrung des Praxisanleiters im Unterrichten zu achten und auf seine kontinuierliche Weiterbildung, Teilnahme an aktueller Praxis und Beteiligung an Forschungsaktivitäten. Ebenso wichtig ist dessen spezielle gedankliche Einstellung zu SI in Anbetracht der Breite, in der diese Konzepte derzeit interpretiert und eingesetzt werden. Auch noch wichtig zu beachten ist das Ausmaß, in dem das angebotene Training betätigungsbasiert und im Einklang mit der Zertifizierung und Anerkennung von Ergotherapeuten ist.

5.7 Zusammenfassung des Literaturreviews und Empfehlungen für ergotherapeutische Interventionen

Die systematischen Reviews der fünf fokussierten Fragen enthalten insgesamt 194 Artikel, 40 davon auf dem höchsten Evidenzlevel I. Von den übrigen waren 96 auf Level-II, 37 auf Level-III, 17 auf Level-IV und 3 auf Level-V. Eine qualitative Studie wurde in den Review eingeschlossen. In die Untergruppe der zwei fokussierten Fragen zu ergotherapeutischer Intervention wurden 53 Artikel aufgenommen, davon 27 auf Level-I, 6 auf Level-II, 7 auf Level-III, und 13 auf Level-IV. Alle Studien des Reviews, auch die nicht speziell im entsprechenden Abschnitt dieser Praxisleitlinie beschriebenen, werden in den Evidenztabellen von Anhang E zusammengefasst und kritisch beurteilt. Vollständige Literaturangaben finden sich in der Literaturliste. Der Leser wird angehalten, Details in den vollständigen Artikeln nachzulesen.

Empfehlungen für die ergotherapeutische Arbeit mit Kindern und Jugendlichen mit Herausforderungen beim Verarbeiten und Integrieren sensorischer Informationen finden sich in **Tabelle 5.1**. Die Empfehlungen gründen sich auf der Stärke der Evidenz für das jeweilige Thema der Interventionsfragen in Kombination mit der Expertenmeinung der Reviewautoren und der Inhaltsexperten, die die Leitlinie überprüft haben. Die Stärke der Evidenz wird durch die Anzahl der Artikel zu einem Thema, das Studiendesign und die Einschränkungen der Artikel bestimmt[11].

11 Die Empfehlungskriterien gründen auf der Standardsprache der U.S. Preventive Services Task Force of the Agency for Health Care Research and Quality. Weitere Informationen zu diesen Kriterien finden sich unter http://www.uspreventiveservicestaskforce.org/uspstf/standard.htm.

Tabelle 5-1: Empfehlungen für ergotherapeutische Interventionen für Kinder und Jugendliche mit Herausforderungen beim Verarbeiten und Integrieren sensorischer Informationen

	Empfohlen	Keine Empfehlung	Nicht empfohlen
Betätigungsbereiche	Ergotherapie mit SI-Ansatz zur Performanz von individuellen Funktionszielen für Kinder mit SI-Problemen (C) Eine Kombination von SI, sensorischer Diät und therapeutischem Reiten zur Performanz funktioneller, elternzentrierter Ziele für Kinder mit Problemen beim sensorischen Verarbeiten (C) SI zur Partizipation an aktiven Spielen für Kinder mit SI-Beeinträchtigung (C) SI zu Spielfertigkeiten und Teilnahme für Kinder mit Autismus (C) Ein kognitiver und aufgabenbasierter Ansatz zur Partizipation an Betätigungen für Kinder mit motorischen Defiziten, typisch für Entwicklungs-Koordinations-Störungen (DCD) (B) Bewegungstherapie zu Aufgaben bei passivem Verhalten von Kindern mit Autismus (C)	SI zu schulischer und psycho-edukativer Performanz (z.B. Rechnen, Lesen, Schriftsprache) (I) Übungen zu Spielverhalten für Kinder mit Autismus (I)	
Performanzfertigkeiten			
Motorische und Praxisfertigkeiten	SI zu grobmotorischen und motorischen Planungsfertigkeiten für Kinder mit Lernbeeinträchtigungen (B) Ein kognitiver und aufgaben-basierter Ansatz zu motorischen Fertigkeiten für Kinder mit für DCD charakteristischen motorischen Defiziten (B) Bildliche Vorstellung zu Performanz bei motorischen Fertigkeiten für Kinder mit Aufmerksamkeits- und Lernproblemen (C) Programme zur bildlichen Vorstellung von Bewegungsabläufen zur Performanz bei motorischen Fertigkeiten für Kinder mit Problemen bei motorischer Koordination (C) Sensomotorische Techniken zu motorischer Performanz und zur Sturzreduzierung bei Kindern mit DCD (C)	Perzeptiv-motorisches Training zu motorischer Performanz für Kinder mit Lernproblemen (I)	
Sensorisch-perzeptive Fertigkeiten	Ergotherapie mit SI-Ansatz zu SI-Fertigkeiten für Kinder mit SI-Problemen (C) SI-Ansatz zur visuellen Wahrnehmung bei Kindern mit DCD (C) Eine kombinierte sensorische Diät mit therapeutischem Zuhörprogramm zu Bereichen der SI bei Kindern mit Störungen der sensorischen Verarbeitung und visuo-motorischer Verzögerung (C) SI kombiniert mit perzeptiv motorischem Lehrplan zur visuellen, auditiven und taktilen Wahrnehmung für Kinder mit vermuteten neurologischen Problemen (C)	Sensomotorische Aktivitäten zu sensorischer Organisation für Kinder mit DCD (I)	
Emotionale Regulationsfertigkeiten	SI zu unangepasstem Verhalten für Kinder mit SI-Problemen (B) SI zu Selbstbewusstsein für Kinder mit Lernbeeinträchtigungen und sensorisch integrativer Dysfunktion (B) Ergotherapie mit SI-Ansatz zur Minderung von externalisierendem und internalisierendem Verhalten für Kinder mit SI-Problemen (C) Eine Kombination aus sensorischer Diät und therapeutischem Zuhörprogramm zu Verbesserungen im Verhalten bei Kindern mit SI-Störung und visuell-motorischer Verzögerung (C)	Klangtherapie zum Verhalten für Kinder mit Autimus (I)	
Kommunikations- und soziale Fertigkeiten	Ergotherapie mit SI-Ansatz zur Sozialisierung für Kinder mit SI-Problemen (C) SI zu Teilnahme und reduzierter Aggression für Kinder mit sensorischer Modulationsstörung (C) Ein SI-Ansatz zu besserer sozialer Integration und weniger impulsivem Verhalten für Kinder mit Autismus (C) Massage zu sozialer Kommunikation für Kinder mit Autismus (C)	Klangtherapie zu besseren Sprechfertigkeiten für Kinder mit Autismus (I)	

Klientenfaktoren	Empfohlen	Keine Empfehlung	Nicht empfohlen
Mentale Funktionen	SI zu Aufmerksamkeit für Kinder mit Autismus (C) Beschwerte Westen zu Aufmerksamkeit für Kinder mit tiefgreifender Entwicklungs- (PDD) und SI-Beeinträchtigung (C)		
Sensorische Funktionen und Schmerz	Ergotherapie mit SI-Ansatz zur Reduzierung der Amplitude elektrodermaler Reaktionen für Kinder mit Problemen bei sensorischer Modulation, die verminderte Stressreaktionen bei sich wiederholenden und potenziell schädlichen Reizen zeigen (B) Berührungsdruck/Tiefendruck und Massage zu Berührungsaversion und zu besserer Ansprechempfindlichkeit auf Klang für Kinder mit Autismus (B) SI zu erhöhtem Nystagmus für Kinder mit Lernbeeinträchtigung (C) SI zu taktiler Unterscheidung/Diskrimination für Kinder mit vermuteten neurologischen Problemen (C) Körperliche Übungen zu Reduzierung selbststimulierenden Verhaltens für Kinder mit Autismus (C) Bewegungstherapie, um negative Reaktionen auf Berührung für Kinder mit Autismus zu vermindern (C)	SI zur Erhöhung des Nystagmus für Kinder mit Leseverzögerung und Problemen bei sensorischer Integration (I)	
Beratung	Ergotherapie auf beratender Grundlage war effektiv bei Dienstleistungen für Kinder mit SI-Dysfunktion, DCD und Lernproblemen (A)		

**Die Terminologie der Empfehlungen entspricht der Sprache des jeweiligen Artikels, aus dem die Evidenz stammt.*

Obwohl eindeutig weitere Untersuchungen nötig sind, um Interventionen zu entwickeln und zu überprüfen, die den Einfluss von Herausforderungen beim Verarbeiten und Integrieren sensorischer Sinneseindrücke verbessern, ist die vorhandene evidenzbasierte Literatur für aktuelle klinische Entscheidungen nützlich. Die Empfehlungen aus Tabelle 5.1 zeigen, dass Ergotherapie mit dem SI-Ansatz, sensorisch basierte Interventionen und andere ergotherapeutische Interventionen effektiv eingesetzt werden können, um die Betätigungsperformanz von Kindern und Jugendlichen mit SI-Beeinträchtigungen zu verbessern. Zum Beispiel bietet die betrachtete Literatur Evidenz dafür, dass Ergotherapie mit dem SI-Ansatz und sensorisch basierte Ergotherapiestrategien das Erreichen funktioneller Ziele unterstützen und zu Erfolgen bei Spielfertigkeiten, motorischen und praktischen Fähigkeiten, sensorischer Verarbeitung und Wahrnehmung, Verhalten, emotionaler Regulation, sozialer Teilhabe, Aufmerksamkeit und Beteiligung führen können. Ergotherapeuten sollten achtsam sein, wenn sie mit sensorischen Strategien komplexe oder allgemeine Ziele angehen wollen, wie Performanz bei Schulfächern, Organisation oder Sprache, weil die Evidenz nicht ausreicht, um sensorische Interventionen für diese Zielsetzungen zu empfehlen. Einige Beispiele, wie diese Leitlinie genutzt werden kann, um die Evaluation und Intervention bei diesen Kindern und Jugendlichen zu leiten, werden in Tabelle 5.1 geboten.

Zusammenfassend entstanden die Konzepte, bei denen es darum ging, Sinneseindrücke für Gesundheit und Teilhabe durch Betätigung zu nutzen, bereits vor mehr als vier Jahrzehnten. In den darauffolgenden Jahren haben die signifikanten Fortschritte im Verstehen der Neurowissenschaften und der Art, wie Sinneseindrücke und funktionelles Verhalten interagieren, die Theorieentwicklung und Anwendung der Konzepte zur Evaluation und Intervention bereichert. Die speziellen Mechanismen jedoch, durch die Sinneseindrücke und Verhalten interagieren, wurden noch nicht gut verstanden. Zurzeit verlassen sich Ergotherapeuten, die auf diesem Gebiet arbeiten, auf Messungen und Beobachtung des Verhaltens. Ergotherapeuten, die sich dafür interessieren, mit den hier dargestellten Theorien und Strategien zu arbeiten, wird dringend empfohlen, sich auf fortgeschrittenem Niveau in diesen Methoden fortzubilden, um sicherzustellen, dass sie die theoretischen und technischen Aspekte dieser Konzepte beherrschen. Nur durch die adäquate Ausbildung des Personals, zuverlässige Implementierung der Interventionsmethoden, valide und detaillierte Dokumentation und ständige wissenschaftliche Weiterbildung werden diese Theorien und Methoden weiter verfeinert und eine reichhaltige Evidenzbasis geschaffen.

Erläuterungen zurTabelle 5-1

A – Starke Empfehlung, die Intervention routinemäßig in der Ergotherapie für geeignete Klienten anzuwenden. Der Literaturreview stellte eine gute Evidenzlage fest, dass die Intervention wichtige Ergebnisse verbessert und kam zu dem Schluss, dass die Vorteile im Vergleich zu den Nachteilen überwiegen.

B – Empfehlung, die Intervention routinemäßig in der Ergotherapie für geeignete Klienten anzuwenden. Der Literaturreview stellte mindestens eine gute Evidenz fest, dass die Intervention wichtige Ergebnisse verbessert und kam zu dem Schluss, dass die Vorteile im Vergleich zu den Nachteilen überwiegen.

C – Keine Empfehlung für oder gegen Anwendung dieser Intervention in der Ergotherapie. Der Literaturreview stellte mindestens einen ordentlichen Beweis fest, dass durch die Intervention gewünschte Ergebnisse verbessert wurden und kam zu dem Schluss, dass ähnlich viele Vorteile und Nachteile existieren, sodass keine Empfehlung ausgesprochen werden kann.

D – Die Anwendung dieser Intervention von Ergotherapeuten an ihre Klienten ist nicht empfohlen. Der Literaturreview stellte mindestens einen anständigen Beweis fest, dass die Intervention uneffektiv ist oder die Nachteile den Vorteilen überwiegen.

I – Ungenügende Beweislage, um eine Empfehlung für oder gegen den Einsatz dieser Intervention in der Ergotherapie auszusprechen. Beweise für die Wirksamkeit dieser Intervention fehlen, haben eine schlechte Qualität oder sind widersprüchlich. Es kann das Verhältnis zwischen den Vor- und Nachteilen nicht ermittelt werden.

Anmerkung: Die Empfehlungskriterien basieren auf den *Standard Recommendation Language by the Agency of Healthcare Research and Quality* (o.d.). Empfehlungen in dieser Tabelle basieren auf den Ergebnissen des evidenzbasierten Reviews, kombiniert mit Expertenmeinungen.

5.8 Fallbeispiele

Siehe Tabelle 5-2, Seite 82–85.

Tabelle 5-2: Anwendung der Praxisleitlinie bei Fällen: Beispiele für Evaluation und Intervention

Beschreibung des Kindes	Evaluation	Intervention
	• Ist umfassend, erhebt die Performanz bei unterschiedlichen Betätigungen, Kontexten und Interaktionen • Enthält Interviews, Beobachtung und standardisierte Tests • Schließt Verhaltensanalyse ein mit Betonung darauf, wie sensorische Verarbeitung und die Umwelt das Verhalten beeinflussen	• Ist intensiv und umfassend • Betont SI als Vorbereitung für Beteiligung und Partizipation • Legt Wert auf die Prioritäten des Klienten und seiner Familie • Zielt auf die Unterstützung des Klienten im Kontext ab
Laurean ist ein zweijähriges Mädchen mit Beeinträchtigungen bei der Selbstregulation mit erhöhter Ansprechempfindlichkeit auf Sinneseindrücke. Sie wird als „emotional anfällig, immer kurz davor zusammenzubrechen" beschrieben. Sie erschrickt leicht bei plötzlichen Geräuschen, weigert sich, nahe an Ballons oder Tiere zu gehen und geht nicht zu anderen spielenden Kindern. Sie spielt gut allein und mit ihrer Mutter, aber geht sofort weg, wenn ein anderes Kind dazukommt. Wenn sie erst mal „aus der Fassung gebracht" ist, bleibt sie für den Rest des Tages am Rande eines Zusammenbruchs, was dazu führt, dass die Familie Ausflüge oder Unternehmungen absagt, um diesen zu verhindern. Sie braucht abends mindestens 30 Minuten Zeit zum Schaukeln und Schmusen, um einzuschlafen und schläft dann immer nur zwei bis drei Stunden am Stück.	• Evaluation der sensorischen Verarbeitung mit dem Infant/Toddler Sensory Profile (Dunn, 2002) oder dem Sensory Processing Measure–Preschool (SPM–P): Home (Ecker & Parham, 2010) • Interview des Betreuers mit dem Canadian Occupational Performance Measure (Law et al., 2005), um Alltagsroutinen, Beteiligungserwartungen und Prioritäten für die Familie zu ermitteln • Klinische SI-Beobachtung während strukturierter und unstrukturierter Aktivitäten • Andere Assessmentinstrumente nach Bedarf zur Evaluation von motorischen, Spiel- und Selbstversorgungsfertigkeiten • Evaluationsergebnisse offenbaren Herausforderungen beim Verarbeiten auditiven, visuellen und taktilen Inputs. Die Prioritäten der Eltern für Laurean sind: schneller einschlafen, jeweils längere Zeit schlafen und sich schneller erholen nach einem „Zusammenbruch"	• Ergotherapie wird einmal wöchentlich im klinischen Setting in Anwesenheit eines Elternteils durchgeführt und einmal wöchentlich bei der Familie zuhause. • Die Therapie konzentriert sich auf Selbstregulation zu Beruhigung und Schlaf. • Strategien dafür sind sensorische Integrationstechniken mit Betonung auf der Entwicklung von Strategien für zuhause. • Die Ergotherapeutin hilft der Mutter zu erkennen, wenn Laurean übererregt wird, und übt mit der Mutter die Implementierung von Strategien, die helfen, Laureans Erregung zu modulieren. • Die Ergotherapeutin hilft Laureans Mutter auch, Strategien zur Veränderung der häuslichen Umwelt, die Selbstregulation und Schlaf unterstützen, zu finden und einzusetzen.
Ty ist ein fünfjähriger Junge, der halbtags den Kindergarten der örtlichen öffentlichen Schule besucht. Seinem Lehrer ist aufgefallen, dass Ty Herausforderungen hat, beim Morgenkreis und Arbeit am Tisch länger still zu sitzen, die Materialien für seine Arbeit nicht findet, nur schwer einen Anfang bei der Arbeit findet und oft im Zimmer umher sieht, wenn andere arbeiten. In der Pause läuft er ziellos auf dem Spielplatz umher. Er kann sich nicht allein auf die Schaukel setzen, einen Ball fangen, kicken oder seilspringen. Während des Freispiels wandert er durch das Zimmer, beschäftigt sich kurzzeitig auf einfache Weise mit Spielzeug und zeigt keine Komplexität beim Spiel. Der Lehrer bespricht dies mit Tys Mutter, die von ähnlichem Ver-	• Evaluation der sensorischen Verarbeitung mit dem Sensory Processing Measure (SPM): Home (Parham & Ecker, 2007), Main Classroom and School Environment Forms (Miller Kuhaneck, Henry & Glennon, 2007) oder Sensory Profile (Dunn, 1999) und Sensory Profile School Companion (Dunn, 2006) • Standardisierte Messung der motorischen Entwicklung mit dem Bruininks–Oseretsky Test of Motor Proficiency, 2nd ed. (Bruininks & Bruininks, 2005), Miller Function and Participation Scales (L.J. Miller, 2006) oder School Function Assessment (Coster, Deeney, Haltiwanger & Haley, 1998)	• In der Schule wird 20 Minuten pro Woche individuelle Ergotherapie angeboten. Zusätzlich ermöglicht fortlaufende Beratung des Lehrers und der Familie eine Generalisierung von Strategien zuhause und in der Schule. • Strategien beinhalten Ayres' SI-Intervention mit Betonung taktilen, vestibulären und propriozeptiven Inputs im Kontext von dynamischen Aktivitäten, die für Ty Bedeutung haben. • Spielfertigkeiten werden in individuellen Sitzungen geübt, bei denen der Therapeut ähnliche Materialien nutzt wie im Klassenraum, um Ty dazu zu verhelfen, Spielschemata zu entwickeln, die er beim Freispiel nutzen kann.

Beschreibung des Kindes	Evaluation	Intervention
halten zuhause berichtet. Die Mutter stimmt einer ergotherapeutischen Evaluation in der Schule zu und sagt, dass die Familie keine Krankenversicherung für private Dienstleistungen hat.	• Strukturierte Beobachtungen in der schulischen Umwelt zu Ideenfindung, Spiel, Beteiligung, Regulation, Praxie, feinmotorische, grobmotorische und visuelle Fertigkeiten • Assessment der visuell–perzeptiven und visuell–motorischen Fertigkeiten (mögliche Instrumente sind der Beery–Buktenica Test of Visual–Motor Integration [Beery, Buktenica & Beery, 2004], Test of Visual–Motor Skills–3 [Martin, 2010] und der Test of Visual–Perceptual Skills, 3rd ed. [Martin, 2006]) • Evaluationsergebnisse offenbaren Beeinträchtigungen beim auditiven, visuellen und taktilen Verarbeiten, bei visuell-perzeptiven Fertigkeiten, visuell-motorischer Integration und Praxie	• Die Ergotherapeutin integriert Spiel auf dem Spielplatz in Tys Sitzungen, um ihn vertrauter mit den vorhandenen Geräten zu machen, ihm Strategien für den Umgang mit den Geräten beizubringen und seine Ideenfindung und sein Selbstvertrauen aufzubauen. Die Ergotherapeutin lädt andere auf dem Spielplatz ein mitzuspielen, um die soziale Teilhabe zu fördern. • Ty bekommt einen Sitzball für die Arbeit im Sitzen am Tisch und ein luftgepolstertes Kissen für die Kreisarbeit.
Samantha ist ein achtjähriges Mädchen, das gern zur Schule geht, liest und mit ihren Puppen spielt. Sie kann alle notwendigen Aufgaben für die Pflege ihres Körpers und ihrer Sachen zuhause ausführen, wenn sie erinnert wird und mit gelegentlicher Hilfe ihrer Mutter. In der Schule kann sie erforderliche Aktivitäten ohne Unterstützung ausführen. Motorisch sackt sie beim Sitzen zusammen, steht gebeugt und ermüdet leicht. Sie hat Probleme, beim Sport mitzuhalten und vermeidet die Sportstunden. Sie beteiligt sich in der Pause und nach der Schule nicht an körperlichen Spielen. Samantha kann ihre linke und rechte Körperseite nicht koordinieren, um den Hampelmann zu machen oder die oberen Extremitäten zeitlich so organisieren, dass sie einen Ball mit einem Schläger oder Schlagholz treffen kann. Weil Samanthas Herausforderungen ihren Erfolg in der Schule nicht behindern, gehen die Eltern zwecks Evaluation zu einer Ambulanz einer pädiatrischen Klinik.	• Sensory Integration and Praxis Tests (Ayres, 1989) • Caregiver report of sensory processing (SPM: Home [Parham & Ecker, 2007]) • Klassenlehrer, Sportlehrer und Spielplatz-Assistent berichten über sensorische Verarbeitung (SPM: Main Classroom and School Environment Forms [Miller Kuhaneck et al., 2007] oder Sensory Profile [Dunn, 1999]) • Klinische Beobachtung, basierend auf der SI-Theorie (Blanche, 2002) • Standardisierte Messung der motorischen Fertigkeiten (Bruininks–Oseretsky Test of Motor Proficiency, 2nd ed. [Bruininks &Bruininks, 2005]) • Interview der Klientin und ihrer Mutter mit dem Canadian Occupational Performance Measure (Law et al., 2005), um die Hauptanliegen und Prioritäten für die Therapie zu finden • Children's Assessment of Participation and Enjoyment and Preferences for Activities of Children (King et al., 2005) • Perceived Efficacy and Goal Setting System (Missiuna, Pollock & Law, 2004) • Evaluationsergebnisse offenbaren Defizite bei Praxie und Entwicklung grobmotorischer Fertigkeiten und schwache Awareness des Körperschemas	• Zweimal wöchentlich 45 Minuten Ergotherapie mit Ayres' SI-Intervention in einer ambulanten Klinik. • Zur ersten Sitzung einer Woche geht Samantha allein, zur zweiten kommt die Mutter dazu. • Die Therapie konzentriert sich darauf, Samanthas Körperschema durch verschiedene taktile, propriozeptive und vestibuläre Aktivitäten zu verbessern. • Aufgehängte Geräte und vestibulärer Input werden genutzt, um ihre bilaterale motorische Koordination, ihre Ideenfindung und Praxie-fertigkeiten herauszufordern, und ihr zu helfen, multisensorische Erfahrungen mit taktilem, vestibulärem, propriozeptivem und visuellem Input zu integrieren. • Die Ergotherapeuten holen von der Schule Informationen über ihre Performanz ein, besonders aus dem Sport und den Pausen, um Strategien für die Schule vorschlagen zu können. Auch wenn Samantha die Therapie nicht in der Schule erhält, führt dieser Austausch von Informationen zwischen Schulpersonal und Therapeuten zu Zusammenarbeit.

Beschreibung des Kindes	Evaluation	Intervention
Jared ist ein siebenjähriger Junge, der körperlich aktiv beim Sport ist und seine Aktivitäten sehr intensiv ausführt. Er fummelt an seiner Kleidung, zieht immerzu an seinem Baseball-Pullover, weigert sich, kurzärmelige Hemden oder kurze Hosen anzuziehen, selbst im Sommer, und geht nicht barfuß. Jared isst nur bestimmte Dinge, am liebsten hartes, knuspriges Essen, vermeidet alle weichen oder cremigen Konsistenzen. Während der Lehrer/Eltern-Besprechung beschrieb der Lehrer ihn als ablenkbar und hibbelig. In der Schule ist er ständig mit anderem beschäftigt und wird regelmäßig wegen kleinerer Vergehen zum Direktor geschickt, z. B. weil er andere Kinder anschreit oder zu grob ist. Der Lehrer hat ihn nach vorn gesetzt, um ihn zu überwachen und bei der Arbeit zu halten. Jared hat *einen* Freund, mit dem er gut zusammen spielt. Auf andere Freundschaften haben sich seine Intensität beim Spielen und seine schwachen sozialen Interaktionsfertigkeiten negativ ausgewirkt. Jareds Eltern gehen zu einer ergotherapeutischen Evaluation in einer privaten Praxis, nachdem sie im Fernsehen von SI gehört haben.	• Sensory Integration and Praxis Tests (Ayres, 1989) • Bericht der Eltern zu sensorischem Verarbeiten (SPM: Home [Parham & Ecker, 2007]; Sensory Profile [Dunn, 1999]) • Klassenlehrer und anderes Personal berichten von sensorischem Verarbeiten (SPM: Main Classroom and School Environment Forms [Miller Kuhaneck, Henry & Glennon, 2007]) • Beobachtung nach der SI-Theorie (Blanche, 2002) • Interview des Klienten und seiner Eltern mit dem Canadian Occupational Performance Measure (Law et al., 2005) zur Bestimmung der HauptHerausforderungen und der Prioritäten für die Behandlung • Behavior Rating Inventory of Executive Function–Preschool Version (BRIEF–P; Gioia, Espy & Isquith, 2003) zeigt Herausforderungen bei exekutiven Funktionen • Evaluationsergebnisse offenbaren, dass Jared Beeinträchtigungen bei der Verarbeitung taktiler Informationen hat, und dass dies der Grund für seine Ablenkbarkeit und seine begrenzte Nahrungsauswahl sein könnte. Außerdem könnte seine geringe Integration taktiler und propriozeptiver Inputs zur Intensität seines Spiels und zur Schwierigkeit, bei Interaktionen die Kraft zu dosieren, beitragen.	• Einmal wöchentlich erfolgen 60 Minuten Ergotherapie mit Ayres' SI-Ansatz. Jareds Eltern sind jedes Mal dabei. • Strategien beinhalten verschiedene Aktivitäten, die Jared propriozeptiven, taktilen und vestibulären Input durch intensives körperliches Spiel bieten; zusammen mit dem Therapeuten einen Hindernisparcours aufbauen und fantasievolle Spielszenarien entwerfen; Einsatz verschiedener Werkzeuge und Materialien, die Kraftdosierung erfordern. • Für den häuslichen Kontext wird eine sensorische Diät entwickelt, Jared und seine Eltern werden entsprechend angeleitet und sie wird parallel zu den wöchentlichen Sitzungen umgesetzt. Der Therapeut überwacht die Diät und Jareds Reaktion darauf. Bei Bedarf werden Modifizierungen vorgenommen. • Beratungen mit dem Klassenlehrer und weiterem betroffenen Personal wären angemessen, um Auswirkungen von SI-Herausforderungen (taktil und propriozeptiv) auf die Performanz in der Schule zu diskutieren und fördern die Zusammenarbeit, um Jared gemeinsam zum Erfolg in der Schule zu verhelfen.
Christian ist ein 12-jähriger Junge, der sich für Computer und Geschichte interessiert. Christian hat immer Schwierigkeiten mit motorischer Planung und vermeidet jegliche Teilnahme an organisiertem Sport. Oft bittet er während des Sportunterrichts, zur Krankenschwester gehen zu dürfen. Christian geht jetzt auf die Mittelschule und tut sich schwer, seine Schulsachen zu organisieren und sich in der Schulumgebung zurecht zu finden. Von Christian weiß man, dass ihn bestimmte Geräusche und Materialbeschaffenheiten stören. Daran hat er sich angepasst, indem er keine Wolle und keine Rollkragen usw. trägt, aber immer noch stören ihn Nähte an Socken und neue Kleidung, die sich nicht „eingetragen" anfühlt. Christian hat wenige Freunde und sagt, der Krach der Gruppe, wenn seine Klassenkameraden zusammen sind, lenkt ihn ab und überwältigt ihn. Der Klassenlehrer, der sich durch einen Freund,	• Adolescent/Adult Sensory Profile (C. Brown & Dunn, 2002) • Standardisiertes Messinstrument motorischer Fertigkeiten (Bruininks–Oseretsky Test of Motor Proficiency, 2nd ed. [Bruininks & Bruininks, 2005]) • Strukturierte Beobachtungen in der Schulumwelt, um die Wirkung motorischer, regulativer und sensorischer Verarbeitung auf die Schulperformanz zu beobachten • Interview des Klienten mit dem Canadian Occupational Performance Measure (Law et al., 2005) zur Bestimmung der HauptHerausforderungen und der Prioritäten für die Behandlung	• Erhält 20 Minuten Einzeltherapie pro Woche in der Schule. Außerdem findet fortlaufend Beratung des Klassenlehrers und anderen betroffenen Schulpersonals statt, um Übertragung der Strategien in den Klassenraum und andere Umgebungen wie dem Sportunterricht zu ermöglichen. Dazu gehört auch, Organisationsfertigkeiten für Christians Sachen zu entwickeln, und ihm dabei zu helfen, sich in der schulischen Umwelt wie in Fluren zwischen verschiedenen Unterrichtsräumen zurechtzufinden, wo es sehr laut sein kann. • Der Fokus liegt in der Ergotherapie auf der sensorischen Diät, besonders auf propriozeptivem Input, von dem Christian sagt, dass er ihm hilft, sich im Klassenraum zu „entspannen", was Stuhl-Liegestütze, Bewegungspausen und tiefes Atmen einschließt.

Beschreibung des Kindes	Evaluation	Intervention
der in einer privaten Praxis arbeitet, mit SI-Therapie auskennt, hat eine Überweisung für eine ergotherapeutische Evaluation ausgestellt. Christians Eltern haben einer Evaluation durch einen Therapeuten der Schule zugestimmt, weil sie wegen seiner Performanz an der Mittelschule immer frustrierter werden.	• Die Ergebnisse der Evaluation zeigen Herausforderungen bei der Verarbeitung taktiler und auditiver Informationen, weisen auf Überreaktion bei diesen Sinneseindrücken und ein grobmotorisches Fertigkeitsdefizit hin, besonders im Bereich bilateraler motorischer Koordination und Gleichgewicht.	• Die sensorische Diät wird auf zu Hause ausgeweitet, mit Aktivitäten, die reich an propriozeptivem, taktilem und vestibulären Input in natürlichem Kontext sind (z. B. Turnhalle, Schwimmbad, Laufband, Yoga) und Hyperreaktion auf Berührung und Lärm normalisieren sollen. • Spezielle Übungen für bessere bilaterale motorische Koordination und Gleichgewicht werden dem häuslichen Programm hinzugefügt, mit wechselseitigen Sprungübungen und Aktivitäten, die beide Körperhälften und das Gleichgewicht ansprechen. • Die Ergotherapeutin überlegt mit Christian Coping-Strategien, die er nutzen kann, wenn er mit anderen zusammen in einer Gruppe ist und der Lärm ihn stört, wie z. B. seine Handflächen aneinanderdrücken, tief atmen und einen der Ohrstöpsel drin behalten, während er der Unterhaltung zuhört.
Caroline ist ein 17-järiges Mädchen, das Gedichte, Songtexte schreiben und Comic-Kunst mag. Sie hat über Jahre hinweg wegen sensorischer Überempfindlichkeit bei Berührung und auditiven Sinneseindrücken in der Schule und privat Ergotherapie bekommen. Sie reagiert hypersensibel auf Lärm und nutzt ihre Kopfhörer, um in lauten Situationen zurecht zu kommen. Caroline wird in einer neuen Umgebung ängstlich. Sie liebt warmes Wetter und mag die meisten warmen Wintersachen nicht tragen. Sie sagt, dass sie sich besser fühlt, wenn sie Übungen macht, kann darin aber keine Routine entwickeln. Sie erhält speziellen Förderunterricht, um ihr zu helfen, mit den Aufgaben und der Organisation ihrer Materialien zurechtzukommen. Derzeit erhält sie keine Therapie, aber da sie sich auf das College vorbereitet, haben Lehrpersonal der Schule und die Eltern eine umfassendere ergotherapeutische Evaluation beantragt, um Vorschläge für ihren Übergangsplan zu erhalten.	• Interview der Klientin mit dem Canadian Occupational Performance Measure (Law et al., 2005) zur Bestimmung der Hauptbeeinträchtigungen und der Prioritäten für die Behandlung • Adolescent/Adult Sensory Profile (C. Brown & Dunn 2002) • Strukturiertes Interview zur Erfassung der Kontextfaktoren einschließlich der Umgebung, damit Caroline die potenziellen Auswirkungen, die ihre sensorischen Defizite haben könnten, die Coping-Strategien, die sie nutzen kann, und ihre Prioritäten für den Schulwechsel herausfinden kann. • Die Ergebnisse der Evaluation offenbaren, dass Caroline weiterhin ein Muster der Überempfindlichkeit auf Berührung und Lärm zeigt. Sie hat herausgefunden, dass sie einer vorhersehbaren Routine folgen können und versuchen möchte, mehr körperliche Aktivitäten auszuführen, weil die ihr anscheinend helfen, ihre Ängste zu reduzieren. Sie liebt die einsamen Aspekte beim Schreiben und freut sich darauf, Englisch zu studieren, fürchtet sich aber vor all den bevorstehenden Veränderungen, was ihre Ängste verstärkt.	• Für Caroline wird eine ergotherapeutische Sitzung vereinbart, damit sie selbst Aktivitäten herausfinden und einordnen kann, die propriozeptiven Input geben, der ihr hilft, Ängste zu reduzieren, und der Überempfindlichkeit bei Berührung und auditiven Sinneseindrücken entgegenwirkt. • Nach dieser Sitzung wird eine sensorische Diät empfohlen, die Caroline täglich anwenden kann, mit Aktivitäten, die sie als besonders hilfreich empfindet, wie einen beschwerten Ball, schnelles Walking und Kopfhörer zum Musikhören, wenn sie an Orten mit vielen Menschen ist. • Es wird empfohlen, dass Caroline versucht, Turn- und Sportübungen in geheizten Räumen (Yoga, Pilates) zu ihrer Routine werden zu lassen, weil sie selbst herausgefunden hat, dass sie sich am besten fühlt, wenn sich „ihr Körper warm anfühlt". Sich zu solchen Kursen auf dem College Campus anzumelden, wird ihr helfen, eine strukturierte Routine zu finden. • Eine strukturierte Übungsroutine wird für vier Wochen zum Ausprobieren aufgestellt und vom Ergotherapeuten überwacht, um zu prüfen, ob Caroline einer Routine folgen und sich entsprechend anpassen kann.

6 Anhang

A Vorbereitung und Qualifikationen von Ergotherapeuten und Ergotherapie-Assistenten

Wer sind Ergotherapeuten?

Um als Ergotherapeutin zu praktizieren, hat die Person in den Vereinigten Staaten:

- das vom Accreditation Council for Occupational Therapy Education (ACOTE®) bzw. seinen Vorgängerorganisationen zertifizierte ergotherapeutische Programm absolviert;
- erfolgreich eine Zeit lang Praxiserfahrung unter Begleitung eines erfahrenden Ergotherapeuten gesammelt in einer dafür anerkannten Bildungseinrichtung, die den akademischen Anforderungen an ein Bildungsprogramm für Ergotherapeuten, das durch die ACOTE bzw. Vorgängerorganisationen zertifiziert worden ist, anerkannt wurde;
- hat einen national anerkannten Aufnahmetest für Ergotherapeuten bestanden; und
- erfüllt die staatlichen Anforderungen für die Zulassung, Zertifizierung bzw. Registrierung.

Bildungsprogramme für Ergotherapeuten

Diese beinhalten Folgendes:

- Biologie, Physische-, Sozial- und Verhaltenswissenschaften
- Grundprinzipien der Ergotherapie
- Theoretische Perspektiven der Ergotherapie
- Screening-Erfassung
- Formulierung und Implementierung eines Interventionsplanes
- Kontext von Berufsausübung
- Management der ergotherapeutischen Dienste (Master-Abschluss)
- Mitarbeiterführung und Management (Doktorabschluss)
- Berufsethik, Werte und Verantwortlichkeiten

Die praktische Arbeit als Bestandteil des Programmes wurde dafür entworfen, kompetente und generalistische Berufseinsteiger in der ergotherapeutischen Ausbildung zu entwickeln, indem eine Vielzahl an Erfahrung über Klienten aller Altersgruppen in einer Vielzahl von Behandlungssettings vermittelt wird. Die praktische Arbeit ist ein integraler Bestandteil des Curriculums des Kurses, beinhaltet vertiefte Erfahrung in der Anwendung von ergotherapeutischer Behandlung gegenüber Klienten und fokussiert die Anwendung von zielgerichteter und aussagekräftiger Betätigung beziehungsweise Forschung, Administration und Management von ergotherapeutischen Dienstleistungen. Die Erfahrungen aus der praktischen Arbeit dienen der Förderung des Clinical Reasoning und der reflektierenden Praxis, um die Werte und Vorstellungen, die die ethische Praxis ermöglichen, zu leiten und Professionalismus sowie Kompetenzen in Karrierezuständigkeiten zu entwickeln. Von Doktoranden wird verlangt, eine empirische Untersuchung durchzuführen, die sie in die Lage versetzt, erweiterte Kompetenzen, über das generalistische Niveau hinaus, zu entwickeln.

Wer sind Ergotherapie-Assistenten?

Um als Ergotherapie-Assistent zu arbeiten, hat die Person in den Vereinigten Staaten:

- das vom ACOTE bzw. seinen Vorgängerorganisationen zertifizierte Programm für Ergotherapie-Assistenten absolviert
- erfolgreich eine Zeitlang Praxiserfahrung unter Begleitung eines erfahrenden Ergotherapeuten gesammelt in einer dafür anerkannten Bildungseinrichtung, die den akademischen Anforderungen an ein Bildungsprogramm für Ergotherapeuten, das durch die ACOTE bzw. Vorgängerorganisationen zertifiziert worden ist, anerkannt wurde;
- einen national anerkannten Aufnahmetest für Ergotherapeuten bestanden und

- erfüllt die staatlichen Anforderungen für die Zulassung, Zertifizierung bzw. Registrierung.

Bildungsprogramme für den Ergotherapie-Assistenten

Diese beinhalten Folgendes:

- Biologie, Physische-, Sozial- und Verhaltenswissenschaften
- Grundprinzipien der Ergotherapie
- Theoretische Perspektiven der Ergotherapie
- Screening-Erfassung
- Formulierung und Implementierung eines Interventionsplanes
- Kontext von Berufsausübung
- Assistenz im Organisieren von Ergotherapie

Die praktische Arbeit als Bestandteil des Programmes wurde dafür entworfen, kompetente und generalistische Berufseinsteiger in der ergotherapeutischen Ausbildung zu entwickeln, indem eine Vielzahl an Erfahrung über Klienten aller Altersgruppen in einer Vielzahl von Behandlungssettings vermittelt wird. Die praktische Arbeit ist ein integraler Bestandteil des Curriculums des Kurses und beinhaltet vertiefte Erfahrung in der Anwendung von ergotherapeutischer Behandlung gegenüber Klienten und fokussiert die Anwendung von zielgerichteter und aussagekräftiger Betätigung. Die Erfahrungen aus der praktischen Arbeit dienen der Förderung des Clinical Reasoning und der reflektierenden Praxis, um die Werte und Vorstellungen, die die ethische Praxis ermöglichen, zu leiten und Professionalismus sowie Kompetenzen in Karrierezuständigkeiten zu entwickeln.

Regulierung der ergotherapeutischen Praxis

Alle Ergotherapeuten und Ergotherapie-Assistenten müssen nach föderalem und staatlichem Gesetz agieren. Derzeit haben 50 Staaten, der District of Columbia, Puerto Rico und Guam Gesetze zur Regulierung der ergotherapeutischen Praxis beschlossen.

B Evidenzbasierte Praxis

Eine der größten Herausforderungen für das Gesundheitssystem, die Dienstleister im Gesundheitswesen und die gesundheitliche Aufklärung und ihre Entscheidungsträger besteht darin, knappe Ressourcen effizient einzusetzen. Das wachsende Interesse an Ergebnisforschung und evidenzbasierter Medizin in den letzten 30 Jahren sowie das aktuellere Interesse an evidenzbasierter Ausbildung kann teilweise mit diesen das System betreffenden Herausforderungen in den USA und international erklärt werden. Als Reaktion auf die Anforderungen des kostenorientierten Gesundheitssystems, in das die Ergotherapie oft eingebettet ist, werden Ergotherapeuten und Ergotherapie-Assistenten regelmäßig aufgefordert, den Wert der von ihnen erbrachten Leistungen auf der Grundlage wissenschaftlicher Evidenz zu rechtfertigen. Wissenschaftliche Literatur stellt eine wichtige Quelle für Legitimierung und Autorität dar, wenn es darum geht, den Wert von Dienstleistungen im Bereich des Gesundheits- und Bildungswesens aufzuzeigen. Daher werden Ergotherapeuten und andere Dienstleister im Gesundheits- und Bildungswesen immer häufiger aufgerufen, mit Hilfe von Literatur den Wert des Unterrichts und der Interventionen, die sie Klienten und Studenten bieten, nachzuweisen.

Evidenzbasierte ergotherapeutische Praxis „verwendet Forschungsevidenz zusammen mit klinischem Wissen und Reasoning, um Entscheidungen über Interventionen zu treffen, die für einen bestimmten Klienten effektiv sind" (übersetzt nach Law und Baum, 1998; S. 131). Die evidenzbasierte Sichtweise gründet sich auf der Annahme, dass die wissenschaftliche Evidenz der Effektivität ergotherapeutischer Intervention gemäß einer Hierarchie von Forschungsdesigns und der Beurteilung der methodologischen Qualität der Studien als mehr oder weniger stark und valide eingestuft werden kann. Der amerikanische Ergotherapieverband (AOTA) verwendet Evidenzstandards, denen die der evidenzbasierten Medizin als Vorbild dienten. In der evidenzbasierten Medizin wird der Wert wissenschaftlicher Evidenz für die biomedizinische Praxis mit dem System in **Tabelle B-1** standardisiert und eingeordnet. In diesem System stellen systematische Reviews, Metanalysen und randomisierte kontrollierte Studien die höchste Evidenzebene dar. In randomisierten kontrollierten Studien werden die Ergebnisse der Intervention mit denen einer Kontrollgruppe verglichen, wobei die Zuordnung zu der jeweiligen Gruppe zufällig geschieht. Ein solches Design verleiht der Schlussfolgerung Nachdruck, dass der Effekt (abhängige Variable) durch die Behandlung (unabhängige Variable) zustande kam.

Der evidenzbasierte Literaturreview, der in dieser Praxisleitlinie präsentiert wird, enthält hauptsächlich Studien der Level I-III. Level-I-Evidenz besteht aus systematischen Reviews, Metanalysen und randomisierten kontrollierten Studien. Level-II-Evidenz besteht aus Studien, in denen eine Zuordnung zu einer Behandlungs- und einer Kontrollgruppe nicht zufällig erfolgte (z. B. Kohortenstudie). Level-III-Evidenz besteht aus Studien ohne Kontrollgruppe. Wenn in diesem Review die Evidenzlevel-I, II und III für die ergotherapeutische Praxis ausreichen, werden nur diese Levels für die Antwort auf eine bestimmte Frage einbezogen. Fehlte jedoch Evidenz auf höherem Level und lag die bestverfügbare Evidenz für die Ergotherapie nur auf den Leveln IV oder V vor, wurden diese Level ebenfalls einbezogen. Level-IV-Studien sind experimentelle Einzelfallstudien mit zumindest geringer Beeinflussung der unabhängigen Variablen. Level-V-Studien sind beschreibende Fallberichte, in denen Therapeuten einfach beschreiben, was sie gemacht haben und was das Ergebnis für eine oder mehrere Personen war.

Tabelle B-1: Evidenzlevel für ergotherapeutische Ergebnisforschung

EvidenzLeveln	Definition
Level-I	Systematische Reviews, Metanalysen und randomisierte kontrollierte Studien
Level-II	Zwei Gruppen, nicht randomisierte Studien (z. B. Kohorten- oder Fallstudie)
Level-III	Eine Gruppe, nicht randomisiert (z. B. Vorher-Nachher Design, Pretest/Posttest)
Level-IV	Beschreibende Studien mit Analyse der Ergebnisse (z. B. Einzelfalldesign, Fallserien)
Level-V	Fallberichte und Expertenmeinung mit narrativen Literaturreviews und Konsens-Statements

Nach „Evidenzbasierte Medizin: Was es ist und was es nicht ist" von D. L. Sackett, W. M. Rostenberg, J. A. Muir Gray, R. B. Haynes & W. S. Richardson, 1996, *British Medical Journal, 312,* S. 71–71, Copyright © by British Medical Association. Angepasst mit Genehmigung.

Seit 1998 hat der AOTA eine Serie von evidenzbasierten Praxis-Projekten (EBP) eingerichtet, um seinen Mitgliedern bei der Herausforderung behilflich zu sein, einerseits selbst Literatur zu finden und auf ihre Evidenz hin zu durchforsten, und andererseits die praktische Arbeit mithilfe der Ergebnisse der Suche inhaltlich zu verbessern (Lieberman & Scheer, 2002). Nach dem evidenzbasierten Leitbild von Sackett, Rosenberg, Gray, Haynes und Richardson (1996) werden die AOTA Projekte nach dem Prinzip durchgeführt, dass sich die evidenzbasierte Praxis der Ergotherapie auf die Integration von Informationen aus drei Quellen stützt: 1. Klinische Erfahrung und Reasoning, 2. Wünsche von Klienten und deren Angehörigen und 3. Ergebnisse aus der bestverfügbaren Forschung.

Der Schwerpunkt der EBP Projekte des AOTA liegt auf der fortlaufenden Durchführung von systematischen Reviews der multidisziplinären wissenschaftlichen Literatur mit zielführenden Fragen und standardisiertem Vorgehen, um praxisrelevante Evidenz zu finden und deren Auswirkung auf die Praxis zu diskutieren. Systematische Literaturreviews zu Kindern und Jugendlichen mit Problemen bei sensorischer Verarbeitung und Integration stärken unser Verständnis der Grundlagen dieses wichtigen Fachbereichs und bilden den Schwerpunkt dieser Leitlinie.

Hintergrund

Im Mai 2004 wurde bei der Mitgliederversammlung des AOTA der Antrag gestellt, eine Arbeitsgruppe zu gründen, die ein professionell gestaltetes Informationspaket entwickeln sollte, um die Vorteile des SI-Ansatzes für Ergotherapeuten in Schulen und sonstigen Settings hervorzuheben. Dieses Paket sollte den praktischen Einsatz von SI fördern und Familien von Kindern mit SI-Problemen unterstützen, wenn sie mit Herausforderungen bei der Finanzierung und Erstattung konfrontiert werden. Dieser Antrag wurde von der Mitgliederversammlung umformuliert, die einen evidenzbasierten Literaturreview zur Effektivität von SI Interventionen forderte. Die Versammlung stimmte dem veränderten Antrag im Mai 2004 beim jährlichen Kongress zu, und der Review wurde in das AOTA evidenzbasierte Literaturreviewprojekt aufgenommen.

Im August 2004 erweiterte Carolyn Baum, PHD, OTR/L, FAOTA, AOTA Präsidentin, den Mitgliederantrag, um auch Evidenz der Bezugswissenschaften (z. B. Neurowissenschaften), Sozialwissenschaft, Occupational Science und Studien zur klinischen Effektivität zu berücksichtigen. Dahinter stand die Absicht sicherzustellen, dass der Review die notwendige Breite und Tiefe bot, um heutige und zukünftige Ergotherapeuten, Forscher und Lehrpersonal in ihren jeweiligen Arbeitsfeldern zu leiten. Der Arbeitstitel für das Projekt hieß „AOTA evidenzbasierter Literaturreview für Ergotherapie bei Kindern und Jugendlichen mit einer Störung der sensorischen Verarbeitung/sensorischer Integrationsdysfunktion“. Sechs Fragen zu Intervention, Assessment, Umwelt/Kontext, Betätigungsperformanz und Neurowissenschaft wurden entwickelt. Ein beratendes Gremium wurde aus praktisch arbeitenden Ergotherapeuten, Lehrpersonal, Forschern und Wissenschaftlern gebildet. Zu diesem Gremium gehörten Mitglieder aus den AOTA Fachausschüssen und nationale und internationale Inhaltsexperten, sowohl innerhalb als auch außerhalb der Ergotherapie (z. B. Neurologie, Neuropsychologie, Pädiatrie). Die Mitglieder des beratenden Gremiums erhielten vorläufige Fragen, die sich auf jedes Spezialgebiet konzentrierten, und wurden um Durchsicht und Kommentare gebeten. Sie wurden auch gebeten, die Fragen in eine Rangfolge nach Wichtigkeit für die Profession zu stellen. Die Mitglieder des beratenden Gremiums wurden angeregt, Rückmeldung von anderen Inhaltsexperten einzuholen.

Mitarbeiter des Projekts sammelten die Kommentare und stellten die Rangfolge der Fragen tabellarisch dar. Als ein Ergebnis der Kommentare wurde die Frage zu Umwelt/Kontext mit der Frage zur Intervention kombiniert, weil man glaubte, dass die Literatur hierzu sich überschneiden und deshalb eine Frage genügen würde. Außerdem wurde entschieden, die Frage zum Assessment herauszunehmen und den Review auf Intervention, Neurowissenschaft und Performanz zu beschränken. Während und nach diesem Reviewprozess wurden Inhalts- und Forschungsexperten kontaktiert, ob sie Interesse daran hätten, an dem Projekt als Review Autoren zu einzelnen fokussierten Fragen teilzunehmen. Während der Diskussionen mit den Experten stellte sich heraus, dass zwei klare Fragen ausreichen könnten, um die Effektivität von ergotherapeutischen Interventionen für Kinder und Jugendliche mit Herausforderungen beim Verarbeiten und Integrieren von sensorischen Informationen zu untersuchen. Eine Frage könnte sich auf Interventionen mit einem SI-Ansatz beziehen und die zweite auf Nicht-SI-Interventionen. Diese Herangehensweise wurde nicht nur ausgewählt, um die ansonsten eventuell riesige Menge an Literatur besser zu bewältigen, sondern auch um sicherzustellen, dass alle Sichtweisen auf die Frage ausreichend und angemessen abgedeckt wurden. Als Ergebnis der Diskussionen zwischen dem beratenden Gremium und den Experten auf diesem Gebiet ergaben sich die folgenden Fragen. Diese Fragen leiteten die Auswahl von Forschungsstudien für den Review, die Synthese und Interpretation der Ergebnisse:

- *Neurowissenschaft*: Was ist die neurophysiologische Evidenz dafür, dass der Einsatz eines sensorisch basierten Ansatzes in der Ergotherapie mit Kindern und Jugendlichen effektiv sein kann?
- *Neurowissenschaft/Subtypisierung*: Was ist die Evidenz für die Existenz von verschiedenen Arten von SI/sensorischen Verarbeitungsproblemen bei Kindern und Jugendlichen?
- *Ergotherapeutische SI-Intervention:* Wie ist die Effektivität von SI-Interventionen (einschließlich des Effekts des Kontexts), zukünftig Beschränkung von Aktivitäten des täglichen Lebens (ADLs), instrumentellen Aktivitäten des täglichen Lebens (IADLs), (Aus-)Bildung/Übergänge, Spiel/Freizeit und sozialer Partizipation von Kindern und Jugendlichen, deren sensorische Verarbeitungsmuster die Partizipation im täglichen Leben beeinträchtigen, zu verhindern und diese Aktivitäten, Lebensbereiche und Partizipation zu schaffen, zu fördern, zu etablieren, wiederherzustellen, beizubehalten und zu modifizieren?
- *Ergotherapeutische nicht-SI-Intervention*: Welche ergotherapeutischen Interventionen (einschließlich des Effekts des Kontextes) schaffen, fördern, etablieren Aktivitäten des täglichen Lebens (ADLs), instrumentelle Aktivitäten des täglichen Lebens (IADLs), (Aus-) Bildung/Bildungsübergänge, Spiel/Freizeit und soziale Partizipation von Kindern und Jugendlichen, deren sensorische Verarbeitungsmuster die Partizipation im täglichen Leben beeinträchtigen, oder stellen diese wieder her, behalten sie bei, modifizieren sie und verhindern deren zukünftige Beschränkung?
- *Betätigungsperformanz*: Welche Arten von Herausforderungen zeigen Kinder und Jugendliche mit SI/sensorischen Verarbeitungsproblemen bei ADLs, IADLs, (Aus-)Bildung, Arbeit/Übergang, Spiel/Freizeit und sozialer Partizipation?

Methode

Die Datenbanken und Seiten, in denen gesucht wurde, umfassten u. a. Medline, PsycINFO, CINAHL, ERIC, BIOSIS Previews, Science Citation Index, Social Science Citation Index, RehabData und OTseeker. Außerdem wurden zusammengeführte Informationsquellen wie die *Cochrane Database of Systematic Reviews* und die *Campbell Collaboration* in die Suche einbezogen. Diese Datenbanken sind von Experten beurteilte (peer reviewed) Zusammenfassungen von Artikeln aus Zeitschriften, sie bieten Klinikern und Wissenschaftlern ein System zur Durchführung von evidenzbasierten Reviews zu ausgewählten klinischen Fragen und Themen. Außerdem wurden Literaturverzeichnisse von Artikeln, die in den systematischen Reviews eingeschlossen wurden, nach potenziellen Artikeln durchsucht, und ausgewählte Fachzeitschriften wurden per Hand durchforstet, um sichergehen zu können, dass alle zweckdienlichen Artikel mit einbezogen werden konnten.

Suchbegriffe wurden in Rücksprache mit den Autoren zu den einzelnen Fragen vom Berater des AOTA evidenzbasierten Literatur-Reviewprojektes und von AOTA Personal entwickelt, und vom beratenden Gremium durchgesehen. Die Suchbegriffe wurden nicht nur entwickelt, um relevante Artikel zu finden, sondern auch, um sicherzustellen, dass die dem datenbankspezifischen Wortschatz entsprechenden Begriffe einbezogen wurden. Ein Bibliothekar für medizinische Forschung mit Erfahrung in der Durchführung von Suchen im Rahmen systematischer Reviews führte alle Suchen durch und bestätigte und verbesserte die Suchstrategien. Zusätzlich wurde ein Filter genutzt, der auf von der McMaster University[12] entwickelt wurde, um die Suche auf Forschungsstudien zu beschränken. Zusätzlich zu diesen allgemeinen Schritten werden im Folgenden spezifische Vorgehensweisen zu den einzelnen Fragen beschrieben.

Ein- und Ausschlusskriterien sind für einen systematischen Reviewprozess wichtig, weil sie die Struktur für Qualität, Art und Publikationsjahr der in den Review einbezogenen Literatur bieten. Der Review für alle fünf Fragen war auf von Experten begutachtete (peer-reviewed) wissenschaftliche Literatur auf Englisch beschränkt. Eingeschlossen wurden auch zusammengeführte Informationsquellen wie die *Cochrane Collaboration.* Davon abgesehen wurde Literatur eingeschlossen, die zwischen 1986 und 2006 veröffentlicht wurde. Ausgeschlossen wurden Daten aus Präsentationen, Konferenzberichten, nicht von Experten begutachtete Forschungsliteratur, Forschungsberichte, Dissertationen und Master- oder Bachelorarbeiten.

Die Suchstrategie zu Frage 1 (Neurowissenschaft) enthielt neuronale Plastizität oder Neuroplastizität, oder neurale Plastizität (begrenzt auf Menschen) PLUS sensorische Systeme (visuell, taktil, auditiv, olfaktorisch, gustatorisch, propriozeptiv, vestibulär,

12 Verfügbar unter: www.urmc.rochester.edu/hslt/miner/... library/.../cinahl_eb_filters.pdf

Temperatur) PLUS Diagnosen (Aufmerksamkeit-Defizit Hyperaktivitäts-Störung ODER ADHS, Autismus, Hirnverletzung, Schlaganfall, Lernbehinderung, nonverbale Lernbehinderung, Entwicklungs-Koordinations-Störung). Studien wurden auf Erhebungen begrenzt, die folgende Messungen beinhalteten: *f*MRT, MRT, EDR, EDA, Hautleitfähigkeit und EEG. Zusätzlich wurden die Publikationslisten von Autoren der klassischen Tierstudien durchgesehen. Tierstudien dieser Autoren wurden eingeschlossen, wenn der Schwerpunkt der Studie auf Neuroplastizität lag, solche Artikel wurden unabhängig vom Erscheinungsdatum einbezogen. In den Review inkludierte Autoren des Reviews waren P. Bach-y-Rita, E.L. Bennett, C. Cotman, M.C. Diamond, D.E. Feldman, T. Field, W.E. Fordyce, F. Gage, W.T. Greenough, T.K. Hensch, D.H. Hubel, G. Kempermann, B. Kolb, N.J. Lenn, M.M. Merzenich, T.L. Petit, M.R. Rosenzweig, L. Rosselli-Austin, J.L. Rubenstein, M.P. Stryker, Van Praag, R.N. Walsh und T.N. Wiesel. Titel von 2.499 Humanstudien und 1.658 Tierstudien wurden gesichtet, insgesamt 4.157 Studien. Anfangs wurden 66 Artikel durchgesehen und 49 wurden dann in diesen systematischen Review aufgenommen.

Die Fragen zu Neurowissenschaft/Subtypisierung (Frage 2) und Performanz (Frage 5) verwandten beide die gleichen Suchbegriffe, um zweckdienliche Artikel zu suchen. Dies waren Diskrimination (sensorische, taktile, visuell/räumliche, propriozeptive und auditive), Dyspraxie, emotionale Regulation, Hypersensitivität, Hypotonie, Überreaktion, Überempfindlichkeit, posturale Störung, sensation seeking (ein hohes Erregungsmuster benötigend), sensomotorisch, sensorisch basierte motorische Störung, sensorische Abwehrhaltung, Unterreaktion. Die Ergebnisse für mehrere Suchbegriffe (Diskrimination, Hypersensibilität, Hypotonie, sensation seeking und sensomotorisch) wurden auf solche Artikel begrenzt, bei denen es um diagnostische Kategorien ging, die in den Interventionsfragen eingeschlossen waren. Eine vollständige Liste der diagnostischen Kategorien und klinischen Zustände findet sich in **Tabelle B-2**. Für die Subtypisierung (Frage 2) und Performanz (Frage 5) wurden 540 Artikel durchgesehen. Für die Subtypisierung (Frage 2) wurden 95 Volltext Artikel gelesen und 57 in den endgültigen Auswahl- und Reviewprozess einbezogen.

Der Review zu Betätigungsperformanz (Frage 5) wurde teilweise in akademischer Partnerschaft des Reviewautors mit Studenten im Aufbaustudium und AOTA Personal durchgeführt. Der Reviewautor arbeitete mit einer Gruppe von Studenten am Anfang des Masterstudiums an einem Projekt, um einen Abschluss-Forschungskurs zu bestehen. Die bereits erwähnten 540 Artikel stellte die Anfangsgruppe von Artikeln dar. Eine Suche bis einschließlich 2008 erbrachte weitere Titel. Spätere Veränderungen der Suchstrategien bestanden darin, Artikel zu Entwicklungs-Koordinationsstörungen einzuschließen, weil dies häufig als Synonym für Dyspraxie verwendet wird, und die Artikel zu Performanz bei Autismus-Spektrum-Störungen auf diejenigen Studien zu begrenzen, die eine Messung der sensorischen Performanz enthielten. Ausgewählte Artikel erfüllten die folgenden Einschlusskriterien:

- Die Teilnehmerin zeigt eine Einschränkung der Betätigungsperformanz (durch Beobachtung oder Assessment).
- Vorhandene Vergleichsgruppe mit Teilnehmern aus relevanter diagnostischer Kategorie oder sensorischem Verarbeitungsdefizit, das sich auf Performanz auswirkt.
- Beschreibende Artikel mit Daten zu Performanzeinschränkungen in Betätigungsbereichen.

Studien, bei denen entweder eine Komponente oder ein Assessment der Betätigungsperformanz fehlte, wurden ausgeschlossen. Zu Performanz wurden 35 Artikel eingeschlossen.

Die Suchbegriffe für Frage 3 und 4 (ergotherapeutische Interventionen mit und ohne SI-Ansätze) sind in **Tabelle B-2** aufgeführt. Studien zur Interventionseffektivität wurden nur dann eingeschlossen, wenn die beschriebene Intervention innerhalb des Bereichs der Ergotherapie lag, dabei musste es sich nicht um eine normale ergotherapeutische Intervention handeln und sie musste auch nicht von einer Ergotherapeutin oder Assistentin durchgeführt worden sein. Folgende spezifische Einschlusskriterien galten für diesen Review: die Teilnehmer der Intervention waren 21 Jahre alt oder jünger, die Suche war auf den Zeitraum von 1996 bis 2006 begrenzt, wobei frühere systematische Reviews oder klassische Artikel eingeschlossen sein konnten, und ausgewählte Artikel von 2007 wurden von Experten auf diesem Gebiet empfohlen und im Review eingeschlossen. In den systematischen Review wurden für den SI-Ansatz 32 Artikel aufgenommen und 20 Artikel (über 21 Studien) für den nicht-SI-Ansatz.

Die Teams für jede Frage überprüften die Artikel hinsichtlich ihrer Qualität (wissenschaftliche Stringenz und das Fehlen von Verzerrungen [Bias]) und Evidenzlevel. Zusätzlich zu den Evidenzleveln I, II, III, IV und V wurden auch zwei qualitative Studien in

Tabelle B-2: Suchbegriffe des systematischen Reviews zu ergotherapeutischer sensorischer Integration (SI) und nicht-SI-Intervention

Kategorie	Suchbegriffe (englisch)	Suchbegriffe (deutsch)
Inkludierte Diagnosen und klinische Zustände	Children with handwriting problems; clumsy child syndrome; developmental coordination disorder; disorder of attention, motor, and perception; developmental dyspraxia; fine motor deficits; gross motor deficits; learning disabilities; perceptual motor deficits; sensory integrative dysfunction; sensory modulation disorder; sensory modulation dysfunction; sensory motor deficit; sensory processing disorder	Kinder mit Schreibproblemen; Syndrom des ungeschickten Kindes; Entwicklungs-Koordinationsstörung; Störung der Aufmerksamkeit, Motorik und Perzeption; Entwicklungsdyspraxie; Feinmotorikdefizit; Grobmotorikdefizit; Lernbehinderung; motorisches Wahrnehmungsdefizit; SI-Dysfunktion; sensorische Modulationsstörung; sensorische Modulationsfunktion; sensomotorisches Defizit; sensorische Verarbeitungsstörung
Diagnosen und klinische Zustände (nur wenn eine senso-motorische/ motorische Wahrnehmungskomponente in der Studie eingeschlossen ist)	Attention deficit disorder, attention deficit hyperactivity disorder, autism spectrum disorder (including autism, Asperger syndrome and pervasive developmental disorder), deprivation—sensory deprivation; (excluding deafness and blindness), dyslexia, fetal alcohol syndrome, fragile X syndrome, learning disabilities, prematurity, specific language disorder	Aufmerksamkeits-Defizitstörung, Aufmerksamkeits-Defizit-Hyperaktivitätsstörung, Autismus-Spektrum-Störung (mit Autismus, Asperger-syndrom, pervasive Entwicklungsstörung), Deprivation – sensorische Deprivation (ohne Taubheit und Blindheit), Dyslexie, fetales Alkoholsyndrom, Fragiles-X-Syndrom (FXS), Lernbehinderung, Frühgeburt, spezifische Sprachstörung
Diagnosen und klinische Zustände, die nicht berücksichtigt wurden	Acquired brain injury, cerebral palsy, childhood stroke, deafness/blindness, mental retardation, regulatory disorder, seizure disorders, spina bifida, stroke, traumatic brain injury	Erworbene Hirnverletzung, Zerebralparese, kindlicher Schlaganfall, Taubheit/Blindheit, geistige Behinderung, Regulationsstörung, Anfallsstörung, Spina bifida, Schlaganfall, traumatische Hirnverletzung
Interventionen	Activities of daily living (also self-care and instrumental activities of daily living), activity, activity groups, adaptive behavior, antisocial behavior, assistive technology, attention, augmentative communication, behavior modification, behavioral interventions (e.g., Applied Behavioral Analysis—Lovaas, discrete trial training), comprehensive behavioral programs (e.g., **T**reatment and **E**ducation of **A**utistic and Related **C**ommunication Handicapped **CH**ildren, Learning Experiences—An Alternative Program for Preschoolers and Parents), consultation, cooperative behaviors, decision-making skills training, environmental modification, executive function, exercise, family coping/ coping skills, floor time, friendship, functional approaches, handwriting, intervention, job training, massage, natural environment intervention, neurodevelopmental treatment, neuromotor occupational therapy, oral sensorimotor programs, parent/teacher mediated, perceptual–motor learning, peer group, peer interaction, peer mediated, play, prevocational, priming, problem-solving skills training, relationship-based intervention, routines-based interventions, sensory diet, SI, sensory integrative, social competence, social participation, social skills training, social stories, tactile stimulation, therapeutic listening/auditory integration training, time management, token economy, touch pressure, transitioning, vestibular stimulation, weighted vests/ weighted materials, Wilbarger protocol, work	Aktivitäten des täglichen Lebens (auch Selbstversorgung und instrumentelle Aktivitäten des täglichen Lebens), Aktivität, Aktivitätsgruppen, adaptives Verhalten, asoziales Verhalten, Hilfsmittel, Aufmerksamkeit, unterstützte Kommunikation, Verhaltensmodifikation, Verhaltensintervention (z. B. Angewandte Verhaltensanalyse – Lovaas, Discrete Trial Training) umfassende Verhaltensschulungen (z. B. TEACCH: Behandlung und Schulung von Autistischen und ähnlichen Kommunikationsbehinderungen bei Kindern, Lernerfahrungen – ein alternatives Programm für Vorschulkinder und Eltern), Beratung, kooperatives Verhalten, Entscheidungstraining , Umweltanpassungen, Exekutive Funktionen, Übung, Familien-Coping/Coping-Fertigkeiten, Floor time, Freundschaft, Funktionsorientierte Ansätze, Schreibtraining, Jobtraining, Massage, Intervention in der natürlichen Umwelt, Neurodevelopment Treatment (NDT), neuromotorische Ergotherapie, sensomotorische Programme zur Förderung der Mundmotorik, Eltern/Lehrermediation, perzeptiv-motorisches Lernen, Peergroup, Peer-Interaktion, Peermediation, Spiel, vorberuflich, Priming (Bahnung), Training der Problemlösefertigkeiten, beziehungsbasierte Intervention, routinebasierte Intervention, sensorische Diät, SI, sensorisch-integrativ, Sozialkompetenz, soziale Partizipation, Training sozialer Fertigkeiten, soziale Geschichten, taktile Stimulation, therapeutisches Zuhören/ auditives Integrationstraining, Zeitmanagement, Token-System, Tiefendruck, Übergang, vestibuläre Stimulation, Gewichtsweste/Beschwerungsmaterial, Wilbarger Protokoll, Arbeit

Tabelle B-3: Anzahl und Evidenzlevel für inkludierte Artikel der jeweiligen Reviewfragen

Anzahl der inkludierten Artikel im Review							
Reviewfrage	**Level I**	**Level II**	**Level III**	**Level IV**	**Level V**	**qualitativ**	**Gesamt pro Review**
Neurowissenschaft	9	27	11	1	1	0	49
Neurowissenschaft/Untergruppen	4	44	8	1	0	0	57
Ergotherapeutische SI Intervention	18	4	4	6	0	0	32
Ergotherapeutische Nicht-SI Intervention	9	2	3	7	0	0	21
Betätigungsperformanz	0	19	11	2	2	1	35
Gesamt pro Level	40	96	37	17	3	1	
Gesamt in allen Reviews							194

den Betätigungsperformanz-Review aufgenommen. Das Team fasste jeden Artikel des Reviews mithilfe einer Evidenztabelle zusammen, die die Methoden und Ergebnisse des Artikels und eine Bewertung der Stärken und Schwächen der Studie aufgrund des Designs und der Methode knapp darstellt. Die Evidenztabellen aller Artikel des Reviews finden sich in Anhang E. Die Reviewautoren füllten auch ein Critically Appraised Topic (CAT) aus, eine kurze (eine Seite) standardisierte Zusammenfassung und Bewertung der Hauptergebnisse des Artikels, mit klinischer Bottom line (klinische Anwendbarkeit der Resultate) und Auswirkungen auf die Ergotherapie. AOTA-Personal und der EBP-Berater überprüften die Evidenztabellen und CATs als Qualitätskontrolle. Alle Reviewautoren waren entweder promovierte Ergotherapeuten mit Fachwissen im Inhaltsbereich bezüglich der jeweiligen Frage oder fortgeschrittene Studenten oder Ergotherapeuten auf Masterniveau unter der Leitung und Weisung des Reviewautors.

Mit den Ergebnissen der Studien wurden auch evidenzbasierte Empfehlungen entwickelt. Diese Empfehlungen für Ergotherapeuten, die mit Kindern und Jugendlichen mit SI-Problemen arbeiten, finden sich in Tabelle 5.1. Die Empfehlungen beruhen auf der Stärke der Evidenz der jeweiligen Themen in Kombination mit der Expertenmeinung der Reviewautoren und Inhaltsexperten, die diese Leitlinie überprüften. Die Stärke der Evidenz wird durch die Anzahl der inkludierten Artikel zu einem bestimmten Thema, das Studiendesign und die Schwächen dieser Artikel bestimmt. Die Reviewautoren und andere Inhaltsexperten brachten klinische Expertise bezüglich des Nutzens der Anwendung einer bestimmten Intervention in der Praxis ein. Die Empfehlungskriterien basieren auf der Standardsprache der U.S. Preventive Services Task Force of the Agency for Health Care Research and Quality. Weitere Informationen zu diesen Kriterien finden sich unter http://www.uspreventiveservicestaskforce.org/uspstf/standard.htm.

Insgesamt wurden 194 Artikel in den Review mit den fünf gezielten Fragen aufgenommen. Es war ein breiter Review, der nicht nur die Evidenz zur Interventionseffektivität umfasst, sondern auch die Evidenz zu Neurowissenschaft, Subtypisierung und Performanz-Herausforderungen von Kindern und Jugendlichen mit SI-Problemen. Obwohl der Review publizierte Literatur der Ergotherapie und verwandter Bereiche umfasste, boten alle Studien Evidenz innerhalb des Arbeitsgebietes ergotherapeutischer Praxis. 136 Artikel (70 %) befanden sich auf Level-I und II, was darauf hinweist, dass der Review Evidenz des höchsten Levels einbezogen hat. **Tabelle B-3** zeigt die Anzahl der inkludierten Studien des gesamten Reviews sowie der gezielten Fragen und der Zusammensetzung der Artikel nach Evidenzlevel.

Die in den systematischen Review inkludierten Artikel haben mehrere umfassende Nachteile. In allen fünf Reviews hatten mehrere Studien kleine Stichproben, was die Stärke der statistischen Analyse reduziert. Außerdem fehlte Verblindung und die Merkmale der Gruppen (sowohl Interventions- als auch Kontrollgruppen) wurden häufig nicht detailliert genug beschrieben, um eine Wiederholung zu ermöglichen. Bei manchen Studien war es schwierig, die Interventions- und die Kontrollgruppe wegen der Ähnlichkeit der Gruppen zu unterscheiden. Viele Studien berücksichtigten bei der Analyse nicht den Einfluss der Einnahme von Medikamenten und die Unterschiede der Teilnehmer hinsichtlich der Einnahme von Medikamenten könnten die Ergebnisse beeinflusst haben. In mehreren Studien basierten die Ergebnisse auf den Berichten der Eltern und die Verschiedenheit der Ergebnismessinstrumente, die in den Studien eingesetzt wurden, machen es schwierig, die Ergebnisse einzuordnen. Wo heterogene Populationen festgestellt wurden, geben die Autoren an, dass die Ergebnisse mit Vorsicht interpretiert werden müssen. Außerdem können Studien, die eine ausgewählte oder eingeschränkte Diagnose enthielten, die Generalisierbarkeit auf andere Populationen reduzieren. Den Studien auf niedrigerem Evidenzlevel fehlten Randomisierung und eine Kontrollgruppe, was es schwierig macht, die Ergebnisse auf andere Stichproben zu übertragen.

C Anamnese und Betätigungsprofil

(Dieses Formular soll von den Eltern oder den Hauptbezugspersonen ausgefüllt werden)

Familiäre Informationen

Name des Kindes: ____________________ Datum: __________

Geburtsdatum: __________ Alter: __________ Telefon: __________

Name der Eltern: ____________________

Adresse: ____________________

____

Bei wem lebt das Kind überwiegend?

Biologische Eltern: Mutter ☐ Vater ☐ Stiefeltern: Mutter ☐ Vater ☐

Adoptiveltern: ☐ adoptiert im Alter von ______ Jahren Andere: ☐ nämlich: ________

Anzahl Geschwister ☐ Großeltern ☐ Sonstiges __________

Informationen zur Überweisung

Wer hat das Kind zur Evaluation überwiesen? ____________________

Grund der Überweisung: ____________________

____

Was sind Ihre hauptsächlichen Bedenken/Ziele für Ihr Kind? ____________________

____

Wann hatten Sie erstmalig diese Bedenken? ____________________

____

Was empfinden Sie als Stärken Ihres Kindes? ____________________

____

Wir würden Sie in einem Satz Ihr Kind beschreiben? ____________________

____

Haben Sie noch weitere Informationen, durch die wir Ihr Kind besser verstehen können? ____________________

____

Schulanamnese:

Bevorzugte Hand: __________ In welche Schule geht Ihr Kind? __________

In welche Klasse? __________ Ist eine Klasse wiederholt worden? __________

Geht Ihr Kind in eine spezielle Klasse oder erhält es besondere Unterstützung? Wenn ja, welche? __________

____

Was sagt der Lehrer über Ihr Kind? ____________________

____

Interventionsanamnese

Bitte kreuzen Sie alle an, mit denen Sie wegen Ihres Kindes Kontakt hatten, und geben Sie Name und wenn möglich auch Kontaktdaten an.

☐ Ergotherapeut ____________________

☐ Physiotherapeut ____________________

☐ Logopäde ____________________

☐ Kinderarzt ____________________

☐ Kinderoptometrist ____________________

☐ Verhaltenstherapeut ____________________

☐ Orthopäde ____________________

☐ Psychologe ______________________________

☐ Berater ______________________________

☐ Andere (Wer?) ______________________________

Medizinische Anamnese

Gab es Herausforderungen während der Schwangerschaft oder Geburt? (Wenn ja, welche?) ______________________________

____

Dauer der Schwangerschaft: ______________ Dauer der Wehen: ______________

Die Geburt war: normal ☐ Kaiserschnitt ☐ Steißlage ☐ Mehrlingsgeburt ☐

Geburtsgewicht: ______________ Brauchte das Kind Hilfe beim Atmen? Ja ☐ Nein ☐

Bemerkungen: ______________________________

Gab es Komplikationen/Probleme im Säuglingsalter? Ja ☐ Nein ☐ Wenn ja, welche? ______________

____

____

Gab es im Säuglingsalter Probleme mit dem Trinken/Füttern? Ja ☐ Nein ☐ Wenn ja, welche? ______________

____

____

Wer ist derzeit Ihr Kinderarzt? ______________________________

Hat Ihr Kind eine Diagnose? ______________________________

Diagnose von wem gestellt? ______________ Datum? ______________

Hat Ihr Kind jetzt oder hatte es früher erhebliche gesundheitliche Probleme?

Operationen? Bitte erläutern ______________ Stationäre Aufnahmen? Bitte erläutern ______________

Probleme mit Atmung, Lunge oder Bronchien? ______________ Mit dem Herzen? ______________

Anfälle (wann und wie oft) ______________________________

Allergien? ______________ Ohrinfekte? ______________

Nimmt Ihr Kind zurzeit Medikamente? Ja ☐ Nein ☐

Wenn ja, führen Sie bitte alle auf und geben Sie an, warum Ihr Kind diese Medikamente benötigt ______________

____

Früher ausprobierte Medikamente ______________________________

Verwendet Ihr Kind Hilfsmittel? (Bitte erläutern) ______________________________

____

Wurde das Hörvermögen untersucht? Ja ☐ Nein ☐

Von wem? ______________ Wann? (Datum) ______________

Wurde bei Ihrem Kind ein Sehtest durchgeführt? Ja ☐ Nein ☐

Von wem? ______________ Wann? (Datum) ______________

Wurde Ihr Kind psychologisch untersucht? Ja ☐ Nein ☐

Von wem? ______________ Wann? (Datum) ______________

Wurde Ihr Kind neurologisch untersucht? Ja ☐ Nein ☐

Von wem? ______________ Wann? (Datum) ______________

Entwicklungsanamnese

Geben Sie an, in welchem Alter Ihr Kind die jeweilige Aktivität ausführen konnte.
Geben Sie „noch nicht“ an, wenn das Kind es noch nicht kann.

Motorisch:

Kopfkontrolle
Sich über beide Seiten drehen ______
Frei sitzen ______
Auf allen Vieren krabbeln ______
Sich zum Stand hochziehen ______
Gehen ______
Springen ______
Auf einem Bein hüpfen ______
Fahrradfahren ______

Nach Gegenständen greifen ______
Mit den Fingern essen ______
Mit dem Löffel essen ______
Einen Kreis zeichnen ______
Mit der Schere schneiden ______
Mit dem Messer schneiden ______

Fällt es Ihrem Kind schwer, neue motorische Fertigkeiten zu erlernen? ______

Sprache:

Erstes Wort gesagt ______
Wörter kombiniert ______
Sätze gesprochen ______

Auf einfache Bilder zeigen ______
Ein-Schritt-Kommandos befolgen ______
Mehr-Schritt-Kommandos befolgen ______

Nimmt Blickkontakt auf, wenn es gerufen wird ______
Sieht dahin, wo andere hinzeigen ______

Persönliche Versorgung/Hygiene

Anziehen

T-Shirt selbstständig anziehen ______
Knöpfe selbstständig ______
Reißverschluss selbstständig ______
Druckknöpfe selbstständig ______
Sich selbstständig anziehen ______

Pflege

Selbstständig waschen ______
Haare kämmen ______
Stuhlkontrolle ______
Blasenkontrolle ______
Selbstständiger Toilettengang ______
Schuhe zubinden ______

Beschreiben Sie Ihr Kind als Baby:	Ja	Nein	Manchmal
A Hat viel geweint, pingelig, leicht reizbar			
B Nicht fordernd			
C Aufmerksam			
D Ruhig			
E Passiv			
F Aktiv			
G War gern auf dem Arm			

Beschreiben Sie Ihr Kind als Baby:	Ja	Nein	Manchmal
H Wehrte sich, auf den Arm genommen zu werden			
I Schlaff, wenn auf dem Arm			
J Angespannt, wenn auf dem Arm			
K Gutes Schlafmuster			
L Unregelmäßige Schlafmuster			

Aus *Sensorische Integration: Anwendung von Clinical Reasoning in der Praxis mit unterschiedlichen Populationen*, von R.C. Schaaf und S. Smith Roley, TX: Pro-Es. Abdruck mit Genehmigung

Beschreiben Sie Ihr Kind, wie es jetzt ist:	Ja	Nein	Manchmal
A Meistens ruhig			
B Überaktiv			
C Ermüdet leicht			
D Redet ständig			
E Zu impulsiv			
F Unruhig			
G Bockig			
H Wehrt sich gegen Veränderungen			
I Streitet ständig			
J Meistens glücklich			
K Bekommt ständig Wutanfälle			
L Ungeschickt			
M Trennt sich schwer von Hauptbezugsperson			
N Nervöse Angewohnheiten oder Ticks			
O Fällt häufig			
P Nässt ins Bett			
Q Macht in die Hose (wie oft)			
R Hat eine kurze Aufmerksamkeitsspanne			
S Ist schnell frustriert			
T Hat ungewöhnliche Ängste			
U Schaukelt sich häufig vor und zurück			
Kommentar:			

Aus *Sensorische Integration: Anwendung von Clinical Reasoning in der Praxis mit unterschiedlichen Populationen*, von R.C. Schaaf und S. Smith Roley, TX: Pro-Es. Abdruck mit Genehmigung

Betätigungsanamnese						Copyright Susanne Smith Roley, 2003.
Bitte beantworten Sie die folgenden Fragen. Notieren Sie, ob Partizipation schwieriger war, als Sie oder Ihr Kind jünger waren. Schreiben Sie ggfs. Bemerkungen dazu. Nutzen Sie gern auch die Rückseite.						
	oft	**manchmal**	**selten**	**oft**	**manchmal**	**selten**
Sozial	**Ihr Kind:**			**Sie oder andere in der Familie:**		
Mit weiterer Verwandtschaft und engen Freunden gern zusammen kommen						
Bedürfnisse, Wünsche und Interessen verständlich äußern						
Es schwierig finden, Freundschaft mit Altersgenossen zu schließen						
Lieber allein zuhause bleiben, als mit einer Gruppe mitzugehen						
An Veranstaltungen in der Gemeinde teilnehmen						
Sich mit Freunden und Kameraden treffen						
Bei Tag oder bei Nacht einen Kameraden oder eine Betreuungsperson in der Nähe brauchen						
Kommentar:						
Beim Spielen	**Ihr Kind:**			**Sie oder andere in der Familie:**		
Dazu neigen, mit Jüngeren zu spielen und zu interagieren oder Betreuung zu brauchen						
In der Schule oder in anderen sozialen Situationen Spaß mit anderen Kindern aus der Nachbarschaft haben						
Sich über Spiel und Spielsachen freuen, die entwicklungsentsprechend sind						
Gern allein sein und Hobbies oder Interessen nachgehen						
Kommentar:						
In der Gemeinde	**Fühlt sich Ihr Kind bei den folgenden Aktivitäten wohl?**			**Ist es schwierig für Sie oder andere in der Familie, wenn Sie:**		
Besorgungen machen						
Lebensmittel, Vorräte oder Kleidung einkaufen						
Im Restaurant essen						
Zu einem Geburtstag gehen						
An Familientreffen teilnehmen (z.B. Ferien, Geburtstage etc.)						
Mit der Familie ausgehen						
Kommentar:						

Bei täglicher Routine	**Akzeptiert Ihr Kind und reagiert es positiv bei den folgenden Aktivitäten**			**Ist es schwierig für Sie oder andere in der Familie, wenn Sie:**		
	oft	**manchmal**	**selten**	**oft**	**manchmal**	**selten**
Sich fertigmachen, um das Haus zu verlassen						
Sich morgens anziehen						
Sich waschen und Körperpflege durchführen						
Essen zubereiten und aufräumen						
Zu Bett gehen und die Zu-Bett-geh-Routine durchführen						
Sachen wegräumen, um etwas anderes zu machen						
Von einer Aktivität und einer Stelle zu einer anderen übergehen (Übergänge)						
Mit Veränderungen in der Routine konfrontiert werden						
Kommentar:						

Beschreiben Sie einen typischen Tag Ihres Kindes, vom Aufwachen bis zum Schlafengehen. Und auch, ob sich Ihr Kind schwertut, abends ein- und durchzuschlafen? (Nutzen Sie bei Bedarf die Rückseite.)

Aus *Sensorische Integration: Anwendung von Clinical Reasoning in der Praxis mit unterschiedlichen Populationen*, von R.C. Schaaf und S. Smith Roley, TX: Pro-Es. Abdruck mit Genehmigung

D Glossar zur Leitlinie

Adaptive Reaktion (adaptive response): „Sinnvolle, zielgerichtete Aktionen", die „effektiver sind als das, was [ein Mensch] vorher zeigen konnte" (übersetzt nach Ayres, 1972b, S. 126).

Auditives Verarbeiten (auditory processing): Die Fähigkeit, die Sprechgeräusche eines Menschen schnell und effizient genug aufzunehmen, um gesprochene Sprache zu verstehen. Eine Verarbeitungsfunktion des Gehirns, mit der der Mensch die Fähigkeit hat, Geräusche zu erkennen und zu interpretieren (National Institute on Deafness and Other Communication Disorders, 2004).

Auditives System (auditory system): Das Sinnessystem zum Hören. Es besteht aus einer Serie von Strukturen, mit denen Geräusche aus der Umgebung empfangen werden und als Signale dem Zentralnervensystem weitergeleitet werden. Es besteht aus dem äußeren, Mittel- und Innenohr und dem Trakt in der zentralen Hörbahn (Free Dictionary, n.d.-a).

Beratung (consultation): Eine Art von Intervention, bei die Ergotherapeutin ihr Wissen und Können einsetzen, um mit einem Klienten zusammenzuarbeiten. Zum gemeinschaftlichen Prozess gehört die Identifikation des Problems, Überlegung möglicher Lösungen, Ausprobieren der Lösungen und, falls erforderlich, deren Veränderung zur Erhöhung der Effektivität. Wenn die Therapeutin Beratung anbietet, ist sie nicht unmittelbar für das Ergebnis der Intervention verantwortlich (Dunn, 2000).

Das Modell nach Dunn (Dunn's model): Sensorische Schwellen und Reaktionsmuster. Dieses Modell erklärt eine Interaktion zwischen Nervensystem und Verhalten in Bezug auf sensorische Stimulation. Das Modell erläutert speziell die Interaktion zwischen der Menge an sensorischer Stimulation, die das Nervensystem braucht, um zu reagieren, und dem Verhalten, das als Reaktion auf die sensorische Stimulation gezeigt wird. Vier sensorische Verarbeitungsmuster werden beschrieben: sensorisches Suchen, sensorische Vermeidung, sensorische Sensitivität und geringes Wahrnehmen (Dunn, 2001).

Direkte Dienstleistung (direct service): Traditionelles Praxismodell, bei dem „ein Therapeut mit einem Kind eine Aktivität ausführt, damit es sich Fertigkeiten aneignet und so die Konsequenzen einer Behinderung minimiert" (übersetzt nach Jaffe, Humphrey & Case-Smith, 2010, S. 127).

Dyspraxie (dyspraxia): Eine Störung der Integration von taktiler, vestibulärer und propriozeptiver sensorischer Information, die die Fähigkeit, geläufige oder ungewöhnliche motorische Pläne zu erstellen und auszuführen, behindert (Ayres, 1972b). Dyspraxie lässt sich beobachten, wenn die Bewegungen eines Menschen – trotz dessen größtem Bemühen – ungenau oder ineffektiv sind.

Emotionale Regulation (emotion regulation): „Ein komplexer Prozess von physiologischen, kognitiven und Verhaltensreaktionen auf interne und externe Faktoren, in dem Bemühen, Homöostase des Körpers aufrecht zu erhalten und positiv am Kontext teilzuhaben" (übersetzt nach Watling & Miller Kuhanek, 2010, S. 116).

Entwicklungsdyspraxie (developmental dyspraxia): Eine Störung der motorischen Organisation bei Kindern, die nicht einer eindeutigen, bekannten neurologischen Ursache zugeordnet werden kann. Früher wurde dies als „Syndrom des ungeschickten Kindes" bezeichnet. Im SI-Bezugsrahmen wird sie hauptsächlich als Entwicklungsdefizit des motorischen Planens verstanden. Im psychologischen und neurologischen Bereich kann sie jedoch eine spezielle Bedeutung als Defizit im Einsatz von Gesten haben (May-Benson, persönliche Mitteilung, 28. Januar 2011).

Exterozeption (exteroception): Sinneseindrücke, die durch Stimuli, die außerhalb des Körpers liegen, hervorgerufen werden (Kandel, Schwartz & Jessell, 2000), auch visuelle, auditive und taktile Sinneseindrücke.

Habituation (habituation): Die allmähliche Anpassung an einen Stimulus oder an die Umwelt mit geringerer Reaktion (Free Dictionary, n.d.-b).

Integration (integration): „Die Interaktion und Koordination von zwei oder mehr Funktionen oder Prozessen" (übersetzt nach Ayres, 1972b, S. 26).

Interozeption (Interoception): Sinneseindrücke, die innerhalb des Körpers entstehen und hauptsächlich zum Überleben verwendet werden (Kandel et al., 2000).

Körperschema (body scheme): Ein unbewusster Mechanismus, der räumlich-motorischen Koordination zugrundeliegend, der das Zentralnervensystem mit Informationen über die Beziehung des Körpers und seiner Teile zur räumlichen Umgebung versorgt

(Bundy, Lane, & Murray, 2002). „Ayres glaubte, dass die Fähigkeit, Sinneseindrücke zu verarbeiten und zu integrieren, die Basis zur Entwicklung des Körperschemas bildete, manchmal auch als *Körperperzept* bezeichnet" (übersetzt nach Bundy et al., 2002, S. 71).

Kognitive Ansätze (cognitive approaches): Interventions-„Ansätze, die kognitive Strategien nutzen, um das spezielle Training von Aktivitäten, die von Interesse sind, zu unterstützen" (übersetzt nach Polatajko & Cantin, 2010, S. 417).

Motorisches Planen (motor planning): Fähigkeit willkürliche Aktionen zu planen und auszuführen. Einen Plan für Aktionen, die Bewegung einschließen, organisieren.

Neuroplastizität (neuroplasticity): Fähigkeit des menschlichen Gehirns, sich als Ergebnis eigener Erfahrung zu verändern (Babylon Free Dictionary, n. d.)

Perzeptiv-motorische Ansätze (perceptual-motor approaches): Intervention, die Aktivitäten einschließt, die sowohl Bewegungs- als auch Perzeptionsfertigkeiten erfordern (Kephart, 1971; Sherrill, 1998).

Practic: Bezieht sich auf die Fähigkeit, koordinierte Bewegung zu planen und auszuführen.

Praxie (Praxis): „Die Fähigkeit, eine ungewohnte Aktion zu planen und auszuführen" (übersetzt nach Ayres, 1972, S. 87). „Bezieht sich hauptsächlich auf den Planungsaspekt eines motorischen Aktes. Ist ein Prozess, der Wissen über Aktionen und Objekte, Motivation und Intention auf Seiten der Person erfordert" (Bundy et al., 2002, S. 71).

Propriozeption (Proprioception): „Der Sinn für die Lage und Bewegung der eigenen Extremitäten und des Körpers, ohne den Sehsinn zu nutzen" (übersetzt nach Kandel et al., 2000, S. 443). Propriozeptive Sinneseindrücke sind Informationen „aus dem Körper, besonders von den Muskeln, Gelenken, Bändern und Rezeptoren der zugehörigen Knochen" (übersetzt nach Ayres, 1972, S. 66). Propriozeptive Informationen spielen eine wichtige Rolle bei sensorischer Integration, da sie motorische Aktionen beeinflussen und den emotionalen Zustand modulieren (Ayres, 1972b).

Schwerkraftunsicherheit (gravitational insecurity): Übermäßige Angst vor normaler Bewegung, wenn man sich nicht in der aufrechten Position befindet oder die Füße nicht auf dem Boden stehen. Kinder mit dieser Angst fühlen sich unwohl in Bezug auf Schwerkraft und ihre Reaktionen sind unangemessen stark gegenüber der real bestehenden Gefahr oder gegenüber jeglichem Haltungsdefizit, das das Kind haben könnte (North Shore Pediatric Therapy, 2009).

Selbstregulation (self-regulation): Ein geordneter Verhaltenszustand, durch den der Mensch fähig ist, sich erfolgreich den Anforderungen seiner Umwelt anzupassen (Boekoerts & Pintrich, 2005). Genauer wurde Selbstregulation definiert als „die Fähigkeit, Kognition, Emotion und Verhalten zu überwachen und zu modulieren, um eigene Ziele zu erreichen und/oder sich an die kognitiven und sozialen Erfordernisse bestimmter Situationen anzupassen" (Berger, Kofman, Livneh, & Henik, 2007, p. 257).

Sensomotorische Ansätze (sensorimotor approaches): Interventionsansätze, die „unterschiedliche motorische Aktivitäten mit einer ihnen innewohnenden Vielfalt sensorischer Stimuli bieten" (z. B. therapeutisches Reiten, Bewegungstherapie, Therapiebälle) (Polatajko & Cantin, 2010, p. 417).

Sensorische Diät (Sensorische Angebote zur Steigerung der Aufmerksamkeit oder Beruhigung) (sensory diet): Eine Strategie zur Entwicklung individueller Schulungen im häuslichen Umfeld, die praktisch und sorgfältig geplant sind und auf dem Konzept basieren, dass kontrollierter sensorischer Input sich auf funktionelle Fähigkeiten auswirken kann (Bundy et al., 2002; J. Wilbarger & Wilbarger, 2002).

Sensorische Diskrimination (sensory discrimination): Die Fähigkeit, Informationen aus der physischen Umwelt aufzunehmen und die Qualität der Reize wie räumliche und zeitliche Merkmale wahrzunehmen.

Sensorische Integration (sensory integration): „Der neurologische Prozess, der Sinneseindrücke des eigenen Körpers und aus der Umwelt ordnet und ermöglicht, den Körper effektiv innerhalb der Umwelt zu nutzen" (übersetzt nach Ayres 1972b, S. 11).

Sensorisch integrative Dysfunktion (sensory integrative dysfunction): Ein Zustand, in dem „das Gehirn den Fluss von sensorischen Impulsen nicht so verarbeitet und ordnet, dass es der Person guten, genauen sensorischen Input gibt, und so das Verhalten nicht effektiv leitet“ (übersetzt nach Ayres, 1979, S. 51).

Sensorisch basierte Ansätze (sensory-based approaches): Interventionsansätze, die „spezifische sensorische Reize bieten“ (übersetzt nach Polatajko & Cantin, 2010, S. 417).

Sensorische Modulation (sensory modulation): Das Fördern oder Unterdrücken sensorischen Inputs. „Die Fähigkeit, das Ausmaß, die Intensität und die Art der Reaktion auf sensorischen Input abgestuft und angepasst zu regulieren und zu organisieren, so dass Personen eine optimale Variationsbreite der Performanz erhalten und sich bei Herausforderungen anpassen können“ (übersetzt nach Lane, Miller, & Hanft, 2000, S. 2). Der aktive Prozess, durch den die Mechanismen des Zentralnervensystems sich anpassen oder auf andere Weise eingehende Informationen einbeziehen (Lane, 2002).

Sensorische Verarbeitung (sensory processing): Funktionen, die mit Sinneseindrücken zusammenhängen, die im Zentralnervensystem geschehen (Bundy et al., 2002).

Sensorische Registrierung (sensory registration): Entdeckung von Sinneseindrücken und der Ausgangspunkt der Wahrnehmung. Eine Reaktion auf Veränderung oder etwas Neues in der sensorischen Umwelt.

Sensorische Geschichten (sensory stories): Eine Anpassung von „Sozialen Geschichten“. Sensorische Geschichten bilden Situationen ab, in denen eine Person Herausforderungen bei der sensorischen Verarbeitung oder Integration erfährt und daraufhin sensorische Strategien einsetzt, um das Bewältigen (Coping) und die Teilhabe zu unterstützen. Sensorische Geschichten wurden entwickelt, um Kindern zu helfen, etwas über Situationen zu lernen, in denen der Teilhabe Herausforderungen sensorischer Verarbeitung und Integration entgegenstehen. Sie können lernen, wie sie Strategien nutzen, und dadurch erfolgreich an Alltagsaktivitäten in der Schule, zuhause und in der Gemeinde teilhaben können (Therapro, 2009).

Sinneseindruck (sensation): Eine Wahrnehmung im Zusammenhang mit der Stimulation eines Sinnesorgans oder mit einem bestimmten Körperzustand. Die Fähigkeit, zu fühlen und wahrzunehmen (Free Dictionary, n.d.-c).

Soziale Geschichten (social Stories™): Geschichten, mit denen Situationen, Fertigkeiten oder Konzepte als relevante soziale Hinweise, Sichtweisen und übliche Reaktionen in speziell definiertem Stil und definierter Form beschrieben werden. „Soziale Geschichten“ werden oft individuell angepasst, so dass die Person, bei der die Geschichte verwendet wird, die Hauptfigur ist. Das Ziel einer „sozialen Geschichte“ besteht darin, genaue soziale Informationen auf geduldige und beruhigende Weise mitzuteilen, die leicht verständlich und instruktiv ist, um dem Menschen zu helfen, passende und effektive soziale Fertigkeiten zu verstehen und zu entwickeln. Ursprünglich wurden „Soziale Geschichten“ für Kinder mit Autismus entwickelt, mittlerweile wurden sie auf viele weitere Bereiche ausgedehnt (Gray Center for Social Learning and Understanding, n.d.).

Vestibulär-propriozeptive Integration (vestibular-proprioceptive integration): Die Integration von vestibulären und propriozeptiven Sinneseindrücken für die Wahrnehmung der Körperposition im Raum, der Körperteile zueinander und der dynamischen Bewegung des Körpers durch den Raum. Sie bildet die Basis für eine Vielzahl funktioneller Fertigkeiten, einschließlich der Lagekontrolle, des Gleichgewichts, der Koordination, bilateraler Integration und Sequenzierung (Ayres, 1979; Koomar & Bundy, 2002).

Vestibuläres System (vestibular/vestibular system): Das vestibuläre System ist verantwortlich für das Bewahren des Gleichgewichts, die Haltung und die Körperorientierung im Raum. Es besteht aus halbkreisförmigen Kanälen, dem Utriculus und dem Sacculus, dem vestibularen Teil des vestibulo-cochlearen Nervs und den Strukturen des Zentralnervensystems, die auf Informationen aus diesen Strukturen reagieren und sie interpretieren.

Visuelle Wahrnehmung (visual perception): Registrierung und Integration von visuellen Informationen für die Wahrnehmung. Die Fähigkeit, wahrzunehmen oder zu verstehen, was man sieht, die Integration eines Bildes mit einer Vorstellung davon, was es darstellt (Encyclopedia.com, n.d.).

Vorplanung (feedforward): Signale, die vor einer Bewegung gesendet werden, um auf ein anschließend erfolgendes motorisches Kommando vorzubereiten oder das System bereit für den Empfang einer Art von Rückmeldung (Feedback) zu machen (Bundy et al., 2002).

E Übersicht zur Evidenz

Table E-1: Evidence Table for the Systematic Review on the Efficacy of Occupational Therapy Using Ayres Sensory Integration® for Children and Youth With Challenges in Sensory Integration and Sensory Processing

Author/Year	Level of Evidence/Study Design/ Participants/Inclusion Criteria	Intervention and Control	Outcome Measures	Results
Dunbar, Carr-Hertel, Lieberman, Perez, & Ricks (2012)	Level I RCT, exploratory pilot study *N* = 8; *n* = 1 unable to complete study because of illness. Treatment group, *n* = 3 boys (*M* age = 4.5 yr). Control group, *n* = 4 (2 boys, 2 girls; *M* age = 4.4 yr). *Inclusion criteria:* Functioning at least at 18 mo; evaluated with sensory issues (e.g., sensory defensiveness or sensory seeking); not currently receiving SI-related intervention; diagnosis of autism.	Both interventions were administered for 12 wk; participants engaged in routine sensory-based classroom activities outside of intervention. *Intervention* Tx group received SIT individually for 30 min 2×/wk according to SI principles, and ASI fidelity descriptions were used with no formal fidelity assessment. *Control* Control group received classroom sensory activities involving proprioception, vestibular, and tactile opportunities developed by teachers and occupational therapists for 1 hr/wk.	Revised Knox Play Scale: Observational assessment of overall play skills (age), gross motor space management, fine motor materials management, and pretense–symbolic use and social participation aspects of play	Total play score improved for Tx and control groups. Control group had higher pretest scores and greater gains than Tx group. Evaluators reported increased purposeful exploration for the Tx group.
Iwanaga et al. (2014)	Level III Retroactive analysis *N* = 20 (18 boys, 2 girls). Treatment group, *n* = 8 boys (*M* age = 4.73 yr, *SD* = 9 mo). Control group, *n* = 12 (10 boys, 2 girls; *M* age = 4.69 yr, *SD* = 6.8 mo). *Inclusion criteria:* Diagnosis of autism, Asperger's, or PDD–NOS using *DSM–IV* criteria; IQ > 70; participation in SIT or GT for 8–10 mo; completion of JMAP pre- and postintervention; age at 1st and 2nd testing were in JMAP's administration age range (2 yr, 9 mo–6 yr, 2 mo); parents completed informed consent for study at Visit 1.	*Intervention* SIT was administered for 1 hr/wk and adhered to SI principles, although the Fidelity Measure was not established at the time of this study. *Control* GT was administered for 1.5 hr/wk and involved play between child and parent, communication management, social skills training, and kinetic activities.	JMAP: Standardized test assessing cognitive, verbal, and sensory–motor abilities	No significant difference was found in verbal score between Tx group or control group. Both Tx group and control group had significant improvements in Total score on the JMAP (*ps* = .012 and .015, respectively). Tx group had significant improvements in additional domains: Foundation Index score ($p = .035$), Coordination Index score ($p = .012$), Nonverbal Index score ($p = .018$), and Complex Index score ($p = .018$). Tx group had significantly greater differences than control group in the following JMAP domains: Total score ($p = .005$), Coordination Index score ($p = .008$), Nonverbal Index score ($p = .016$), and Complex Index score ($p = .034$).

(Continued)

Table E-1: Evidence Table for the Systematic Review on the Efficacy of Occupational Therapy Using Ayres Sensory Integration® for Children and Youth With Challenges in Sensory Integration and Sensory Processing *(cont.)*

Author/Year	Level of Evidence/Study Design/ Participants/Inclusion Criteria	Intervention and Control	Outcome Measures	Results
Pfeiffer, Koenig, Kinnealey, Sheppard, & Henderson (2011)	Level 1 RCT *N* = 37 (32 boys, 5 girls; *M* age = 8.8 yr). Treatment group, *n* = 20 (85% boys, 15% girls). Control group, *n* = 17 (88% boys, 12% girls). *Inclusion criteria: DSM–IV* diagnosis of autism or PDD–NOS (Asperger's or other PDD not included); *T* score ≥ 60 on the SPM; ages 6–12 yr.	Both groups received 18 treatments for 6 wk. Sessions were 45 min. Sessions for both conditions focused on the child's needs and used fidelity measures: SI treatment fidelity measure for SIT intervention and new fidelity measure developed for FM intervention. *Intervention* Tx of SIT group adhered to fidelity measure and encouraged collaboration between the child and therapist to meet the just-right challenge in treatment sessions. *Control* Tx of FM group adhered to fidelity measure and involved crafts, handwriting and drawing, and constructional activities. Activities for FM group did not include full-body vestibular or tactile input or proprioception during treatment sessions.	• SPM, Home version: 4-point Likert-type scale assessing sensory processing in children in their home environment • SRS: Assesses the severity of ASD symptoms in children • QNST–II: Assesses neurological integration in relation to learning in children • GAS: Establishes meaningful goals with primary caregiver and measures progress in skill by means of a rating scale (–2 to 2, with 0 as the expected outcome) • VABS–2: Measures adaptive behaviors	Tx group significantly improved in GAS compared with control group according to parents, $F(1, 34) = 4.87$, $p < .05$, ES = 0.125, and teachers, $F(1, 30) = 16.92$, $p < .01$, ES = 0.360. Tx group exhibited significantly fewer autistic mannerisms than control group, according to the SRS ($p < .05$). No significant differences were found, as measured with the QNST–II, the SPM, and the SRS. Tx group had significant difference in completion of the QNST–II from pretest to posttest than the control group. Groups were significantly different at baseline.
Preis & McKenna (2014)	Level IV Single-subject ABA *N* = 4 boys (*M* age = 4.7 yr). *Inclusion criteria:* Diagnosis of autism according to *DSM–IV;* receiving SI-based OT; MLU ≥ 1.5.	*Intervention* Participants received no treatment (A), treatment or SIT (B), and no treatment (A). Language sample was recorded pre- and postsession. Treatment adhered to principles of best practice and involved collaboration with child in choosing activities per his goal. Half of each session was spent doing similar activities (i.e., climbing, swinging, fine motor manipulation). Session was 25–50 min.	Language samples were analyzed. Samples were examined for no. of spontaneous verbal initiations, MLU, and no. of on-topic responses.	Child 1: 21 samples collected; statistically significant differences depending on condition in spontaneity ($p = .023$), MLU ($p = .028$), and engagement ($p = .002$). Child 2: 14 samples collected; statistically significant difference in MLU depending on condition ($p = .05$). Child 3: 9 samples collected; no statistically significant differences, but the OT condition showed the longest MLU and post-OT showed highest engagement. Child 4: 21 samples collected; no statistically significant differences, but highest spontaneity and engagement were seen in post-OT condition, and highest MLU was seen in OT condition. Results suggest that SIT improves the quality of expressive language during therapy, and there may be some carryover posttreatment.

(Continued)

Table E-1: Evidence Table for the Systematic Review on the Efficacy of Occupational Therapy Using Ayres Sensory Integration® for Children and Youth With Challenges in Sensory Integration and Sensory Processing *(cont.)*

Author/Year	Level of Evidence/Study Design/ Participants/Inclusion Criteria	Intervention and Control	Outcome Measures	Results
Schaaf et al. (2014)	Level I RCT $N = 32$ (M age = 4.8 yr). Treatment group, $n = 17$ (14 boys, 3 girls). Control group, $n = 15$ (12 boys, 3 girls). *Inclusion criteria:* Between ages 4.0 and 7.11 yr; diagnosis of ASD; nonverbal cognitive level > 65; evaluated with difficulty processing and integrating sensory information; ability to attend 3 sessions/wk for 10 wk and to not start new medications or treatment while in the study.	*Intervention* Tx group received OT using manualized SI that adhered to the FM and the Data-Driven Decision Making process (Schaaf & Mailloux, 2015). Involved 30 sessions over 10 wk. Each session was 1 hr. *Control* Group received usual care including educational programs, speech and language services, behavioral treatments (ABA in home, school, or both). Parents tracked hours of treatment each week.	• GAS • VABS–2 • PEDI: Evaluates a child's mobility, self-care, social function skills, and the level of assistance required • PDDBI: Evaluates the severity of a child's autism behaviors through parent report	Tx group had significantly higher GAS ratings than the control group, $t(23) = -3.23$, $p = .003$, ES = 1.2. No significant differences in adaptive behaviors were found on the VABS–2. Tx group improved more on all subscales than control group, but differences did not reach significance. Tx group had significantly greater change in functional behaviors than control group on the PEDI's Self-Care Caregiver Assistance subtest ($p = .008$) and Social Function Caregiver Assistance ($p = .039$). Tx group improved but did not have a significant difference on the PEDI's Social Functions subtest ($p = .097$) or the Self-Care Functional Skills subtest ($p = .198$). Tx group had greater improvements on the Sensory Perceptual Behaviors subscale ($p = .064$) and the Arousal Regulation subscale (0.38) but did not reach significance on the PDDBI.

Note. Inconsistencies in terminology appeared across studies, with some researchers referring to ASI as *sensory integration treatment.* In this systematic review, all interventions adhering to Ayres' principles are referred to as *ASI.* ASD = autism spectrum disorder; ASI = Ayres Sensory Integration; *DSM–IV* = *Diagnostic and Statistical Manual of Mental Disorders* (4th ed.); ES = effect size; FM = ASI Fidelity Measure; GAS = Goal Attainment Scaling; GT = group therapy; JMAP = Japanese version of the Miller Assessment for Preschoolers; *M* = mean; MLU = mean length of utterances; OT = occupational therapy; PDDBI = Pervasive Developmental Disorders Behavior Inventory; PDD–NOS = pervasive developmental disorder, not otherwise specified; PEDI = Pediatric Evaluation of Disability Inventory; QNST–II = Quick Neurological Screening Test, second ed.; RCT = randomized controlled trial; *SD* = standard deviation; SI = sensory integration; SIT = sensory integration treatment; SPM = Sensory Processing Measure; SRS = Social Responsiveness Scale; Tx = treatment; VABS–2 = Vineland Adaptive Behavior Scales, 2nd ed.

Adapted from "Efficacy of Occupational Therapy Using Ayres Sensory Integration®: A Systematic Review," by R. C. Schaaf, R. L. Dumont, M. Arbesman, and T. May-Benson, 2018, *American Journal of Occupational Therapy, 72,* 7201190010 (Suppl. Table 2). https://doi.org/10.5014/ajot.2018.029431.

Suggested citation: Watling, R., Miller Kuhaneck, H., Parham, L. D., & Schaaf, R. (2018). *Occupational therapy practice guidelines for children and youth with challenges in sensory integration and sensory processing* (Table G.1). Bethesda, MD: AOTA Press.

Table E-2: Risk of Bias for Intervention Studies Included in the Review on the Efficacy of Occupational Therapy Using Ayres Sensory Integration® for Children and Youth With Challenges in Sensory Integration and Sensory Processing

	Selection Bias		Performance Bias	Detection Bias	Incomplete Outcome Data (Attrition)		Reporting Bias
Citation	Random Sequence Generation	Allocation Concealment	Blinding of Participants and Personnel	Blinding of Outcome Assessment	Short-Term (2–6 wk)	Long-Term (>6 wk)	Selective Reporting
Dunbar, Carr-Hertel, Lieberman, Perez, & Ricks (2012)	?	?	?	+	N/A	+	+
Iwanaga et al. (2014)	–	?	–	–	N/A	+	+
Pfeiffer, Koenig, Kinnealey, Sheppard, & Henderson (2011)	+	?	+	+	N/A	+	+
Preis & McKenna (2014)	–	?	?	–	N/A	+	?
Schaaf et al. (2014)	+	+	?	+	N/A	+	+

Note. Categories for risk of bias are as follows: + = low risk of bias; ? = unclear risk of bias; – = high risk of bias; N/A = not applicable.

Risk-of-bias table format adapted from "Assessing Risk of Bias in Included Studies," by J. P. T. Higgins, D. G. Altman, and J. A. C. Sterne, in *Cochrane Handbook for Systematic Reviews of Interventions* (Version 5.1.0), by J. P. T. Higgins and S. Green (Eds.), 2011. London: Cochrane Collaboration. Retrieved from http://handbook-5-1.cochrane.org.

Suggested citation: Watling, R., Miller Kuhaneck, H., Parham, L. D., & Schaaf, R. (2018). *Occupational therapy practice guidelines for children and youth with challenges in sensory integration and sensory processing* (Table G.2). Bethesda, MD: AOTA Press.

Table E-3: Evidence Table for the Systematic Review of Specific Sensory Techniques and Sensory Environmental Modifications for Children and Youth With Challenges in Sensory Integration and Sensory Processing

Author/Year	Level of Evidence/Study Design/ Participants/Inclusion Criteria	Intervention and Control	Outcome Measures	Results
Buckle, Franzsen, & Bester (2011)	Level I Randomized, 2-group longitudinal crossover design $N = 30$ children with ADHD (21 boys, 9 girls; ages 6–9 yr). Group A, $n = 15$. Group B, $n = 15$. *Inclusion criteria:* Definite difference scores on the Sensory Profile.	Group A received treatment first, then the control condition. Group B received the control condition, then treatment. *Intervention* Children wore weighted vests calibrated to 10% of their body weight 45 min at a time, each day, for 15 consecutive school days. *Control* No intervention.	• In-seat behavior measured 10× by primary investigator • Task completion speed measured 10× by classroom teacher • Attention to task collected 3× by school counselors	At baseline, no significant differences existed on any outcome measure between Group A and Group B. For in-seat behavior, Group B showed significant change after intervention ($p \le .05$). For task completion, Group A showed significant change after intervention ($p \le .05$). For attention to task, both Groups A and B showed significant change after intervention ($ps \le .02$ and .01, respectively).
Cermak et al. (2015)	Level I Randomized, 2-group crossover design $N = 22$ children with ASD (18 boys, 4 girls; M age = 8.2 yr, $SD = 1.9$) and 22 TD children (10 boys, 12 girls; M age = 8.3 yr, $SD = 2.1$). *Inclusion criteria:* For all participants, English- or Spanish-speaking parents; children who had ≥1 prior oral cleaning but not in the previous 4–6 mo; no significant motor impairment or genetic, endocrine, or metabolic dysfunction. For patients with ASD, diagnosis using the ADOS.	Half of the participants received the intervention first, then the control condition; other half received the control condition first, then the intervention. *Intervention* 1 dental cleaning administered using an SADE. Adaptations were made to the auditory and visual characteristics of the environment. In addition, each child was provided with deep pressure via a wrap shaped like a butterfly. *Control* 1 dental cleaning administered in a standard dental environment.	*Primary outcome measure:* Physiological stress and anxiety as measured by EDA *Secondary outcome measures:* Behavioral distress, pain intensity, sensory discomfort, and measures related to the cost of dental procedures	EDA showed moderate effect size after intervention in the TD group ($ds = 0.30$–0.46) and a moderate to large effect size in the ASD group ($ds = 0.27$–0.65). All behavioral measures showed statistically significant group effects ($ps < .03$). The child-reported measures of pain intensity and sensory discomfort were significantly improved in both groups with the SADE intervention (ASD group, $p = .05$; TD group, $p = .09$). To measure cost savings, the number of hands required to restrain the child during cleaning was evaluated and found to be significantly reduced in the SADE intervention, with an effect size of 0.42 in the ASD group.

(Continued)

Table E-3: Evidence Table for the Systematic Review of Specific Sensory Techniques and Sensory Environmental Modifications for Children and Youth With Challenges in Sensory Integration and Sensory Processing *(cont.)*

Author/Year	Level of Evidence/Study Design/ Participants/Inclusion Criteria	Intervention and Control	Outcome Measures	Results
Dunbar, Carr-Hertel, Lieberman, Perez, & Ricks (2012)	Level I Randomized, 2-group pilot study *N* = 8. Intervention group, *n* = 4 boys (*M* age = 4.5 yr) who received both the intervention and control conditions. Control group, *n* = 4 (2 boys, 2 girls; *M* age = 4.4 yr). *Inclusion criteria:* All children had to have a diagnosis of ASD, be functioning at ≥18-mo level, be able to follow very simple verbal directions and gestures, have sensory issues on the Evaluation of Sensory Processing, and not currently be receiving sensory integration intervention.	*Intervention* 12 wk of ASI treatment was administered individually for 30 min 2×/wk by OTs certified in the Sensory Integration and Praxis Tests. Authors noted ASI fidelity descriptions were used to verify adherence to ASI treatment, but no formal assessment was done. *Control* 12 wk of daily sensory-rich classroom experiences that included opportunities for vestibular, tactile, and proprioceptive inputs after consultation and collaboration with the OT.	Overall play age as assessed by the Revised Knox Play Scale. Areas assessed included space and material management and pretense–symbolic and participation areas of play.	Both treatment and control groups improved in overall play skills after the 12-wk intervention and control conditions. Specifically, participants had more purposeful environmental exploration in the space management category.
Murdock, Dantzler, Walker, & Wood (2014)	Level I RCT *N* = 30 (26 boys, 4 girls; age range = 30–77 mo), 22 with ASD and 8 with PDD–NOS. Intervention group, *n* = 15. Control group, *n* = 15. *Inclusion criteria:* Diagnosis of either ASD or PDD–NOS; probable or definite difference in ≥1 area on the Sensory Profile.	*Pretesting:* 5-min tabletop tasks that included stringing beads, coloring, or doing a puzzle. Children were then randomly assigned to either the intervention or the control condition. *Posttesting:* Another 5-min tabletop task. *Intervention* 5-min sensory break of vestibular stimulation that included swinging in a slow, linear motion on a platform swing. *Control* 5-min non–sensory break; included watching a movie.	During a 5-min tabletop activity, 4 behaviors were coded in 10-s intervals. Behaviors included on task vs. off task; engaged vs. disengaged; stereotyped vs. not stereotyped; and repetitive behaviors vs. no repetitive behaviors.	Analyses revealed no significant differences between the treatment and control groups before or after intervention for any of the 4 behaviors coded during the 5-min tabletop tasks.

(Continued)

Table E-3: Evidence Table for the Systematic Review of Specific Sensory Techniques and Sensory Environmental Modifications for Children and Youth With Challenges in Sensory Integration and Sensory Processing *(cont.)*

Author/Year	Level of Evidence/Study Design/ Participants/Inclusion Criteria	Intervention and Control	Outcome Measures	Results
Silva & Schalock (2013)	Level II RCT with wait-list control *N* = 129 children with ASD (104 boys, 25 girls; ages 3–6 yr) and their parents. Intervention group, *n* = 97 children. Control group, *n* = 32 children. *Inclusion criteria:* Age <6 yr; confirmation of autism via *DSM–IV* criteria; receiving early intervention services for ASD.	*Intervention* Daily parent-delivered Qigong massage for 5 mo and weekly therapist support through QST. *Control* Wait-list comparison group.	• SSC • APSI • Therapist report of children's responses to touch on different areas of the body	Posttreatment results indicated Qigong massage treatment resulted in significant improvement of tactile impairment, self-regulatory delay, and parenting stress ($p < .001$ on all paired *t* tests). The effect size estimate (partial η^2 values) for treatment effects on self-regulatory difficulties was in the large range (0.213). The effect size estimate for abnormal tactile response was in the medium to large range (0.114), and the effect size estimate for parenting stress was in the medium range (0.093).
Silva, Schalock, Ayres, Bunse, & Budden (2009)	Level I RCT *N* = 46 children randomized to intervention or control group. Intervention group, *n* = 25 (19 boys, 6 girls; *M* age = 65.3 mo). Control group, *n* = 21 (18 boys, 3 girls; *M* age = 53.3 mo). *Inclusion criteria:* Age <6 yr; eligible for early intervention services for autism; no complicating medical diagnosis or chronic medication.	*Intervention* QST; therapists met with families for 20 training sessions over 5 mo, providing a QST massage treatment to the child, then trained the family to provide the same massage daily until the next session. *Control* Wait-list comparison group.	• Parent and teacher report on the PDDBI • SSC	Large effect sizes were found on parent-report measures of PDDBI (0.328) and SSC (0.346) for intervention vs. control groups. No significant treatment effect was found on the PDDBI measure of maladaptive classroom behavior, with both intervention and control groups improving significantly on pre- and postintervention measures.
Silva, Schalock, & Gabrielsen (2011)	Level I RCT with wait-list control *N* = 47 children with ASD (33 boys, 14 girls; ages 3–6 yr) and their parents. 5 children dropped out. Intervention group, *n* = 24.	*Intervention* QST; 15-min home program provided by parents daily for 4 mo after 3-hr training supplemented with DVD, booklet, and chart and 7 weekly 30-min support sessions.	• ABC • PDDBI • SSC • APSI	Intervention group improved with medium to large effect sizes. No changes were found in wait-list control group.

(Continued)

Table E-3: Evidence Table for the Systematic Review of Specific Sensory Techniques and Sensory Environmental Modifications for Children and Youth With Challenges in Sensory Integration and Sensory Processing *(cont.)*

Author/Year	Level of Evidence/Study Design/ Participants/Inclusion Criteria	Intervention and Control	Outcome Measures	Results
	Control group, *n* = 18. 15 also provided data postintervention. *Inclusion criteria:* Age <6 yr; receiving early intervention services for ASD.	*Control* Wait-list comparison group.		Large effect sizes were found on parent-report measures: PDDBI (0.59 and 0.66), SSC subtests (0.79 and 0.85), and APSI (0.74). Small effects were found for language and social abilities (0.27).
Silva et al. (2015)	Level I Multisite, randomized, single blind controlled trial with wait-list control *N* = 103 children with ASD (ages 2–5) and their parents. 28 children dropped out. Intervention group, *n* = 42 children (36 boys, 6 girls). Control group, *n* = 42 children (39 boys, 3 girls). *Inclusion criteria:* Age between 2 and 5 yr; receiving early intervention services; confirmation of autism via *DSM–IV* criteria.	*Intervention* Daily parent-delivered Qigong massage for 5 mo plus 20 sessions of therapist-delivered massage after QST. *Control* Wait-list comparison group.	• CARS–2 • PLS–5 • VABS–II • ABC • SSC • APSI	Participants in the treatment and control conditions did not differ on outcome measures or age. Children in the treatment group experienced a 38% decrease in abnormal sensory response; 49% decrease in abnormal oral–tactile response; 34% decrease in self-regulatory difficulties; and 32% decrease in autistic behavior. Parents of these children experienced a 44% decrease in stress responses. Children with both mild to moderate and severe autism experienced significant improvements in receptive language as measured by PLS–5 Auditory Language (*ts* = −4.26 and −4.29, *ps* = .0001 and .0003, respectively).

Note. ABC = Autism Behavior Checklist; ADHD = attention deficit hyperactivity disorder; ADOS = Autism Diagnostic Observation Schedule; APSI = Autism Parenting Stress Index; ASD = autism spectrum disorder; ASI = Ayres Sensory Integration®; CARS–2 = Childhood Autism Rating Scale, 2nd ed.; *DSM–IV* = *Diagnostic and Statistical Manual of Mental Disorders* (4th ed.); EDA = electrodermal activity; *M* = mean; OT = occupational therapist; PDDBI = Pervasive Developmental Disorders Behavior Inventory; PDD–NOS = pervasive developmental disorder–not otherwise specified; PLS–5 = Preschool Language Scale, 5th ed.; QST = Qigong Sensory Training (a manual therapy providing somatosensory stimulation through patting, shaking, and pressing movements to 12 areas of the body); RCT = randomized controlled trial; SADE = sensory-adapted dental environment; *SD* = standard deviation; SSC = Sense and Self-Regulation Checklist; TD = typically developing; VABS–II = Vineland Adaptive Behavior Scales, 2nd ed.

Adapted from "Specific Sensory Techniques and Sensory Environmental Modifications for Children and Youth With Sensory Integration Difficulties: A Systematic Review," by S. C. Bodison and L. D. Parham, 2018, *American Journal of Occupational Therapy, 72,* 7201190040 (Suppl. Table 3). https://doi.org/10.5014/ajot.2018.029413.

Suggested citation: Watling, R., Miller Kuhaneck, H., Parham, L. D., & Schaaf, R. (2018). *Occupational therapy practice guidelines for children and youth with challenges in sensory integration and sensory processing* (Table G.3). Bethesda, MD: AOTA Press..

Table E-4: Risk of Bias for Intervention Studies Included in the Review of Specific Sensory Techniques and Sensory Environmental Modifications for Children and Youth With Challenges in Sensory Integration and Sensory Processing

Citation	Selection Bias		Performance Bias: Blinding of Participants and Personnel	Detection Bias: Blinding of Outcome Assessment	Attrition Bias Incomplete Outcome Data		Reporting Bias: Selective Reporting
	Random Sequence Generation	Allocation Concealment			Short-Term (2–6 wk)	Long-Term (>6 wk)	
Buckle, Franzsen, & Bester (2011)	+	?	–	–	+	N/A	+
Cermak et al. (2015)	?	?	+	–	N/A	+	+
Dunbar, Carr-Hertel, Lieberman, Perez, & Ricks (2012)	?	?	–	?	N/A	+	+
Murdock, Dantzler, Walker, & Wood (2014)	+	+	–	+	N/A	N/A	+
Silva & Schalock (2013)	?	?	+	?	N/A	?	?
Silva, Schalock, Ayres, Bunse, & Budden (2009)	+	+	+	+	N/A	+	+
Silva, Schalock, & Gabrielsen (2011)	+	+	+	+	N/A	+	+
Silva et al. (2015)	+	+	+	+	N/A	+	+

Note. Categories for risk of bias are as follows: + = low risk of bias; ? = unclear risk of bias; – = high risk of bias. N/A = not applicable.

Risk-of-bias table format adapted from "Assessing Risk of Bias in Included Studies," by J. P. T. Higgins, D. G. Altman, and J. A. C. Sterne, in *Cochrane Handbook for Systematic Reviews of Interventions* (Version 5.1.0), by J. P. T. Higgins and S. Green (Eds.), 2011. London: Cochrane Collaboration. Retrieved from http://handbook-5-1.cochrane.org. Copyright © 2011 by The Cochrane Collaboration.

Adapted from "Specific Sensory Techniques and Sensory Environmental Modifications for Children and Youth With Sensory Integration Difficulties: A Systematic Review," by S. C. Bodison and L. D. Parham, 2018, *American Journal of Occupational Therapy, 72,* 7201190040 (Suppl. Table 4). https://doi.org/10.5014/ajot.2018.029413. Copyright © 2018 by the American Occupational Therapy Association. Used with permission.

Suggested citation: Watling, R., Miller Kuhaneck, H., Parham, L. D., & Schaaf, R. (2018). *Occupational therapy practice guidelines for children and youth with challenges in sensory integration and sensory processing* (Table G.4). Bethesda, MD: AOTA Press.

Table E-5: Evidence Table for the Systematic Review of Parent or Teacher Education or Coaching to Support Function and Participation of Children and Youth With Challenges in Sensory Integration and Sensory Processing

Author/Year	Level of Evidence/Study Design/ Participants/Inclusion Criteria	Intervention and Control	Outcome Measures	Results
Dunn, Cox, Foster, Mische-Lawson, & Tanquary (2012)	Level III 1-group repeated measure with observations at 4 time points $N = 20$ parents (19 mothers, 1 father; all with some college education) of children with ASD ages 3–10 (17 boys, 3 girls). *Inclusion criteria:* ≥1 atypical area on the Sensory Profile and parent report of unmet family need.	*Intervention* Approximately 10 hr coaching with context therapy over 12–15 wk. Coaches were OTs. Parents learned how the child's sensory processing patterns might affect the child's function and participation in specific routines and settings. Observations were at T1, initial observation; T2, 4 wk after baseline; T3, after 10 wk intervention; T4, 4-wk postintervention follow-up.	• COPM • GAS • PSI • PSOC Comparisons: T1: Do outcomes change without intervention? T2–T3: Intervention effectiveness T3–T4: Are effects sustained? T1–T4: Are there overall changes from beginning to end?	Significant changes were seen on COPM Performance ($p < .001$) and Satisfaction ($p < .001$) for Comparisons 2 and 4. There was an average change on GAS of 2 points; Comparisons 2 and 4 were significant ($p < .001$). For Comparison 4, parental distress decreased ($p < .001$) and parental efficacy improved ($p < .001$).
Rogers et al. (2014)	Level II Feasibility study Tx group, $n = 7$ infants at risk for ASD. 3 control groups, $n = 7$ matched cases: (1) high-risk younger siblings of child with ASD who did not develop ASD; (2) low-risk siblings of children with no developmental disorders; and siblings eventually diagnosed with ASD (AO). 4th group of 4 children declined to participate in the study (DR). *Inclusion criteria:* Scores on the AOSI and ITC indicating risk for ASD, normal hearing and vision.	*Intervention* IS intervention, consisting of 12 sessions of parent coaching 1×/wk followed by 6 maintenance sessions. Coaching focused on specific parenting techniques to address target autism symptoms and individualized goals and included age-appropriate sensory–motor play schemes. Parent instruction manual provided. 3 families also received up to 5 booster sessions. *Comparison* Did not participate in coaching intervention.	• ADOS • MSEL	Parents were able to learn and use techniques with fidelity, with a significant increase in fidelity scores from beginning to end of the coaching session ($p = .001$). Parents were able to learn techniques with mastery in approximately 8 contact hr. Of those children diagnosed with ASD by 36 mo, the Tx group demonstrated fewer ASD symptoms (AO group, $p < .01$; DR group, $p = .06$) and had better developmental outcomes than the control groups. The IS group was significantly higher than the DR group at 18 mo and 36 mo ($p < .05$ and $p = .01$, respectively) for visual reception. The IS group was significantly higher than the DR group at 36 mo ($p = .01$) on language development. The IS group had greatest degree of developmental acceleration from 12 to 24 mo via visual inspection.

(Continued)

Table E-5: Evidence Table for the Systematic Review of Parent or Teacher Education or Coaching to Support Function and Participation of Children and Youth With Challenges in Sensory Integration and Sensory Processing *(cont.)*

Author/Year	Level of Evidence/Study Design/ Participants/Inclusion Criteria	Intervention and Control	Outcome Measures	Results
Silva, Schalock, & Gabrielsen (2011)	Level I RCT with wait-list control *N* = 47 parents of children with ASD (33 boys, 14 girls; ages 3–6). Tx group, *n* = 24 after attrition. Wait-list group, *n* = 18 after attrition; 15 of these children also provided pre- and postintervention data after the wait-list condition. *Inclusion criteria:* Age <6 yr; receiving early intervention services for ASD.	*Intervention* QST, a manual therapy providing somatosensory stimulation through patting, shaking, and pressing movements to 12 areas of the body. 15-min home program provided by parents after 3 hr training supplemented with DVD, booklet, and chart and 7 weekly 30-min support sessions. *Control* Wait list *Comparison group:* Children received a dual program of home QST and QST provided by trained staff (data from a previous study).	• ABC (teacher report) • PDDBI • SSC • APSI	Tx group improved with medium to large effect sizes. No changes were found for the wait-list control group. Large effect sizes were found for the parent-report measures: PDDBI (0.59 and 0.66), SSC subtests (0.79 and 0.85), APSI (0.74). Small effect sizes were found for language and social abilities (0.27). No significant differences were found between dual and home programs.
Woo & Leon (2013)	Level I RCT *N* = 28 boys with ASD (ages 3–12 yr). Tx group, *n* = 13. Control group, *n* = 15. *Inclusion criteria:* Diagnosis of ASD.	*Intervention* Parent-provided novel sensory experiences daily (4–7 specific experiences 2×/day plus listening to music and smelling scents) for 6 mo in addition to any standard care received (but excluding typical SI Tx). Brief parent training, written instruction manual, materials kit. *Control* Standard care	• Leiter International Performance Scale–Revised • Expressive One-Word Picture Vocabulary Test • CARS	Leiter scores improved in the Tx group ($p = .008$). 42% of the enriched group had improvement of at least 5 points on the CARS (considered to be clinically significant). Both groups improved on the Expressive One-Word Picture Vocabulary Test.

Note. ABC = Autism Behavior Checklist; ADOS = Autism Diagnostic Observation Scale; AO = autism outcome; AOSI = Autism Observation Scale for Infants; APSI = Autism Parenting Stress Index; ASD = autism spectrum disorder; CARS = Childhood Autism Rating Scale; COPM = Canadian Occupational Performance Measure; DR = declined referral; GAS = Goal Attainment Scaling; IS = Infant Start; ITC = Infant Toddler Checklist; MSEL = Mullen Scales of Early Learning; OT = occupational therapist; PDDBI = Pervasive Developmental Disorders Behavior Inventory; PSI = Parenting Stress Index; PSOC = Parenting Sense of Competence Scale; QST = Qigong Sensory Training; RCT = randomized controlled trial; SI = sensory integration; SSC = Sense and Self-Regulation Checklist; T1 = Time 1; T2 = Time 2; T3 = Time 3; T4 = Time 4; Tx = treatment.

Adapted from "Parental or Teacher Education and Coaching to Support Function and Participation of Children and Youth With Sensory Processing and Sensory Integration Challenges: A Systematic Review," by H. Miller Kuhaneck and R. Watling, 2018, *American Journal of Occupational Therapy, 72,* 7201190030 (Suppl. Table 1). https://doi.org/10.5014/ajot.2018.029017.

Suggested citation: Watling, R., Miller Kuhaneck, H., Parham, L. D., & Schaaf, R. (2018). *Occupational therapy practice guidelines for children and youth with challenges in sensory integration and sensory processing* (Table G.5). Bethesda, MD: AOTA Press.

Table E-6: Risk of Bias for Intervention Studies Included in the Review of Parent or Teacher Education or Coaching to Support Function and Participation of Children and Youth With Challenges in Sensory Integration and Sensory Processing

Citation	Selection Bias		Performance Bias: Blinding of Participants and Personnel	Blinding of Outcome Assessment (Detection Bias)		Incomplete Outcome Data (Attrition Bias)		Reporting Bias: Selective Reporting
	Random Sequence Generation	Allocation Concealment		Patient-Reported Outcomes	All-Cause Mortality	Short Term (2–6 wk)	Long Term (>6 wk)	
Dunn, Cox, Foster, Mische-Lawson, & Tanquary (2012)	NA	NA	NA	4 of 4 rated by parents	+	+	+	+
Rogers et al. (2014)	NA	NA	Therapists blind to child autism scores, not parent scores	Child outcomes blind	+	+	+	+
Silva, Schalock, & Gabrielsen (2011)	+	+	Teacher blind Parents not blind	1 of 4 measures blind	+	+	+	+
Woo & Leon (2013)	?	?	+	2 of 3 measures blind	+	+	+	+

Note. Categories for risk of bias are as follows: + = low risk of bias; ? = unclear risk of bias; – = high risk of bias. NA = not applicable because of study design.

Risk-of-bias table format adapted from "Assessing Risk of Bias in Included Studies," by J. P. T. Higgins, D. G. Altman, and J. A. C. Sterne, in *Cochrane Handbook for Systematic Reviews of Interventions* (Version 5.1.0), by J. P. T. Higgins and S. Green (Eds.), 2011. Retrieved from http://www.cochrane-handbook.org. Copyright © 2011 by The Cochrane Collaboration.

Adapted from "Parental or Teacher Education and Coaching to Support Function and Participation of Children and Youth With Sensory Processing and Sensory Integration Challenges: A Systematic Review," by H. Miller Kuhaneck and R. Watling, 2018, *American Journal of Occupational Therapy, 72,* 7201190030 (Suppl. Table 2). https://doi.org/10.5014/ajot.2018.029017. Copyright © 2018 by the American Occupational Therapy Association. Used with permission.

Suggested citation: Watling, R., Miller Kuhaneck, H., Parham, L. D., & Schaaf, R. (2018). *Occupational therapy practice guidelines for children and youth with challenges in sensory integration and sensory processing* (Table G.6). Bethesda, MD: AOTA Press.

Table E-7: Evidence Table for the Systematic Review of Cognitive and Occupation-Based Interventions for Children and Youth With Challenges in Sensory Integration and Sensory Processing

Author/Year	Study Design/Participants/ Inclusion Criteria	Intervention and Control	Outcome Measures	Results
Bass, Duchowny, & Llabre (2009)	Level I RCT *N* = 34 children with ASD (ages 4–10 yr). Intervention group, *n* = 19 children (2 girls, 17 boys) with ASD who received therapy. Control group, *n* = 15 children (3 girls, 12 boys) who were wait-listed.	*Intervention* TR sessions 1 hr/wk for 12 wk with children who had no previous exposure to equine-assisted activities. Sessions took place at an equestrian training center in Florida and were led by trained instructors. *Control* The control group was on a wait list and did not receive TR sessions.	Social functioning at pre- and postintervention was measured with the SRS and SP. The SRS, a questionnaire completed by parents, measured the severity of ASD symptoms, including social awareness, social cognition, social communication, social motivation, and autistic mannerisms.	A 2 × 2 mixed-design repeated-measures ANOVA was completed. The experimental group showed a significant increase between pre- and posttesting on paired-samples *t* tests, $t(18) = -7.29$, $p < .01$, compared with the control group, $t(13) = -1.77$, $p = .101$. Interaction effects (Group × Time) were significant ($p < .01$) for 4 of the 5 subscales: Sensory Seeking, Inattention and Distractibility, Sensory Sensitivity, and Sedentary. Paired-sample *t* tests for the experimental group indicated statistically significant treatment effects ($p < .001$) for Sensory Seeking, Inattention and Distractibility, Sensory Sensitivity, and Sedentary Behavior subscales compared with the control group, which did not exhibit significant changes. SRS overall score was statistically significant ($p = .038$) for the Group × Time interaction. Paired-sample *t* tests indicated a significant increase only in the experimental group.
Nash et al. (2015)	Level I RCT *N* = 25 children (ages 8–12 yr) diagnosed with FASD and with an IQ ≥70. TXT group, *n* = 12. DTC group, *n* = 13.	*Intervention* The Alert Program for Self-Regulation® was provided at SickKids by 2 senior-level doctoral-level graduate student therapists on an individual basis in 12 1-hr sessions over a period of ~14 wk. Sessions were held in a specially designated therapy room that contained floor mats, therapy balls, inner tubes, large pillows, a tent, a caterpillar tunnel, and a variety of manipulatives, as specified by the program. The room was devoid of any extraneous visual or auditory distractions. The program focuses on improving self-regulation through sensory integration and cognitive processing activities via the analogy of a car engine.	Cognitive EF was measured using select subtests from the NEPSY–II, the Test of Everyday Attention for Children, and the Cambridge Neuropsychological Test Automated Battery, which targeted inhibitory control, visual and auditory attention, set shifting, and planning abilities.	At the 12-wk follow-up, the TXT group displayed significant improvements in inhibitory control and social cognition. Parents of children in the TXT group reported improved behavioral and emotional regulation, as well as reduced externalizing behavior problems. These behavioral improvements, along with further improved parent-rated inhibitory control, were maintained at the 6-mo follow-up.

(Continued)

Table E-7: Evidence Table for the Systematic Review of Cognitive and Occupation-Based Interventions for Children and Youth With Challenges in Sensory Integration and Sensory Processing *(cont.)*

Author/Year	Study Design/Participants/ Inclusion Criteria	Intervention and Control	Outcome Measures	Results
		All parents and caregivers were also invited back for a 1-hr feedback session to discuss the child's results and to receive psychoeducational recommendations and techniques for translating the therapeutic tools into home and classroom practice. At 6 mo posttreatment, parents/caregivers of the TXT group were mailed questionnaires as a long-term follow-up. *Control* The DTC group did not receive the intervention during the study but were offered therapy after posttesting was completed for all participants. 11 out of the 13 accepted.	Emotion recognition was evaluated using the NEPSY–II Affect Recognition subtest, in which children are required to match the emotions in pictures of children's faces. Social cognition was assessed using 4 subtests of the Test of Social Cognition, each of which presented stories read by the examiner. The Behavior Rating Inventory of Executive Function was used to evaluate children's executive functioning abilities in their daily functioning.	The EF disabilities in children with FASD can be remediated through a targeted treatment approach aimed at facilitating self-regulation skills.
Re, McConnell, Reidinger, Schweit, & Hendron (2014)	Level III Descriptive, correlational preintervention–postintervention *N* = 75 adolescent mental health unit inpatients and partial-hospitalization patients (48 girls, 27 boys; ages 12–18 yr) who participated in ≥2 yoga sessions.	*Intervention* 5 mo of 50-min yoga sessions taught in a mental health hospital by a Yoga Alliance–registered teacher from mid-January to mid-June 2012. Classes were similar to trauma-sensitive yoga, in which the average yoga class is modified in at least the following 5 domains: environment, exercises, teacher qualities, assists, and language. The lights were dimmed, and soft music played in the background. Patients wore nonslip hospital-issued socks and used a yoga mat and block as props. Classes included 5 min of breath awareness, grounding, and instruction on 3-part breathing. With a focus on slow, deep breathing, 30 min of seated, supine, standing, and balancing postures were taught during every class. Each class ended with 15 min of supine final relaxation, which included progressive muscle relaxation, breathing instruction, and finally silent meditation.	• Adolescent/Adult Sensory Profile, which measured patient sensory processing preference levels related to the pulse and SUDS results • Physical pulse • SUDS, a self-report of emotional disturbance	Yoga sessions significantly improved patient pulse and self-reported distress ratings regardless of gender or levels on the Adolescent/Adult Sensory Profile.
Thompson & Johnston (2013)	Level IV Single-case experimental design with multiple baselines	*Intervention* A Social Story based on each child's goals was written by the authors. During center-based activities at a preschool over a 9-wk period, the interventionist, an OT with 8 yr experience in classroom settings, read a Social Story to each child and then practiced the suggested strategies.		Desired behavior increased after the intervention. *Child 1:* Goal—Remain seated during circle activities for ≥10 min. Performance increased from mean of 65.3% to 98.6%.

(Continued)

Table E-7: Evidence Table for the Systematic Review of Cognitive and Occupation-Based Interventions for Children and Youth With Challenges in Sensory Integration and Sensory Processing *(cont.)*

Author/Year	Study Design/Participants/ Inclusion Criteria	Intervention and Control	Outcome Measures	Results
	$N = 3$ boys (ages 3–5 yr) attending a preschool designed for children who demonstrated characteristics of ASD, scored in the "definite difference" range on ≥1 subtest of the SPSC, had no uncorrected visual or hearing impairments, scored ≥4 on the Preschool Book Interest 6-point Likert scale, and engaged in ≥1 behavior that interfered with daily educational activities.		Researchers developed an individualized goal for each child on the basis of data from the SPSC and the child's teacher. Using a multiple-baseline design, data on the presence of desired and self-regulation behaviors during baseline, intervention, and maintenance phases were collected at 30-s intervals during 7–15-min observation sessions during the targeted classroom activity.	*Child 2:* Goal—Remain seated ≥10 min during snack time. Performance improved from mean of 57.0% to 98.8%. *Child 3:* Goal—Engage in tactile play (sand-type textures) with teachers and peers with ≤1 verbal prompt from staff. Performance improved from mean of 9.3% to 83.0%. Classroom teacher completed poststudy 7-point Likert scale survey of the significance, effectiveness, and utility of the study and reported the intervention strategy was moderately to very appropriate as an instructional procedure.
Ward, Whalon, Rusnak, Wendell, & Paschall (2013)	Level III Single-group quasi-experimental interrupted time-series design with 2 phases of TR lessons and 1 phase of planned interruption $N = 21$ children (15 boys, 6 girls; M age = 8.1 yr) diagnosed with ASD enrolled at a local public elementary school (kindergarten–5th grade). 13 were horse naive and had never participated in TR.	*Intervention* TR lesson plans were adapted to accommodate specific characteristics of the participants to ensure safety. TR sessions were held at Dream Catchers, Cori Sikich Therapeutic Riding Center, Williamsburg, VA, and delivered by a school group coordinator with a trained horse leader and 2 trained side walkers for each horse-and-rider pair. Sessions consisted of 4 parts: (1) orientation, (2) mounting and riding, (3) riding skills, and (4) closure. The riding schedule for the study was 6 wk of TR, 6-wk break (because of weather and school schedule), 4 wk of TR (last 4 wk of the original 10 lessons), 6-wk break (planned withdrawal period), and 8 wk of TR.	The Gilliam Autism Rating Scale, Second Edition, and the SPSC, to assess ASD characteristics and sensory responses	Teacher ratings indicated that participating children with ASD significantly increased their social interaction, improved their sensory processing, and decreased the severity of symptoms associated with ASD after TR. Gains were not maintained consistently after 2 6-wk breaks from TR but were recovered once TR was reinstated.

Note. ANOVA = analysis of variance; ASD = autism spectrum disorder; DTC = delayed treatment condition; EF = executive function; FASD = fetal alcohol spectrum disorder; M = mean; OT = occupational therapist; RCT = randomized controlled trial; SP = Sensory Profile; SPSC = Sensory Profile School Companion; SRS = Social Responsiveness Scale; SUDS = Subjective Units of Disturbance Scale; TR = therapeutic horseback riding; TXT = immediate treatment.

Adapted from "Effectiveness of Cognitive and Occupation-Based Interventions for Children With Challenges in Sensory Processing and Integration: A Systematic Review," by B. Pfeiffer, G. Frolek Clark, and M. Arbesman, 2018, *American Journal of Occupational Therapy, 72,* 7201190020 (Suppl. Table 3). https://doi.org/10.5014/ajot.2018.028233.

Suggested citation: Watling, R., Miller Kuhaneck, H., Parham, L. D., & Schaaf, R. (2018). *Occupational therapy practice guidelines for children and youth with challenges in sensory integration and sensory processing* (Table G.7). Bethesda, MD: AOTA Press.

Table E-8: Risk of Bias for Intervention Studies Included in the Review of Cognitive and Occupation-Based Interventions for Children and Youth With Challenges in Sensory Integration and Sensory Processing

Citation	Selection Bias		Performance Bias: Blinding of Participants and Personnel	Detection Bias: Blinding of Outcome Assessments	Incomplete Outcome Data (Attrition)		Reporting Bias
	Random Sequence Generation	Allocation Concealment			Short Term (2–6 wk)	Long Term (> 6 wk)	
Bass, Duchowny, & Llabre (2009)	+	–	–	–	?	+	+
Nash et al. (2015)	+	–	?	?	+	+	+
Re, McConnell, Reidinger, Schweit, & Hendron (2014)	–	–	–	–	?	?	?
Thompson & Johnson (2103)	–	–	–	–	+	+	+
Ward, Whalon, Rusnak, Wendell, & Paschall (2013)	–	–	–	–	?	?	?

Note. Categories for risk of bias are as follows: + = low risk of bias; ? = unclear risk of bias; – = high risk of bias.

Risk-of-bias table format adapted from "Assessing Risk of Bias in Included Studies," by J. P. T. Higgins, D. G. Altman, and J. A. C. Sterne, in *Cochrane Handbook for Systematic Reviews of Interventions* (Version 5.1.0), by J. P. T. Higgins and S. Green (Eds.), 2011. Retrieved from http://www.cochrane-handbook.org. Copyright © 2011 by The Cochrane Collaboration.

Adapted from "Effectiveness of Cognitive and Occupation-Based Interventions for Children With Challenges in Sensory Processing and Integration: A Systematic Review," by B. Pfeiffer, G. Frolek Clark, and M. Arbesman, 2018, *American Journal of Occupational Therapy, 72,* 7201190020 (Suppl. Table 4). https://doi.org/10.5014/ajot.2018.028233. Copyright © 2018 by the American Occupational Therapy Association. Used with permission.

Suggested citation: Watling, R., Miller Kuhaneck, H., Parham, L. D., & Schaaf, R. (2018). *Occupational therapy practice guidelines for children and youth with challenges in sensory integration and sensory processing* (Table G.8). Bethesda, MD: AOTA Press.

F Einsatz bei Erwachsenen mit psychischen Problemen

Wie Dunn 2001 beschrieb, kann sich die Reaktion auf Sinneseindrücke und Reaktionsmuster durch Exposition, Intervention und Umwelt verändern, aber über die Lebensspanne gesehen bleibt sie erstaunlich konsistent. Kinder mit SI-Herausforderungen haben möglicherweise schon früh Intervention erhalten und Coping-Strategien erlernt, aber wenn sie zu Jugendlichen und schließlich zu Erwachsenen werden, können sie feststellen, dass sich diese Herausforderungen weiterhin auf ihren Alltag auswirken. In der Literatur finden sich Zusammenhänge zwischen unnormalem sensorischen Verarbeiten und Angst und Depression (Kinnealey, Koenig & Smith, 2011; Pfeiffer & Kinnealey, 2006) und Zwangsstörung (Rieke & Anderson, 2009). Ergotherapie mit SI-Ansatz und sensorisch-basierten Interventionen werden sowohl bei Erwachsenen mit SI-Herausforderungen (Heller, 2002; Kinnealey, Oliver & Wilbarger, 1995; Pfeiffer & Kinnealey, 2006) als auch bei Erwachsenen mit psychiatrischen Diagnosen genutzt. Pfeiffer und Kinnealey implementierten 2006 ein Behandlungsprogramm für Erwachsene mit sensorischer Abwehr ohne psychiatrische Diagnose, das Einsicht in sensorische Probleme einschloss, sowie regelmäßigen täglichen sensorischen Input mit hauptsächlich propriozeptivem, vestibulärem und taktilem Input. Dieses Interventionsmodell machte sich für Selbstbehandlung nach einer Sitzung mit einer ausgebildeten Ergotherapeutin stark, die eine Evaluation und Interpretation enthielt und den Teilnehmern ermöglichte, Aktivitäten auszuwählen, die ihre sensorischen Bedürfnisse erfüllten. Nach einmonatiger Intervention verringerten sich sensorische Abwehr und Angst(zustände) (Pfeiffer & Kinnealey, 2006). Champagne und ihre Kollegen (Champagne, 2005; Champagne & Stromberg, 2004; Mullen, Champagne, Krishnamurty, Dickson, & Gao, 2008) verwendeten sensorisch basierte Strategien wie Tiefendruckstimulation (z. B. beschwerte Decken) in akuten psychiatrischen Settings und stellten fest, dass diese Stimulation bei einer Stichprobe repräsentativer Erwachsener zu Beruhigung und verminderter Angst führte und eine Alternative zu in psychiatrischen Einrichtungen üblicher Fixierung und Einzelunterbringung darstellen könnte (Champagne & Stromberg, 2004). Mollo, Schaaf und Benevides berichteten 2008 vom Einsatz von Kripalu-Yoga in der Ergotherapie, um Erwachsenen mit sensorischer Sensitivität und Angstzuständen zu helfen. Diese unmittelbaren Interventions- und Beratungsmodelle werden jetzt verwendet, um Erwachsenen zu helfen, die weiterhin Herausforderungen mit sensorischer Verarbeitung und Integration haben. Es werden fortlaufende Studien mit stringentem Forschungsdesign und rigoroser Umsetzung benötigt, um die Effektivität sensorisch-basierter Behandlung für diese weiteren Populationen zu untersuchen.

Literatur

Achenbach, T.M. (2009). *The Achenbach System of Empirically Based Assessment (ASEBA): Development, findings, theory, and applications.* Burlington: University of Vermont Research Center for Children, Youth, and Families.

Agency for Healthcare Research and Quality. (2009). *Standard recommendation language.* Retrieved February 14, 2009, from http://www.ahrq.gov/clinic/uspstf/standard.htm

Ahn, R.R., Miller, L.J., Milberger, S. & McIntosh, D.N. (2004). Prevalence of parents' perceptions of sensory processing disorders among kindergarten children. *American Journal of Occupational Therapy, 58,* 287–302.

Allen, S. & Donald, M. (1995). The effect of occupational therapy on the motor profi ciency of children with motor/learning difficulties. *British Journal of Occupational Therapy, 58*(9), 385–391.

Allik, H., Larsson, J. & Smedje, H. (2006). Sleep patterns of school-age children with Asperger syndrome or high-functioning autism. *Journal of Autism and Developmental Disorders, 36,* 585–595.

Ameratunga, D., Johnston, L. & Burns, Y. (2004). Goal-directed upper-limb movements by children with and without DCD: A window into the perceptuo-motor dysfunction. *Physiotherapy Research International, 9,* 1–12. doi: 10.1002/prt.295

American Medical Association. (1997). *Physician's current procedural terminology (CPT).* Chicago: Author.

American Medical Association. (2010). *CPT 2011.* Chicago: Author.

American Occupational Therapy Association. (1979). *Occupational therapy product output reporting system and uniform terminology for reporting occupational therapy services.* (Available from American Occupational Therapy Association, 4720 Montgomery Lane, PO Box 31220, Bethesda, MD 20824-1220.

American Occupational Therapy Association. (1989). *Uniform terminology for occupational therapy* (2nd ed.). (Available from American Occupational Therapy Association, 4720 Montgomery Lane, PO Box 31220, Bethesda, MD 20824-1220.

American Occupational Therapy Association. (1994). Uniform terminology for occupational therapy (3rd ed.). *American Journal of Occupational Therapy, 48,* 1047–1054.

American Occupational Therapy Association. (2002). Occupational therapy practice framework: Domain and process. *American Journal of Occupational Therapy, 56,* 609–639.

American Occupational Therapy Association. (2006). Policy 1.44: Categories of occupational therapy personnel. In *Policy manual* (2009 ed., 33–34). Bethesda, MD: Author.

American Occupational Therapy Association. (2007a). Accreditation standards for a doctoral-degree-level educational program for the occupational therapist. *American Journal of Occupational Therapy, 61,* 641–651.

American Occupational Therapy Association. (2007b). Accreditation standards for a master's-degree-level educational program for the occupational therapist. *American Journal of Occupational Therapy, 61,* 652–661.

American Occupational Therapy Association. (2007c). Accreditation standards for an educational program for the occupational therapy assistant. *American Journal of Occupational Therapy, 61,* 662–671.

American Occupational Therapy Association. (2008a). Guidelines for documentation of occupational therapy. *American Journal of Occupational Therapy, 62,* 684–690.

American Occupational Therapy Association. (2008b). Occupational therapy practice framework: Domain and process (2nd ed.). *American Journal of Occupational Therapy, 62,* 625–683.

American Occupational Therapy Association. (2009a). Guidelines for supervision, roles, and responsibilities during the delivery of occupational therapy services. *American Journal of Occupational Therapy, 63,* 779–803.

American Occupational Therapy Association. (2009b). Providing occupational therapy using sensory integration theory in school-based practice. *American Journal of Occupational Therapy, 63,* 823–842.

American Occupational Therapy Association. (2010). Standards of practice for occupational therapy. *American Journal of Occupational Therapy, 64*(Suppl.), S106–S111.

Amundson, M. (1995). *Evaluation Tool of Children's Handwriting.* Homer, AK: OT Kids.

Antrop, I., Roeyers, H., Van Oost, P. & Buysse, A. (2000). Stimulation seeking and hyperactivity in children with ADHD. *Journal of Child Psychology and Psychiatry and*

Allied Disciplines, 41, 225–231. doi:10.1017/S0021963099005302

Ayres, A.J. (1964). Tactile functions: Their relation to hyperactive and perceptual-motor behavior. *American Journal of Occupational Therapy, 18,* 6 –11.

Ayres, A.J. (1965). Patterns of perceptual-motor dysfunction in children: A factor analytic study. *Perceptual and Motor Skills, 20,* 335–368.

Ayres, A.J. (1972a). Improving academic scores through sensory integration. *Journal of Learning Disabilities, 5,* 338–343.

Ayres, A.J. (1972b). *Sensory integration and learning disorders.* Los Angeles: Western Psychological Services.

Ayres, A.J. (1972c). *Southern California Sensory Integration Tests.* Los Angeles: Western Psychological Services.

Ayres, A.J. (1977). Effect of sensory integrative therapy on the coordination of children with choreoathetoid movements. *American Journal of Occupational Therapy, 31,* 291–293.

Ayres, A.J. (1979). *Sensory integration and the child.* Los Angeles: Western Psychological Services.

Ayres, A.J. (1980). *Southern California Tests of Sensory Integration Tests Manual: Revised.* Los Angeles: Western Psychological Services.

Ayres, A.J. (1989). *Sensory Integration and Praxis Tests.* Los Angeles: Western Psychological Services.

Babylon Free Dictionary. (n.d.) *Neuroplasticity.* Retrieved January 20, 2011, from http://dictionary.babylon.com/neuroplasticity/

Bach-y-Rita, P. (2004). Tactile sensory substitution studies. *Annals of the New York Academy of Sciences, 1013,* 83–91.

Bangert, M. & Altenmüller, E. (2003). Mapping perception to action in piano practice: A longitudinal DC-EEG study. *BMC Neuroscience, 4,* 26. Available from http://www.biomedcentral.com/1471-2202/4/26

Bar-Shalita, T., Vatine, J. & Parush, S. (2008). Sensory modulation disorder: A risk factor for participation in daily life activities. *Developmental Medicine and Child Neurology, 50,* 932–937.

Baranek, G.T. (1999). Autism during infancy: A retrospective video analysis of sensory-motor and social behaviors at 9–12 months of age. *Journal of Autism and Developmental Disorders, 29,* 213–224.

Baranek, G. (2002). Effi cacy of sensory and motor interventions for children with autism. *Journal of Autism and Developmental Disorders, 32,* 397–422.

Baranek, G.T., Chin, Y.H., Hess, L.M., Yankee, J.G., Hatton, D.D. & Hooper, S.R. (2002). Sensory processing correlates of occupational performance in children with fragile X syndrome: Preliminary findings. *American Journal of Occupational Therapy, 56,* 538–546.

Baranek, G.T., David, F.J., Poe, M.D., Stone, W.L. & Watson, L.R. (2006). Sensory Experiences Questionnaire: Discriminating sensory features in young children with autism, developmental delays, and typical development. *Journal of Child Psychology and Psychiatry and Allied Disciplines, 47,* 591–601.

Baum, C.M. & Edwards, D. (2008). *Activity Card Sort* (2nd ed.). Bethesda, MD: AOTA Press.

Bavelier, D., Brozinsky, C., Tomann, A., Mitchell, T., Neville, H. & Liu, G. (2001). Impact of early deafness and early exposure to sign language on the cerebral organization for motion processing. *Journal of Neuroscience, 21,* 8931–8942.

Bayley, N. (2005). *Bayley Scales of Infant and Toddler Development* (3rd ed.). San Antonio, TX: Psychological Corporation.

Beery, K.E., Buktenica, N.A. & Beery, N.A. (2004). *Beery-Buktenica Developmental Test of Visual-Motor Integration (VMI)* (5th ed.). Parsippany, NJ: Modern Curriculum Press.

Bennett, E.L., Diamond, M.C., Krech, D. & Rosenzweig, M.R. (1964). Chemical and anatomical plasticity of brain. *Science, 146,* 610–619.

Bennett, E.L., Diamond, M.C., Krech, D. & Rosenzweig, M.R. (1996). Chemical and anatomical plasticity of brain. *Journal of Neuropsychiatry and Clinical Neurosciences, 8,* 459–470.

Bennett, E.L., Rosenzweig, M.R., Diamond, M.C. Morimoto, H.M. & Hebert, M. (1974). Effects of successive environments on brain measures. *Physiology and Behavior, 12*(4), 621–631.

Berg, C. & LaVesser, P. (2006). The Preschool Activity Card Sort. *OTJR: Occupation, Participation and Health, 26*(4), 143–151.

Berger, A., Kofman, O., Livneh, U. & Henik, A. (2007). Multidisciplinary perspectives on attention and the development of self-regulation. *Progress in Neurobiology, 82,* 256–286.

Berk, R. & DeGangi, G. (1983). *DeGangi-Berk Test of Sensory Integration.* Los Angeles: Western Psychological Services.

Bieberich, A.A. & Morgan, S.B. (2004). Self-regulation and affective expression during play in children with autism or Down syndrome: A short-term longitudinal study. *Journal of Autism and Developmental Disorders, 34,* 439–448.

Blanche, E. (2002). *Observations based on sensory integration theory.* Los Angeles: Western Psychological Corporation.

Blanche, E. (2010). *Observations based on sensory integration theory* [video and book]. Torrence, CA: Pediatric Therapy Network.

Blanche, E. & Schaaf, R. (2001). Proprioception: A cornerstone of sensory integration intervention. In S.S. Roley, E. Blanche & R. Schaaf (Eds.), *Understanding the nature of sensory integration with diverse populations* (pp. 109–124). San Antonio, TX: Therapy Skill Builders.

Boekoerts, M. & Pintrich, P.R. (2005). *Handbook of self-regulation.* Burlington, MA: Elsevier Academic Press.

Braun, C., Heinz, U., Schweizer, R., Wiech, K., Nirbaumer, N. & Topka, H. (2001). Dynamic organization of the somatosensory cortex induced by motor activity. *Brain, 124,* 2259–2267.

Brown, C. & Dunn, W. (2002). *Adolescent/Adult Sensory Profile, user's manual.* San Antonio, TX: Psychological Corporation.

Brown, C., Tollefson, N., Dunn, W., Cromwell, R. & Filion, D. (2001). The Adult Sensory Profile: Measuring patterns of sensory processing. *American Journal of Occupational Therapy, 55,* 75–82.

Brown, J., Cooper-Kuhn, C.M., Kempermann, G., Van Praag, H., Winkler, J., ... Gage, F.H. (2003). Enriched environment and physical activity stimulate hippocampal but not olfactory bulb neurogenesis. *European Journal of Neuroscience, 17,* 2042–2046.

Bruininks, R.H. & Bruininks, B.D. (2005). *Bruininks-Oseretsky Test of Motor Proficiency* (2nd ed.). Circle Pines, MN: AGS.

Bruininks, R.H., Woodcock, R.W., Weatherman, R.F. & Hill, B.K. (1997). *Scales of Independent Behavior-Revised.* Itasca, IL: Riverside.

Bryan, L.C. & Gast, D.L. (2000). Teaching ontask and on-schedule behaviors to high-functioning children with autism via picture activity schedules. *Journal of Autism and Developmental Disorders, 30,* 553–567.

Bullock, M.I. & Watter, P. (1978). A study of the effectiveness of physiotherapy in the management of young children with minimal cerebral dysfunction. *Australian Journal of Physiotherapy, 24,* 111–119.

Bundy, A.C. (2002). Using sensory integration theory in schools: Sensory integration and consultation. In A.C. Bundy, S.J. Lane & E.A. Murray (Eds.), *Sensory integration: Theory and practice* (2nd ed., pp. 3–33). Philadelphia: F.A. Davis.

Bundy, A.C., Lane, S.J. & Murray, E.A. (2002). *Sensory integration: Theory and practice* (2nd ed.). Philadelphia: F.A. Davis.

Bundy, A.C. & Murray, E.A. (2002). Sensory integration: A. Jean Ayres' theory revisited. In A.C. Bundy, S.J. Lane & E.A. Murray (Eds.), *Sensory integration: Theory and practice* (2nd ed., pp. 3–33). Philadelphia: F.A. Davis.

Bundy, A.C., Shia, S., Qi, L. & Miller, L.J. (2007). How does sensory processing dysfunction affect play? *American Journal of Occupational Therapy, 61,* 201–208.

Cairney, J., Hay, J., Faught, B., Wade, T., Corna, L. & Flouris, A. (2005). Developmental coordination disorder, generalized self-effi cacy toward physical activity, and participation in organized and free play activities. *Journal of Pediatrics, 147,* 515–520.doi:10.1016/j.jpeds.2005.05.013

Candler, C. (2003). Sensory integration and therapeutic riding at summer camp: Occupational performance outcomes. *Physical and Occupational Therapy in Pediatrics, 23,* 51–64. doi:10.1300/J006v23n03_04

Carte, E., Morrison, D., Sublett, Uemura, A. & Setrakian, W. (1984). Sensory integration therapy: A trial of a specifi c neurodevelopmental therapy for the remediation of learning disabilities. *Developmental and Behavioral Pediatrics, 54,* 189–194.

Case-Smith, J. (1995). The relationships among sensorimotor components, fine motor skill, and functional performance in preschool children. *American Journal of Occupational Therapy, 49,* 645–652.

Case-Smith, J. (2010). An overview of occupational therapy for children. In J. Case-Smith & J.C. O'Brien (Eds.), *Occupational therapy for children* (6th ed., pp. 1–21). Maryland Heights, MI: Mosby.

Case-Smith, J. & Bryan, T. (1999). The effects of occupational therapy with sensory integration emphasis on preschool-age children with autism. *American Journal of Occupational Therapy, 53,* 489–497.

Case-Smith, J. & O'Brien, J.C. (2010). *Occupational therapy for children* (6th ed.). Maryland Heights, MI: Mosby.

Ceponiene, R., Lepistö, T., Shestakova, A., Vanhala, R., Alku, P., ... Naatanen, R. (2003). Speech-sound-selective auditory impairment in children with autism: They can perceive but do not attend. *Proceedings of the National Academy of Sciences of the United States of America, 100,* 5567–5572.

Cermak, S. (2009). Deprivation and sensor processing in institutionalized and postinstitutionalized children: Part II. *Sensory Integration Special Interest Section Quarterly, 32*(3), 1–4.

Champagne, T. (2005). Expanding the role of sensory approaches in acute psychiatric settings. *Mental Health Special Interest Section Quarterly, 28*(1), 1–4.

Champagne, T. & Stromberg, N. (2004). Sensory approaches in inpatient psychiatric settings: Innovative alternatives to seclusion and restraint. *Journal of Psychosocial Nursing, 42*(9), 35–44.

Channon, S., Charman, T., Heap, J., Crawford, S. & Rios, P. (2001). Real-life-type problem-solving in Asperger's syndrome. *Journal of Autism and Developmental Disorders, 31,* 461–469.

Chia, L.C. & Chua, L.W. (2002). Effects of physiotherapy on school-aged children with developmental coordination disorder and learning difficulties: A pilot study. *Physiotherapy Singapore, 5,* 75–80.

Cohn, E.S. & Cermak, S.A. (1998). Including the family perspective in sensory integration outcomes research. *American Journal of Occupational Therapy, 52,* 540–546.

Colarusso, R.P. & Hammill, D.D. (2003). *MotorFree Visual Perception Test* (3rd ed., MVPT-3). Novato, CA: Academic Therapy Publications.

Coleman, R., Piek, J.P. & Livesey, D.J. (2001). A longitudinal study of motor ability and kinaesthetic acuity in young children at risk of developmental coordination disorder. *Human Movement Science, 20,* 95–110.

Constantino, J.N. & Gruber, C.P. (2005). *The Social Responsiveness Scale.* Los Angeles: Psychological Corporation.

Coster, W. (1998). Occupation-centered assessment for children. *American Journal of Occupational Therapy, 52,* 337–344.

Coster, W., Deeney, T., Haltiwanger, J. & Haley, S. (1998). *The School Function Assessment*. San Antonio, TX: Psychological Corporation.

Cummins, A., Piek, J.P. & Dyck, M.J. (2005). Motor coordination, empathy, and social behaviour in schoolaged children. *Developmental Medicine and Child Neurology, 47*, 437–442. doi:10.1017/S001216220500085X

Dawson, G. & Watling, R.L. (2000). Interventions to facilitate auditory, visual, and motor integration in autism: A review of the evidence. *Journal of Autism and Developmental Disorders, 30*, 415–421.

Davies, P.L. & Tucker, R. (2010). Evidence review to investigate the support for subtypes of children with diffi culty processing and integrating sensory information. *American Journal of Occupational Therapy, 64*, 391–402.

Davis, R.A. O., Bockbrader, M.A., Murphy, R.R., Hetrick, W.P. & O'Donnell, B.F. (2006). Subjective perceptual distortions and visual dysfunction in children with autism. *Journal of Autism and Developmental Disorders, 36*, 199–210.

DeGangi, G. (2000). *Pediatric disorders of regulation in affect and behavior.* San Diego, CA: Academic Press.

DeGangi, G.A. & Greenspan, S. I. (1989). *Test of Sensory Functions in Infants manual.* Los Angeles: Western Psychological Services.

Dettmer, S., Simpson, R.L., Myles, B.S. & Ganz, J.B. (2000). The use of visual supports to facilitate transitions of students with autism. *Focus on Autism and Other Developmental Disabilities, 15*, 163–169.

Dewey, D., Kaplan, B.J., Crawford, S.G. & Wilson, B.N. (2002). Developmental coordination disorder: Associated problems in attention, learning, and psychosocial adjustment. *Human Movement Science, 21*, 905–918.

Diamond, M.C., Rosenzweig, M.R., Bennett, E.L., Lindner, B. & Lyon, L. (1972). Effects of environmental enrichment and impoverishment on rat cerebral cortex. *Journal of Neurobiology, 3*(1), 47–64.

Dooley, P., Wilczenski, F.L. & Torem, C. (2001). Using an activity schedule to smooth school transitions. *Journal of Positive Behavior Interventions, 3*, 57–61.

Doucet, M.E., Guillemot, J.P., Lassonde, M., Gagné, J.P., Leclerc, C. & Lepore, F. (2005). Blind subjects process auditory spectral cues more efficiently than sighted individuals. *Experimental Brain Research, 160*, 194–202.

Downs, A. & Smith, T. (2004). Emotional understanding, cooperation, and social behavior in highfunctioning children with autism. *Journal of Autism and Developmental Disorders, 34*, 625–635.

Dunbar, S.B. (1999). A child's occupational performance: Considerations of sensory processing and family context. *American Journal of Occupational Therapy, 53*, 231–235.

Dunn, W. (1990). A comparison of service provision models in school-based occupational therapy services: A pilot study. *OTJR: Occupation, Participation and Health, 10*, 300–320.

Dunn, W. (1997). The impact of sensory processing abilities on the daily lives of young children and their families: A conceptual model. *Infants and Young Children, 9*, 23–35.

Dunn, W. (1999). *The Sensory Profile: User's manual.* San Antonio, TX: Psychological Corporation.

Dunn, W. (2000). *Best practice in occupational therapy in community service with children and families.* Thorofare, NJ: Slack.

Dunn, W. (2001). The sensations of everyday life: Empirical, theoretical and pragmatic concerns. *American Journal of Occupational Therapy, 55*, 608–620.

Dunn, W. (2002). *Infant/Toddler Sensory Profile manual.* San Antonio, TX: Psychological Corporation.

Dunn, W. (2006). *Sensory Profile School Companion.* San Antonio, TX: Psychological Corporation.

Dunn, W. & Bennett, D. (2002). Patterns of sensory processing in children with attention deficit hyperactivity disorder. *Occupational Therapy Journal of Research, 22*, 4–15.

Dunn, W. & Brown, C. (1997). Factor analysis on the Sensory Profi le from a national sample of children without disabilities. *American Journal of Occupational Therapy, 51*, 490–495.

Dunn, W. & Daniels, D. (2001). Initial development of the Infant/Toddler Sensory Profile. *Journal of Early Intervention, 25*(1), 27–41.

Dunn, W., Myles, B.B. & Orr, S. (2002). Sensoryprocessing issues associated with Asperger's syndrome: A preliminary investigation. *American Journal of Occupational Therapy, 56*, 97–102.

Dziuk, M.A., Gidley Larson, J.C., Apostu, A., Mahone, E.M., Denckla, M.B. & Mostofsky, S.H. (2007). Dyspraxia in autism: Association with motor, social, and communicative deficits. *Developmental Medicine and Child Neurology, 49*, 734–739.

Ecker, C. & Parham, D. (2010). *Sensory Processing Measure–Preschool (SPM-P), Home Form.* Los Angeles: Western Psychological Services. Encyclopedia.com. (n.d.). *Beery-Buktenica Test.* Retrieved January 24, 2011, from www.encyclopedia.com/doc/1G2-3447200079.html

Ermer, J. & Dunn, W. (1998). The Sensory Profile: A discriminant analysis of children with and without disabilities. *American Journal of Occupational Therapy, 52*, 283–290.

Fertel-Daly, D., Bedell, G. & Hinojosa, J. (2001). Effects of a weighted vest on attention to task and self-stimulatory behaviors in preschoolers with pervasive developmental disorders. *American Journal of Occupational Therapy, 55*, 629–640.

Fisher, A.G., Bryze, K., Hume, V. & Griswold, L.A. (2005). *School AMPS: School Version of the Assessment of Motor and Process Skills* (2nd ed.). Fort Collins, CO: Three Star Press.

Fisher, A. & Murray, E. (1991). Introduction to sensory integration theory. In A. Fisher, E. Murray & A.C. Bundy

(Eds.), *Sensory integration theory and practice* (pp. 3–26). Philadelphia: F.A. Davis.

Folio, R. & Fewell, R. (2000). *Peabody Developmental Motor Scales* (2nd ed.). Austin, TX: Pro-Ed.

Forseth, A.K. & Sigmundsson, H. (2003). Static balance in children with hand-eye coordination problems. *Child: Care, Health, and Development, 29,* 569–579.

Free Dictionary. (n.d.-a). *Auditory system.* Retrieved February 1, 2011, from http://medical-dictionary.thefreedictionary.com/auditory+system

Free Dictionary. (n.d.-b). *Habituation.* Retrieved January 22, 2011, from http://medical-dictionary.thefreedictionary.com/habituation

Free Dictionary. (n.d.-c). *Sensation.* Retrieved February 1, 2011, from http://www.thefreedictionary.com/sensation

Frick, S.M. & Hacker, C. (2001). *Listening with the whole body.* Madison, WI: Vital Links.

Gal, E., Cermak, S.A. & Ben-Sasson, A. (2007). Sensory processing disorders in children with autism: Nature, assessment, and intervention. In R. Gabriels & D. Hill (Eds.), *Growing with autism: Working with school-age children and adolescents* (pp. 95–123). New York: Guilford Press.

Gardner, M.F. (1992). *Test of Visual-Motor Skills-Upper Level (TVMS-UL).* Novato, CA: Academic Therapy Publications.

Gardner, M.F. (1995). *Test of Visual-Motor Skills-Revised (TVMS-R).* Los Angeles: Western Psychological Services.

Gardner, M.F. (1997). *Test of Visual-Perceptual Skills-Upper Level (TVPS-UL).* Los Angeles: Western Psychological Services.

Gardner, M.F. (1998). *Test of Handwriting Skills.* Los Angeles, CA: Western Psychological Services.

Geuze, R.H. (2003). Static balance and development coordination disorder. *Human Movement Science, 22,* 527–548.

Geuze, R.H. (2005). Postural control in children with developmental coordination disorder. *Neural Plasticity, 12,* 183–196.

Gioia, G.A., Espy, K.A. & Isquith, P.K. (2003). *Behavior Rating Inventory of Executive Function-Preschool Version.* Odessa, FL: Psychological Assessment Resources.

Gioia, G.A., Isquith, P.K., Guy, S.C. & Kenworthy, L. (2000). *The Behavior Rating Inventory of Executive Function.* Lutz, FL: Psychological Assessment Resources.

Gomez, R. & Condon, M. (1999). Central auditory processing ability in children with ADHD with and without learning disabilities. *Journal of Learning Disabilities, 32,* 150–158.

Gómez-Pinilla, F., Ying, Z., Roy, R.R., Molteni, R. & Edgerton, V.R. (2002). Voluntary exercise induces a BDNF-mediated mechanism that promotes neuroplasticity. *Journal of Neurophysiology, 88,* 2187–2195.

Gordon, J.A. & Stryker, M.P. (1996). Experiencedependent plasticity of binocular responses in the primary visual cortex of the mouse. *Journal of Neuroscience, 16,* 3274 -3286.

Graetz, J.E. & Spampinato, K. (2008, Winter). Asperger's syndrome and the voyage through high school: Not the final frontier. *Journal of College Admission, 1,* 19–24.

Graven, S.N. & Browne, J.V. (2008a). Auditory development in the fetus and infant. *Newborn and Infant Nursing Reviews, 8,* 187–193.

Graven, S.N. & Browne, J.V. (2008b). Visual development in the human fetus, infant, and young child. *Newborn and Infant Nursing Reviews, 8,* 194–201.

Gray Center for Social Learning and Understanding. (n.d.) *What are Social Stories™?* Retrieved February 1, 2011, from http://www.thegraycenter.org/socialstories/what-are-social-stories

Gresham, F.M. & Elliott, S.N. (2008). *Social Skills Improvement System—Rating Scales.* Minneapolis, MN: Pearson.

Grimwood, L.M. & Rutherford, E.M. (1980). Sensory integrative therapy as an intervention procedure with Grade One „at risk" readers: A 3-year study. *International Journal of Disability, Development, and Education, 27,* 52–61.

Grüsser, S.M., Mühlnickel, W., Schaefer, M., Villringer, K., Christmann, C., ... Koeppe, C. (2004). Remote activation of referred phantom sensation and cortical reorganization in human upper extremity amputees. *Experimental Brain Research, 154,* 97–102.

Guest, S. & Spence, C. (2003). What role does multisensory integration play in the visuotactile perception of texture? *International Journal of Psychophysiology, 50,* 63–80.

Halder, P., Sterr, A., Brem, S., Bucher, K., Kollias, S. & Brandeis, D. (2005). Electrophysiological evidence for cortical plasticity with movement repetition. *European Journal of Neuroscience, 21,* 2271–2277.

Haley, S.M., Coster, W.J., Ludlow, L.H., Haltiwanger, J.T. & Andrellos, P.J. (1992). *Pediatric Evaluation of Disability Inventory: Development, standardization, and administration manual, version 1.0.* Boston: Trustees of Boston University, Health and Disability Research Institute.

Hall, L. & Case-Smith, J. (2007). The effect of sound-based intervention on children with sensoryprocessing disorders and visual-motor delays. *American Journal of Occupational Therapy, 61,* 209–215.

Hammill, D.D., Pearson, N.A. & Voress, J.K. (1993). *Developmental Test of Visual Perception* (2nd ed.; DTVP-2). Austin, TX: Pro-Ed.

Hanft, B. & Shepherd, J. (2008). Introduction. In B. Hanft & J. Shepherd, *Collaborating for student success* (pp. xix–xxiii). Bethesda, MD: AOTA Press.

Harlow, H. (1958). The nature of love. *American Psychologist, 13,* 673–685.

Harlow, H.F., Harlow, M.K. & Suomi, S.J. (1971). From thought to therapy: Lessons from a primate laboratory. *American Scientist, 59*(5), 538–549.

Harrison, P.L. & Oakland, T. (2003). *Adaptive Behavior Assessment System—2nd edition: Manual.* San Antonio, TX: Psychological Corporation.

Hartshorn, K., Olds, L., Field, T., Delage, J., Cullen, C. & Escalona, A. (2001). Creative movement therapy benefi ts children with autism. *Early Child Development and Care, 166,* 1–5.

Hauck, J.A. & Dewey, D. (2001). Hand preference and motor functioning in children with autism. *Journal of Autism and Developmental Disorders, 31,* 265–277.

Heller, S. (2002). *Too loud, too bright, too fast, too tight.* New York: Harper Collins.

Hilton, C., Graver, K. & LaVesser, P. (2007). Relationship between social competence and sensory processing in children with high functioning autism spectrum disorders. *Research in Autism Spectrum Disorders, 1,* 164–173. doi: 10.1016/j.rasd.2006.10.002

Hinojosa, J. & Foto, M. (2004). Occupational therapy for documentation for reimbursement: Sensory integration. *Sensory Integration Special Interest Section Quarterly, 27*(4), 1–3.

Hodge, S.R., Murata, N.M. & Porretta, D.L. (1999). Enhancing motor performance through various preparatory activities involving children with learning disabilities. *Clinical Kinesiology, 53,* 76–82.

Hodzic, A., Veit, R., Karim, A.A., Erb, M. & Godde, B. (2004). Improvement and decline intactile discrimination behavior after cortical plasticity induced by passive tactile coactivation. *Journal of Neuroscience, 24,* 442–446.

Hoehn, T.P. & Baumeister, A.A. (1994). A critique of the application of sensory integration therapy to children with learning disabilities. *Journal of Learning Disabilities, 27,* 338–350.

Honomichl, R.D., Goodlin-Jones, B.L., Burnham, M., Gaylor, E. & Anders, T.F. (2002). Sleep patterns of children with pervasive developmental disorders. *Journal of Autism and Developmental Disorders, 32,* 553–561.

Hubel, D.H. & Wiesel, T.N. (1964). *Binocular interaction in striate cortex of kittens reared with artificial squint.* Boston: Neurophysiology Laboratory, Department of Pharmacology, Harvard Medical School.

Humphries, T., Krekewich, K. & Snider, L. (1996). Evidence of nonverbal learning disability among learning disabled boys with sensory integrative dysfunction. *Perceptual and Motor Skills, 82*(3, Part 1), 979–987.

Humphries, T.W., Snider, L. & McDougall, B. (1993). Clinical evaluation of the effectiveness of sensory integrative and perceptual-motor therapy in improving sensory integrative function in children with learning disabilities. *Occupational Therapy Journal of Research, 13,* 163–182.

Humphries, T., Wright, M., McDougall, B. & Vertes, J. (1990). The effi cacy of sensory integration therapy for children with learning disabilities. *Physical and Occupational Therapy in Pediatrics, 10,* 1–17.

Humphries, T., Wright, M., Snider, L. & McDougall, B. (1992). A comparison of the effectiveness of sensory integrative therapy and perceptual-motor training in treating children with learning disabilities. *Developmental and Behavioral Pediatrics, 13,* 31–40.

Inder, J.M. & Sullivan, S. (2004). Does an educational kinesiology intervention alter postural control in children with a developmental coordination disorder? *Clinical Kinesiology, 58,* 9–26.

Inder, J.M. & Sullivan, S.J. (2005). Motor and postural response profi les of four children with developmental coordination disorder. *Pediatric Physical Therapy 17,* 18–29.

Iwanaga, R., Ozawa, H., Kawasaki, C. & Tsuchida, R. (2006). Characteristics of the sensory-motor, verbal, and cognitive abilities of preschool boys with attention defi cit/hyperactivity disorder combined type. *Psychiatry and Clinical Neurosciences, 60*(1), 37–45.

Jackson, C.T., Fein, D., Wolf, J., Jones, G., Hauck, M., ... Waterhouse, L. (2003). Responses and sustained interactions in children with mental retardation and autism. *Journal of Autism and Developmental Disorders, 33,* 115–121.

Jacobs, S.E. & Schneider, M.L. (2001). Neuroplasticity and the environment: Implications for sensory integration. In S.S. Roley, E.I. Blanche & R.C. Schaaf (Eds.), *Understanding the nature of sensory integration with diverse populations* (pp. 29–42). San Antonio, TX: Therapy Skill Builders.

Jaffe, E.G. & Epstein, C.F. (1992). *Occupational therapy consultation: Theory, principles, and practice.* St. Louis, MO: Mosby.

Jaffe, L., Humphry, R. & Case-Smith, J. (2010). Working with families. In J. Case-Smith & J. O'Brien (Eds.), *Occupational therapy for children* (6th ed., pp. 108–140). Maryland Heights, MO: Mosby.

Jansiewicz, E.M., Goldberg, M.C., Newschaffer, C.J., Denckla, M.B., Landa, R. & Mostofsky, S.H. (2006). Motor signs distinguish children with high functioning autism and Asperger's syndrome from controls. *Journal of Autism and Developmental Disorders, 36,* 613–621.

Jarrold, C., Gilchrist, I.D. & Bender, A. (2005). Embedded fi gures detection in autism and typical development: Preliminary evidence of a double dissociation in relationships with visual search. *Developmental Science, 8,* 344–351.

Johnson-Ecker, C.L. & Parham, L.D. (2000). The evaluation of sensory processing: A validity study using contrasting groups. *American Journal of Occupational Therapy, 54,* 494–503.

Kagerer, F.A., Bo, J., Contreras-Vidal, J.L. & Clark, J.E. (2004). Visuomotor adaptation in children with developmental coordination disorder. *Motor Control, 8,* 450–460.

Kandel, E.R., Schwartz, J.H. & Jessell, T.M. (2000). *Principles of neural science.* New York: McGraw-Hill.

Kaplan, B.J., Wilson, B.N., Dewey, D. & Crawford, S.G. (1998). DCD may not be a discrete disorder. *Human Movement Science, 17,* 471–490.

Kavale, K. & Mattson, P.D. (1983). „One jumped off the balance beam“: Meta-analysis of perceptual-motor training. *Journal of Learning Disabilities, 16,* 165–173.

Kemmis, B.L. & Dunn, W. (1996). Collaborative consultation: The efficacy of remedial and compensatory interventions in school contexts. *American Journal of Occupational Therapy, 50,* 709–717.

Kempermann, G. & Gage, F.H. (1999). Experience-dependent regulation of adult hippocampal neurogenesis: Effects of long-term stimulation and stimulus withdrawal. *Hippocampus, 9,* 321–332.

Kempermann, G., Kuhn, H.G. & Gage, F.H. (1998). Experience-induced neurogenesis in the senescent dentate gyrus. *Journal of Neuroscience, 18*(9), 3206–3212.

Kephart, N.C. (1971). *The slow learner in the classroom* (2nd ed.). Columbus, OH: Merrill.

Kern, J.K., Trivedi, M.H., Garver, C.R., Grannemann, B.D., Andrews, A.A., ... Savla, J.S. (2006). The pattern of sensory processing abnormalities in autism. *Autism, 10,* 480–494.

Kielhofner, G. (2006). Developing and evaluating quantitative data collection instruments. In G. Kielhofner (Ed.), *Research in occupational therapy: Methods of inquiry for enhancing practice* (pp. 155–176). Philadelphia: F.A. Davis.

Kielhofner, G. & Fossey, E. (2006). The range of research. In G. Kielhofner (Ed.), *Research in occupational therapy: Methods of inquiry for enhancing practice* (pp. 20–35). Philadelphia: F.A. Davis.

Kientz, M.A. & Dunn, W. (1997). A comparison of the performance of children with and without autism on the Sensory Profile. *American Journal of Occupational Therapy, 51,* 530–537.

King, G., Law, M., King, S., Hurley, P., Rosenbaum, P., ... Hanna, S. (2005). *Children's Assessment of Participation and Enjoyment (CAPE) and Preferences for Activities of Children (PAC).* San Antonio, TX: Harcourt.

Kinnealey, M., Koenig, K.P. & Smith, S. (in press). The relationship among sensory processing, health related quality of life, and social supports in adults. *American Journal of Occupational Therapy.*

Kinnealey, M., Oliver, B. & Wilbarger, P. (1995). A phenomenological study of sensory defensiveness in adults. *American Journal of Occupational Therapy, 49,* 444–451.

Kinsbourne, M. (1991). Overfocusing: An apparent subtype of attention defi cit hyperactivity disorder.In N. Amir, I. Rapin & D. Branski (Eds.), *Pediatric neurology: Behavior and cognition of the child with brain dysfunction* (Vol. 1, pp. 18–35). Basel, Switzerland: Karger.

Knox, S. (2008). Development and current use of the Knox Preschool Play Scale. In L. Parham & L. Fazio (Eds.), *Play in occupational therapy for children* (pp. 55–70). St. Louis, MO: Mosby.

Koenig, K.P. & Rudney, S.G. (2010). Performance challenges for children and adolescents with difficulty processing and integrating sensory information: A systematic review. *American Journal of Occupational Therapy, 64,* 434–447.

Koomar, J. & Bundy, A. (2002). Creating intervention from theory. In A.C. Bundy, S.J. Lane, A.G. Fisher & E.A. Murray (Eds.), *Sensory integration theory and practice* (2nd ed., pp. 261–308). Philadelphia: F.A. Davis.

Kourtzi, Z., Betts, L.R., Sarkheil, P. & Welchman, A.E. (2005). Distributed neural plasticity for shape learning in the human visual cortex. *PLoS Biology, 3,* e204.

Kujala, A., Huotilainen, M., Uther, M., Shtyrov, Y., Monto, S., ... Ilmoniemi, R.J. (2003). Plastic cortical changes induced by learning to communicate with non-speech sounds. *NeuroReport, 14,* 1683–1687.

Lacourse, M.G., Turner, J.A., Randolph-Orr, E., Schandler, S.L. & Cohen, M.J. (2004). Cerebral and cerebellar sensorimotor plasticity following motor imagery-based mental practice of a sequential movement. *Journal of Rehabilitation Research and Development, 41,* 505–524.

Lane, S. (2002). Sensory modulation. In A.C. Bundy, S.J. Lane & E.A. Murray (Eds.), *Sensory integration: Theory and practice* (2nd ed., pp. 101–122). Philadelphia: F.A. Davis.

Lane, S.J., Miller, L.J. & Hanft, B.E. (2000). Toward a consensus in terminology in sensory integration theory and practice: Part 2. Sensory integration patterns of function and dysfunction. *Sensory Integration Special Interest Section Quarterly, 23*(2), 1–3.

Lane, S.J. & Schaaf, R.C. (2010). Examining the neuroscience evidence for sensory-driven neuroplasticity: Implications for sensory-based occupational therapy for children and adolescents with difficulty processing and integrating sensory information. *American Journal of Occupational Therapy, 64,* 375–390.

Law, M., Baptiste, S., Carswell, A., McColl, M.A., Polatajko, H. & Pollock, N. (2005). *Canadian Occupational Performance Measure* (4th ed.). Ottawa, ON: CAOT Publications.

Law, M. & Baum, C. (1998). Evidence-based occupational therapy. *Canadian Journal of Occupational Therapy, 65,* 131–135.

Leemrijse, C., Meijer, O.G., Vermeer, A., Adèr, H.J. & Diemel, S. (2000). The efficacy of Le Bon Dép
art and sensory integration. *Clinical Rehabilitation, 14,* 147–259.

Lieberman, D. & Scheer, J. (2002). AOTA's evidence-based literature review project: An overview. *American Journal of Occupational Therapy, 56,* 344–349.

Lin, S.H., Cermak, S., Coster, W.J. & Miller, L. (2005). The relation between length of institutionalization and sensory integration in children adopted from Eastern Europe. *American Journal of Occupational Therapy, 59,* 139–147.

Linder, T.W. (2008). *Transdisciplinary Play-Based Assessment: A functional approach to working with young children* (2nd ed.). Baltimore: Paul H. Brookes.

Linderman, T.M. & Stewart, K.B. (1999). Sensory integrative-based occupational therapy and functional outcomes in young children with pervasive developmental disorders: A single-subject study. *American Journal of Occupational Therapy, 53,* 207–213.

Liss, M., Saulnier, C., Fein, D. & Kinsbourne, M. (2006). Sensory and attention abnormalities in autistic spectrum disorders. *Autism, 10,* 155–172. doi:10.1177/1362361306062021

Lloyd, M., Reid, G. & Bouffard, M. (2006). Selfregulation of sport-specifi c and educational problem-solving tasks by boys with and without DCD. *Adapted Physical Activity Quarterly, 23,* 370–389.

MacDermid, J.C. (2004). An introduction to evidence-based practice for hand therapists. *Journal of Hand Therapy, 17,* 103–104.

Macintosh, K. & Dissanayake, C. (2006). Social skills and problem behaviors in school-aged children with high-functioning autism and Asperger's disorder. *Journal of Autism and Developmental Disorders, 36,* 1056–1076.

Mailloux, Z., May-Benson, T.A., Summers, C.A., Miller, L.J., Brett-Green, B., ... Burke, J.P. (2007). Goal attainment scaling as a measure of meaningful outcome for children with sensory integration disorders. *American Journal of Occupational Therapy, 61,* 254–259.

Mailloux, Z., Mulligan, S., Smith Roley, S., Blanche, E., Cermak, S., ... Coleman, G.G. (in press). Verification and clarifi cation of patterns of sensory integrative dysfunction. *American Journal of Occupational Therapy.*

Mandich, A.D., Polatajko, H.J. & Rodger, S. (2003). Rites of passage: Understanding participation of children with developmental coordination disorder. *Human Movement Science, 22,* 583–595.

Marr, D. & Nackley, V. (2009). *Sensory stories: Manual & instructions.* Natick, MA: Theraproducts.

Martin, N.A. (2006). *Test of Visual-Perceptual Skills-3 (TVPS-3).* Los Angeles: Western Psychological Services.

Martin, N.A. (2010). *Test of Visual-Motor Skills-3 (TVMS-3).* Novato, CA: Academic Therapy Publications.

Martini, R. & Polatajko, H.J. (1998). Verbal selfguidance as a treatment approach for children with developmental coordination disorder: A systematic replication study. *OTJR: Occupation, Participation and Health, 18,* 157–181.

Martinussen, R., Hayden, J., Hogg-Johnson, S. & Tannock, R. (2005). A meta-analysis of working memory impairments in children with attentiondeficit/hyperactivity disorder. *Journal of the American Academy of Child and Adolescent Psychiatry, 44,* 377–384.

Maurer, D. & Maurer, C. (1988). *The world of the newborn.* New York: Basic Books.

May-Benson, T.A. (2010). Play and praxis in children with an ASD. In H. Miller Kuhaneck & R. Watling (Eds.), *Autism: A comprehensive occupational therapy approach* (pp. 383–426). Bethesda, MD: AOTA Press.

May-Benson, T.A. & Cermak, S.A. (2007). Development of an assessment for ideational praxis. *American Journal of Occupational Therapy, 61,* 148–153.

May-Benson, T.A. & Koomar, J. (2010). Systematic review of the research evidence examining the effectiveness of interventions using a sensory integrative approach for children. *American Journal of Occupational Therapy, 64,* 403–414.

McIntosh, D.N., Miller, L.J., Shyu, V. & Dunn, W. (1999). Overview of the Short Sensory Profile (SSP). In W. Dunn (Ed.), *The Sensory Profile: Examiner's manual* (pp. 59–73). San Antonio, TX: Psychological Corporation.

McIntosh, D.N., Miller, L.J., Shyu, V. & Hagerman, R. (1999). Sensory-modulation disruption, electrodermal responses, and functional behaviors. *Developmental Medicine and Child Neurology, 41,* 608–615.

McWilliam, R.A. (1991). *Children's Engagement Questionnaire.* Nashville, TN: Author, Vanderbilt Center for Child Development.

Mercado, E., Bao, S., Orduña, I., Gluck, M.A. & Merzenich, M.M. (2001). Basal forebrain stimulation changes cortical sensitivities to complex sound. *Neuroreport, 12,* 2283–2287.

Merzenich, M.M., Recanzone, G.H., Jenkins, W.M. & Grajski, K.A. (1990). Adaptive mechanisms in cortical networks underlying cortical contributions to learning and nondeclarative memory. *Cold Spring Harbor Symposia on Quantitative Biology, 55,* 873–887.

Miller, L.J. (1988). *Miller Assessment for Preschoolers.* San Antonio, TX: Psychological Corporation.

Miller, L.J. (2006). *Miller Function and Participation Scales.* San Antonio, TX: Psychological Corporation.

Miller, L.J., Anzalone, M.E., Lane, S.J., Cermak, S.A. & Osten, E.T. (2007). Concept evolution in sensory integration: A proposed nosology for diagnosis. *American Journal of Occupational Therapy, 61,* 135–140.

Miller, L.J., Coll, J.R. & Schoen, S.A. (2007). A randomized controlled pilot study of the effectiveness of occupational therapy for children with sensory modulation disorder. *American Journal of Occupational Therapy, 61,* 228–238.

Miller, L.J., McIntosh, D., McGrath, J., Shuy, V., Lampe, M., ... Taylor, A. (1998). Electrodermal responses to sensory stimuli in individuals with fragile X syndrome: A preliminary report. *American Journal of Medical Genetics, 83*(4), 268–279.

Miller, L.J., Reisman, J.E., McIntosh, D.N. & Simon, J. (2001). An ecological model of sensory modulation: Performance of children with fragile X syndrome, autistic disorder, attention-deficit/hyperactivity disorder, and sensory modulation dysfunction. In S.S. Roley, E.I. Blanche & R.C. Schaaf (Eds.), *Understanding the nature of sensory integration with diverse populations* (pp. 57–88). San Antonio, TX: Therapy Skill Builders.

Miller, L.J., Schoen, S., Coll, J.R., Schaaf, R.C., James, K. & Benzel, J. (2007). Part 1: Lessons learned: A pilot study on occupational therapy effectiveness for children with sensory modulation disorder. *American Journal of Occupational Therapy, 61,* 161–169.

Miller, L.J., Schoen, S., James, K. & Schaaf, R.C. (2007). Lessons learned: A pilot study on occupational therapy effectiveness for children with sensory modulation disorder. *American Journal of Occupational Therapy, 61,* 161–169.

Miller, L.J. & Summers, C. (2001). Clinical applications in sensory modulation dysfunction. In S.S. Roley, E.I. Blanche & R.C. Schaaf (Eds.), *Understanding the nature of sensory integration in diverse populations* (pp. 247–274). San Antonio, TX: Therapy Skill Builders.

Miller, L.T., Polatajko, H.J., Missiuna, C., Mandich, A.D. & Macnab, J.J. (2001). A pilot trial of a cognitive treatment for children with developmental coordination disorder. *Human Movement Science, 20,* 183–210.

Miller Kuhaneck, H., Henry, D. & Glennon, T. (2007). *Sensory Processing Measure (SPM): Main classroom and school environment forms.* Los Angeles, CA: Western Psychological Services.

Miller Kuhaneck, H., Henry, D. & Glennon, T. (2010). *Sensory Processing Measure-Preschool (SPM-P), school form.* Los Angeles, CA: Western Psychological Services.

Minshew, N.J., Sung, K., Jones, B.L. & Furman, J.M. (2004). Underdevelopment of the postural control system in autism. *Neurology, 63,* 2056–2061.

Missiuna, C., Pollock, N. & Law, M. (2004). *Perceived Efficacy and Goal Setting System (PEGS).* Oxford, UK: Harcourt Assessment.

Mollo, K., Schaaf, R. & Benevides, T. (2008). The use of Kripalu yoga to decrease sensory overresponsivity: A pilot study. *Sensory Integration Special Interest Section Quarterly, 31*(3), 14.

Molloy, C.A., Dietrich, K.N. & Bhattacharya, A. (2003). Postural stability in children with autism spectrum disorder. *Journal of Autism and Developmental Disorders, 33,* 643–652.

Morrison, D. & Sublett, J. (1986). The effect of sensory integrative therapy on nystagmus duration, equilibrium reactions, and visual-motor integration in reading retarded children. *Child: Care, Health and Development, 12,* 99–110.

Moses, S.N., Martin, T., Houck, J.M., Ilmoniemi, R.J. & Tesche, C.D. (2005). The C50 m response: Conditioned magnetocerebral activity recorded from the human brain. *NeuroImage, 27,* 778–788.

Moyers, P. & Dale, L. (2007). *The guide to occupational therapy practice* (2nd ed.). Bethesda, MD: AOTA Press.

Mullen, B., Champagne, T., Krishnamurty, S., Dickson, D. & Gao, R.X. (2008). Exploring the safety and therapeutic effects of deep pressure stimulation using a weighted blanket. *Occupational Therapy in Mental Health, 24,* 65–89.

Mulligan, S. (1998). Patterns of sensory integration dysfunction: A confi rmatory factor analysis. *American Journal of Occupational Therapy, 52,* 819–828.

Mulligan, S. (2000). Cluster analysis of scores of children on the Sensory Integration and Praxis Tests. *OTJR: Occupation, Participation and Health, 20,* 258–270.

Mulligan, S. (2003a). Examination of the evidence for occupational therapy using a sensory integration framework with children: Part 2. *Sensory Integration Special Interest Section Quarterly, 26*(2), 1–5.

Mulligan, S.E. (2003b). *Occupational therapy evaluation for children.* Philadelphia: Lippincott Williams & Wilkins.

Murray, E.A., Cermak, S.A. & O'Brien, V. (1990). The relationship between form and space perception, constructional abilities, and clumsiness in children. *American Journal of Occupational Therapy, 44,* 623–628.

Nakahara, H., Zhang, L.I. & Merzenich, M.M. (2004). Specialization of primary auditory cortex processing by sound exposure in the „critical period." *Proceedings of the National Academy of Sciences of the United States of America, 101,* 7170–7174.

National Institute on Deafness and Other Communication Disorders. (2004). *Auditory processing disorder in children.* Retrieved February 1, 2011, from http://www.nidcd.nih.gov/health/voice/auditory.html

Newborg, J. (2004). *Battelle Developmental Inventory—Second Edition manual.* Rolling Meadows, IL: Riverside.

Nolan, J.E. (2004). Analysis of Kavale and Mattson's „balance beam" study (1983): Criteria for selection of articles. *Perceptual and Motor Skills, 99,* 63–82.

North Shore Pediatric Therapy. (2009). *Gravitational insecurity.* Retrieved January 22, 2011, from http://nspt4kids.com/health-topics-conditions/gravitational-insecurity/

O'Brien, V., Cermak, S.A. & Murray, E. (1988). The relationship between visual-perceptual-motor abilities and clumsiness in children with and without learning disabilities. *American Journal of Occupational Therapy, 42,* 359–363.

Orduña, I., Mercado, E., Gluck, M.A. & Merzenich, M.M. (2005). Cortical responses in rats predict perceptual sensitivities to complex sounds. *Behavioral Neuroscience, 119*(1), 256–264.

O'Riordan, M. & Passetti, F. (2006). Discrimination in autism within different sensory modalities. *Journal of Autism and Developmental Disorders, 36,* 665–675.

Orsmond, G.I., Krauss, M.W. & Seltzer, M.M. (2004). Peer relationships and social and recreational activities among adolescents and adults with autism. *Journal of Autism and Developmental Disorders, 34,* 245–256.

Ottenbacher, K. (1982a). Patterns of postrotary nystagmus in three learning disabled children. *American Journal of Occupational Therapy, 36,* 657–663.

Ottenbacher, K. (1982b). Sensory integration therapy: Affect or effect. *American Journal of Occupational Therapy, 36,* 571–578.

Ottenbacher, K., Short, M.A. & Watson, P.J. (1979). Nystagmus duration changes of learning disabled children during sensory integrative therapy. *Perceptual and Motor Skills, 48,* 1159–1164.

Pantev, C., Ross, B., Fujioka, T., Trainer, L.J., Schulte, M. & Shulz, M. (2003). Music and learning induced cortical plasticity. *Annals of the New York Academy of Science, 999,* 438–450.

Parham, L.D. (1998). The relationship of sensory integrative development to achievement in elementary students: Four-year longitudinal patterns. *OTJR: Occupation, Participation and Health, 18,* 105–127.

Parham, L.D., Cohn, E.S., Spitzer, S., Koomar, J.A., Miller, L.J., ... Burke, J.P. (2007). Fidelity in sensory integration research. *American Journal of Occupational Therapy, 61,* 216–227.

Parham, L.D. & Ecker, C. (2007). *Sensory Processing Measure (SPM): Home form.* Los Angeles: Western Psychological Services.

Parham, L.D., Ecker, C., Miller Kuhaneck, H., Henry, D.A. & Glennon, T.J. (2007). *Sensory Processing Measure (SPM): Manual.* Los Angeles: Western Psychological Services.

Parham, L.D. & Mailloux, Z. (2010). Sensory integration. In J. Case-Smith & J.C. O'Brien (Eds.), *Occupational therapy for children* (6th ed., pp. 325–372). St. Louis, MO: Mosby/Elsevier.

Parham, L.D., Smith Roley, S., Koomar, J., MayBenson, T., Brett-Green, B., ... Burke, J.P. (2011). Development of a fi delity measure for research on effectiveness of Ayres Sensory Integration.® *American Journal of Occupational Therapy, 65,* 133–142.

Parush, S., Sohmer, H., Steinberg, A. & Kaitz, M. (1997). Somatosensory functioning in children with attention defi cit hyperactivity disorder. *Developmental Medicine and Child Neurology, 39,* 464–468.

Pfeiffer, B. & Kinnealey, M. (2006). Treatment of sensory defensiveness in adults. *Occupational Therapy International, 10,* 175–184.

Pfeiffer, B., Kinnealey, M., Reed, C. & Herzberg, G. (2005). Sensory modulation and affective disorders in children and adolescents with Asperger's disorders. *American Journal of Occupational Therapy, 59,* 335–345.

Piek, J.P., Dyck, M.J., Nieman, A., Anderson, M., Hay, D., ... Smith, L.M. (2004). The relationship between motor coordination, executive functioning, and attention in school-aged children. *Archives of Clinical Neuropsychology, 19,* 1063–1076.

Pless, M. & Carlsson, M. (2000). Effects of motor skill intervention on developmental coordination disorder: A meta-analysis. *Adapted Physical Activity Quarterly, 17,* 381–401.

Polatajko, H.J. & Cantin, N. (2010). Exploring the effectiveness of occupational therapy interventions, other than the sensory integration approach, with children and adolescents experiencing difficulty processing and integrating sensory information. *American Journal of Occupational Therapy, 64,* 415–429.

Polatajko, H.J., Kaplan, B.J. & Wilson, B.N. (1992). Sensory integration treatment for children with learning disabilities: Its status 20 years later. *OTJR: Occupation, Participation and Health, 12,* 323–341.

Polatajko, H.J., Law, M., Miller, J., Schaffer, R. & MacNab, J.J. (1991). The effect of a sensory integration program on academic achievement, motor performance, and self-esteem in children identified as learning disabled: Results of a clinical trial. *Occupational Therapy Journal of Research, 11,* 155–176.

Polatajko, H.J., Mandich, A.D., Miller, L.T. & Macnab, J.J. (2001). Cognitive Orientation to Daily Occupational Performance (CO-OP): Part II—The evidence. *Physical and Occupational Therapy in Pediatrics, 20,* 83–106. doi:10.1300/J006v20n02_06

Polcyn, P. & Bissell, J. (2005). Flexible models of service using the sensory integration framework in school settings. *Sensory Integration Special Interest Section Quarterly, 28*(1), 1–4.

Porges, S.W. (1995). Cardiac vagal tone: A physiological index of stress. *Neuroscience and Biobehavioral Reviews, 19,* 225–233.

Poulsen, A.A., Ziviani, J.M., Cuskelly, M. & Smith, R. (2007). Boys with developmental coordination disorder: Loneliness and team sports participation. *American Journal of Occupational Therapy, 61,* 451–462.

Ptito, M., Moesgaard, S.M., Gjedde, A. & Kupers, R. (2005). Crossmodal plasticity revealed by electrotactile stimulation of the tongue in the congenitally blind. *Brain, 128,* 606–614.

Ragert, R., Schmidt, A., Altenmuller, E. & Dinse, H.R. (2004). Superior tactile performance and learning in professional pianists: Evidence for meta-plasticity in musicians. *European Journal of Neuroscience, 19,* 473–478.

Recanzone, G.H., Schreiner, C.E. & Merzenich, M.M. (1993). Plasticity in the frequency representation of primary auditory cortex following discrimination training in adult owl monkeys. *Journal of Neuroscience, 13*(1), 87–103.

Reeves, G.D. (1998). Case report of a child with sensory integration dysfunction. *Occupational Therapy International, 5,* 304–316. doi:10.1002/oti.84

Reisman, J.E. (1999). *The Minnesota Handwriting Test user's manual.* San Antonio, TX: Psychological Corporation.

Reisman, J.E. & Hanschu, B. (1992). *Sensory Integration Inventory—Revised for individuals with developmental disabilities: User's guide.* Hugo, MN: PDP Press.

Renier, L., Collignon, O., Poirier, C., Tranduy, D., Vanlierde, A., ... Bol, A. (2005). Crossmodal activation of visual cortex during depth perception using auditory substitution of vision. *NeuroImage, 26,* 573–580.

Reynolds, C.R. & Kamphaus, R.W. (2006). *BASC-2: Behavior Assessment System for Children* (2nd ed.). Upper Saddle River, NJ: Pearson Education.

Reynolds, C.R., Pearson, N.A. & Voress, J.K. (2002). *Developmental Test of Visual Perception—Adolescent and Adult*

(DTVP-A). Lutz, FL: Psychological Assessment Resources.

Reynolds, S. & Lane, S.J. (2008). Diagnostic validity of sensory overresponsivity: A review of the literature and case reports. *Journal of Autism and Developmental Disorders, 38,* 516–529. doi:10.1007/s10803-007-0418-9

Reynolds, S., Lane, S.J. & Gennings, C. (2010). The moderating role of sensory overresponsivity in HPA activity: A pilot study with children diagnosed with ADHD. *Journal of Attention Disorders, 13*(5), 468–478.

Reynolds, S., Watling, R., Zapletal, A. & MayBenson, T.A. (2010). *Sensory integration in entry-level occupational therapy education.* Manuscript submitted for publication.

Richardson, P. (2010). Use of standardized tests in pediatric practice. In J. Case-Smith & J.C. O'Brien (Eds.), *Occupational therapy for children* (6th ed., pp. 216–243). Maryland Heights, MI: Mosby.

Rieke, E.F. & Anderson, D. (2009). Adolescent/Adult Sensory Profi le and obsessive-compulsive disorder. *American Journal of Occupational Therapy, 63,* 138–145.

Rinehart, N.J., Bellgrove, M.A., Tonge, B.J., Brereton, A.V., Howells-Rankin, D. & Bradshaw, J.L. (2006). An examination of movement kinematics in young people with high-functioning autism and Asperger's disorder: Further evidence for a motor planning deficit. *Journal of Autism and Developmental Disorders, 36,* 757–767.

Roberts, J.E., King-Thomas, L. & Boccia, M.L. (2007). Behavioral indexes of the effi cacy of sensory integration therapy. *American Journal of Occupational Therapy, 61,* 555–562.

Röder, B., Rösler, F. & Neville, H.J. (2000). Event-related potentials during auditory language processing in congenitally blind and sighted people. *Neuropsychologia, 38,* 1482–1502.

Rodger, S., Ziviani, J., Watter, P., Ozanne, A., Woodyatt, G. & Springfield, E. (2003). Motor and functional skills of children with developmental coordination disorder: A pilot investigation of measurement issues. *Human Movement Science, 22,* 461–478.

Rogers, S.J., Hepburn, S. & Wehner, E. (2003). Parent reports of sensory symptoms in toddlers with autism and those with other developmental disorders. *Journal of Autism and Developmental Disorders, 33,* 631–642.

Rosenzweig, M.R. & Bennett, E.L. (1972). Cerebral changes in rats exposed individually to an enriched environment. *Journal of Comparative and Physiological Psychology, 80*(2), 304–313.

Rosenzweig, M.R., Bennett, E.L., Diamond, M.C., Wu, S.-Y., Slagle, R.W. & Saffran, E. (1969). Influences of environmental complexity and visual stimulation of development of occipital cortex in rat. *Brain Research, 14,* 427–445.

Ross-Swain, D. (1996). *Ross Information Processing Assessment* (2nd ed.). San Antonio, TX: Pearson.

Royeen, C.B. (1987). TIP-Touch Inventory for Preschoolers: A pilot study. *Physical and Occupational Therapy in Pediatrics, 7,* 29–40.

Royeen, C.B. & Fortune, J.C. (1990). Touch Inventory for Elementary-School-Aged Children. *American Journal of Occupational Therapy, 44,* 155–159.

Rubia, K., Taylor, A., Taylor, E. & Sergeant, J.A. (1999). Synchronization, anticipation, and consistency in motor timing of children with dimensionally defined attention defi cit hyperactivity behavior. *Perceptual and Motor Skills, 89,* 1237–1258.

Russo, N.M., Nicol, T.G., Zecker, S.G., Hayes, E.A. & Kraus, N. (2005). Research report: Auditory training improves neural timing in the human brainstem. *Behavioural Brain Research, 156,* 95–103.

Sackett, D.L., Rosenberg, W.M., Gray, J.A., Haynes, R.B. & Richardson, W.S. (1996). Evidence-based medicine: What it is and what it isn't. *British Medical Journal, 312,* 71–72.

Salihagic-Kadic, A., Kurjak, A., Medic, M., Andonotopo, W. & Azumendi, G. (2005). New data about embryonic and fetal neurodevelopment and behavior obtained by 3D and 4D sonography. *Journal of Perinatal Medicine, 33,* 478–490.

Schaaf, R. & Davies, P.L. (2010). From the desk of the editor—The evolution of the sensory integration frame of reference. *American Journal of Occupational Therapy, 64,* 363–367.

Schaaf, R.C., Miller, L.J., Seawell, D. & O'Keefe, S. (2003). Children with disturbances in sensory processing: A pilot study examining the role of the parasympathetic nervous system. *American Journal of Occupational Therapy, 57,* 442–449.

Schaaf, R.C. & Nightlinger, K.M. (2007). Occupational therapy using a sensory integrative approach: A case study of effectiveness. *American Journal of Occupational Therapy, 61,* 239–246.

Schaaf, R.C., Schoen, S., Lane, S.J., Smith Roley, S. & May-Benson, T. (2009). The sensory integration frame of reference. In P. Kramer & J. Hinojosa (Eds.), *Frames of reference in pediatric occupational therapy.* Philadelphia: Lippincott Williams & Wilkins.

Schaaf, R.C., Schoen, S.A., Roley, S.S., Lane, S.J., Koomar, J. & May-Benson, T.A. (2010). A frame of reference for sensory integration. In P. Kramer & J. Hinojosa (Eds.), *Frames of reference for pediatric occupational therapy* (pp. 99–186). Philadelphia: Lippincott Williams & Wilkins.

Schaaf, R.C. & Smith Roley, S. (2006). *Sensory integration: Applying clinical reasoning to practice with diverse populations.* Austin, TX: Pro-Ed.

Schaefer, M., Heinze, H. & Rotte, M. (2005). Taskrelevant modulation of primary somatosensory cortex suggests a prefrontal-cortical sensory gating system. *NeuroImage, 27,* 130–135.

Schapiro, S. & Vukovich, K. (1970). Early experience effects upon cortical dendrites: A proposed model for development. *Science, 167,* 292–294.

Schell, B.A.B. (2009). Professional reasoning in practice. In E.B. Crepeau, E.S. Cohn & B.A.B. Schell (Eds.), *Willard and Spackman's occupational therapy* (10th ed., pp. 314–332). Philadelphia: Lippincott Williams & Wilkins.

Schilling, D.L. & Schwartz, I.S. (2004). Alternative seating for young children with autism spectrum disorder: Effects on classroom behavior. *Journal of Autism and Developmental Disorders, 34,* 423-432.

Schreck, K.A., Williams, K. & Smith, A.F. (2004). A comparison of eating behaviors between children with and without autism. *Journal of Autism and Developmental Disorders, 34,* 433–438.

Schroeder, R.J. (1982). Improvement in academic achievement through enhancement of perceptual and sensory integrative functioning. *School Psychology International, 3,* 97–104.

Sherrill, C. (1998). *Adapted physical activity, recreation and sport: Crossdiciplinary and lifespan* (5th ed.). Boston: WCB McGraw-Hill.

Shochat, T., Tzischinsky, O. & Engel-Yeger, B. (2009). Sensory hypersensitivity as a contributing factor in the relation between sleep and behavioral disorders in normal schoolchildren. *Behavioral Sleep Medicine, 7,* 53-62.

Shoener, R.F., Kinnealey, M. & Koenig, K.P. (2008). You can know me now if you listen: Sensory, motor, and communication issues in a non-verbal individual with autism. *American Journal of Occupational Therapy, 62,* 547-553.

Sigmundsson, H., Hansen, P.C. & Talcott, J.B. (2003). Do „clumsy" children have visual deficits? *Behavioral Brain Research, 139,* 123–129.

Sigmundsson H. & Hopkins, B. (2005). Do „clumsy" children have visual recognition deficits? *Child: Care, Health, and Development, 31,* 155–158.

Sinha, H., Silove, N., Wheeler, D. & Williams, K. (2006). Auditory integration training and other sound therapies for autism spectrum disorders: A systematic review. *Archives of Disease in Childhood, 91,* 1018–1022.

Skard, G. & Bundy, A. (2008). Test of Playfulness. In D. Parham & L. Fazio (Eds.), *Play in occupational therapy for children* (2nd ed., pp. 71–94). St. Louis, MO: Mosby.

Smith Roley, S. (with Schaaf, R.C.). (2006a). Evaluating sensory integration function and dysfunction. In R.C. Schaaf & S. Smith Roley (Eds.), *Sensory integration: Applying clinical reasoning to practice with diverse populations* (pp. 15–36). Austin, TX: Pro-Ed.

Smith Roley, S. (2006b). Sensory integration theory revisited. In R.C. Schaaf & S. Smith Roley (Eds.), *Sensory integration: Applying clinical reasoning to practice with diverse populations* (pp. 1–13). Austin, TX: Pro-Ed.

Smith Roley, S., Blanche, E.I. & Schaaf, R.C. (2001). *Understanding the nature of sensory integration with diverse populations.* San Antonio, TX: Therapy Skill Builders.

Smith Roley, S. & Jacobs, S.E. (2008). Sensory integration. In E. B Crepeau, E.S. Cohn & B.A. B. Schell (Eds). *Willard & Spackman's occupational therapy* (11th ed., pp. 792–817). Philadelphia: Lippincott Williams & Wilkins,

Smith Roley, S., Mailloux, Z., Miller Kuhaneck, H & Glennon, T. (2007). Understanding Ayres Sensory Integration.® *OT Practice, 12*(17), CE1–CE8.

Smits-Engelsman, B.C. M., Wilson, P.H., Westenberg, Y. & Duysens, J. (2003). Fine motor deficiencies in children with developmental coordination disorder and learning disabilities: An underlying open-loop control deficit. *Human Movement Science, 22,* 495–513.

Smyth, M. & Anderson, H. (2000). Coping with clumsiness in the school playground: Social and physical play in children with coordination impairments. *British Journal of Developmental Psychology, 18,* 389–413.

Snow, J.H., Blondis, T.A., Accardo, P.J. & Cunningham, K.J. (1993). Longitudinal assessment of motor and sensory skills in academically disabled and control children. *Archives of Clinical Neuropsychology, 8*(1), 55–68.

Sober, S.J. & Sabes, P.N. (2005). Flexible strategies for sensory integration during motor planning. *Nature Neuroscience 8*(4), 490–497.

Sparrow, S., Balla, E. & Cicchetti, D. (1984). *Vineland Adaptive Behavior Scales.* Circle Pines, MN: American Guidance Service.

Sparrow, S.S., Cicchetti, D.V. & Balla, D.A. (2005). *Vineland Adaptive Behavior Scales* (2nd ed.). San Antonio, TX: Pearson.

Spitzer, S.L. (1999). Dynamic systems theory: Relevance to the theory of sensory integration and the study of occupation. *Sensory Integration Special Interest Section Quarterly, 22*(2), 1–4.

Spitzer, S. & Roley, S.S. (2001). Sensory integration revisited: A philosophy of practice. In S.S. Roley, E.I. Blanche & R.C. Schaaf (Eds.), *Understanding the nature of sensory integration with diverse populations* (pp. 3–27). San Antonio, TX: Therapy Skill Builders.

Stoeckel, M.C., Pollok, B., Schnitzler, A., Witte, O.W. & Seitz, R.J. (2004). Use-dependent cortical plasticity in thalidomide-induced upper extremity dysplasia: Evidence from somaesthesia and neuroimaging. *Experimental Brain Research, 156,* 333–341.

Stoodley, C.J., Fawcett, A.J., Nicolson, R.I. & Stein, J.F. (2005). Impaired balancing ability in dyslexic children. *Experimental Brain Research, 167,* 370–380.

Stryker, M.P. & Sherk, H. (1975). Modification of cortical orientation selectivity in the cat by restricted visual experience: A reexamination. *Science, 190,* 904–906.

Sugden, D.A. & Chambers, M.E. (2003). Intervention in children with developmental coordination disorder: The role of parents and teachers. *British Journal of Educational Psychology, 73,* 545–561. doi:10.1348/000709903322591235

Tecchio, F., Benassi, F., Zappasodi, F., Gialloreti, L.E., Palermo, M., ... Seri, S. (2003). Auditory sensory processing in autism: A magnetoencephalographic study. *Biological Psychiatry, 54,* 647–654.

Tervo, R.C., Azuma, S., Fogas, B. & Fiechtner, H. (2002). Children with ADHD and motor dysfunction compared with children with ADHD only. *Developmental Medicine and Child Neurology, 44,* 383–390. [*44,* 622. Correction of dosage error in abstract].

Therapro. (2009). *Sensory stories.* Retrieved February 1, 2011, from http://www.therapro.com/SensoryStories-C307930.aspx

Tomchek, S.D. & Case-Smith, J. (2009). *Occupational therapy practice guidelines for children and adolescents with autism.* Bethesda, MD: AOTA Press.

Tomchek, S.D. & Dunn, W. (2007). Sensory processing in children with and without autism: A comparative study using the Short Sensory Profile. *American Journal of Occupational Therapy, 61,* 190–200.

Toplak, M.E. & Tannock, R. (2005). Time perception: Modality and duration effects in attentiondefi cit/hyperactivity disorder (ADHD). *Journal of Abnormal Child Psychology, 33,* 639–654.

Trachtenberg, J.T. & Stryker, M.P. (2001). Rapid anatomical plasticity of horizontal connections in the developing visual cortex. *Journal of Neuroscience, 21,* 3476–3482.

Trombly, C. (1995). Occupation: Purposefulness and meaningfulness as therapeutic mechanisms. *American Journal of Occupational Therapy, 49,* 960–972.

Urbina, S. (2004). *Essentials of psychological testing.* Hoboken, NJ: Wiley.

U.S. National Center for Health Statistics (Vols. 1–2), & Health Care Financing Administration (Vol. 3). (1997). *International classification of diseases, 9th revision, clinical modification (ICD-9-CM).* Dover, DE: American Medical Association.

U.S. Office of Special Education Programs. (2006). *Monitoring, technical assistance and enforcement.* 20 U.S.C. §§ 1416 and 1442.

VandenBerg, N.L. (2001). The use of a weighted vest to increase on-task behavior in children with attention difficulties. *American Journal of Occupational Therapy, 55,* 621–628.

van Praag, H., Kempermann, G. & Gage, F.H. (1999). Running increases cell proliferation and neurogenesis in the adult mouse dentate gyrus. *Nature Neuroscience, 2*(3), 266–270.

Van Waelvelde, H., De Weerdt, W., De Cock, P., Janssens, H., Feys, H. & Smits Engelsman, B.C. (2006). Parameterization of movement execution in children with developmental coordination disorder. *Brain and Cognition, 60,* 20–31.

Van Waelvelde, H., De Weerdt, W., De Cock, P. & Smits-Engelsman, B.C. M. (2004). Association between visual-perceptual defi cits and motor deficits in children with developmental coordination disorder. *Developmental Medicine and Child Neurology, 46,* 661–666.

Vargas, S. & Camilli, G. (1999). A meta-analysis of research on sensory integration treatment. *American Journal of Occupational Therapy, 53,* 189–198.

Vernazza-Martin, S., Martin, N., Vernazza, A., Lepellec-Muller, A., Rufo, M., Massion, J. & Assaiante, C. (2005). Goal directed locomotion and balance control in autistic children. *Journal of Autism and Developmental Disorders, 35,* 91–102.

Vickers, J.N., Rodrigues, S.T. & Brown, L.N. (2002). Gaze pursuit and arm control of adolescent males diagnosed with attention deficit hyperactivity disorder (ADHD) and normal controls: Evidence of a dissociation in processing visual information of short and long duration. *Journal of Sports Sciences, 20,* 201–216.

Volkmar, F.R. & Greenough, W.T. (1972). Rearing complexity affects branching of dendrites in the visual cortex of the rat. *Science, 176,* 1445–1447.

Walsh, R.N., Cummins, R.A. & Budtz-Olsen, O.E. (1973). Environmentally induced changes in the dimensions of the rat cerebrum: A replication and extension. *Developmental Psychobiology, 6*(1), 3–7.

Watling, R., Bodison, S., Henry, D.A. & Miller-Kuhaneck, H. (2006). Sensory integration: It's not just for children. *Sensory Integration Special Interest Section Quarterly, 29*(4), 1–4.

Watling, R.L., Deitz, J.C. & White, O. (2001). Comparison of the Sensory Profi le scores of young children with and without autism spectrum disorders. *American Journal of Occupational Therapy, 55,* 416–423.

Watling, R. & Miller Kuhaneck, H. (with Audet, L.). (2010). Emotion regulation in the autism spectrum disorders. In H. Miller Kuhaneck & R. Watling (Eds.), *Autism: A comprehensive occupational therapy approach* (pp. 115–134). Bethesda, MD: AOTA Press.

Werry, J.S., Scaletti, R. & Mills, F. (1990). Sensory integration and teacher judged learning problems: A controlled intervention trial. *Journal of Paediatrics and Child Health, 26,* 31–35.

West, R.W. & Greenough, W.T. (1972). Effect of environmental complexity on cortical synapses of rats: Preliminary results. *Behavioral Biology, 7,* 279–284.

Wetherby, A.M., & Prizant, B.M. (2002). *Communication and Symbolic Behavior Scales-Developmental Profile.* Baltimore: Brookes.

White, B.P., Mulligan, S., Merrill, K. & Wright, J. (2007). An examination of the relationships between motor and process skills and scores on the Sensory Profile. *American Journal of Occupational Therapy, 61,* 154–160.

White, M. (1979). A first-grade intervention program for children at risk for reading failure. *Journal of Learning Disabilities, 12,* 26–32.

Wiesel, T.N. & Hubel, D.H. (1965). Extent of recovery from the effects of visual deprivation in kittens. *Neurophysiology, 28,* 1060–1072.

Wiesel, T.N. & Hubel, D.H. (1974). Ordered arrangement of orientation columns in monkeys lacking visual experience. *Journal of Comparative Neurology, 158,* 307–318.

Wilbarger, J. & Wilbarger, P. (2002). Alternative and complementary programs for intervention: Clinical application of the sensory diet. In A.C. Bundy, S.J. Lane, A.G. Fisher & E.A. Murray (Eds.), *Sensory integration theory and practice* (2nd ed., pp. 339–341). Philadelphia: F.A. Davis.

Wilbarger, P. & Wilbarger, J.L. (1991). *Sensory defensiveness in children ages 2–12: An intervention guide for parents and other caretakers.* Santa Barbara, CA: Avanti Educational Programs.

Williams, E., Reddy, V. & Costall, A. (2001). Taking a closer look at functional play in children with autism. *Journal of Autism and Developmental Disorders, 31,* 67–77.

Williams, M.S. & Shellenberger, S. (1994). *How does your engine run? A leader's guide to the Alert Program for Self-Regulation.* Albuquerque, NM: Therapy Works.

Williamson, G.G., Anzalone, M.E. & Hanft, B.E. (2000). Assessment of sensory processing, praxis, and motor performance. In S. I. Greenspan (Ed.), *Clinical practice guidelines: Redefining the standards of care for infants, children and families with special needs* (pp. 155–184). Bethesda, MD: Interdisciplinary Council on Developmental and Learning Disorders.

Wilson, B.N. & Kaplan, B.J. (1994). Follow-up assessment of children receiving sensory integration treatment. *Occupational Therapy Journal of Research, 14,* 244–267.

Wilson, B.N., Kaplan, B.J., Fellowes, S., Gruchy, C. & Faris, P. (1992). The effect of sensory integration treatment compared to tutoring. *Physical and Occupational Therapy in Pediatrics, 12,* 1–36.

Wilson, P.H., Maruff, P., Ives, S. & Currie, J. (2001). Abnormalities of motor and praxis imagery in children with DCD. *Human Movement Science, 20,* 135–159.

Wilson, P.H. & McKenzie, B.E. (1998). Information processing defi cits associated with developmental coordination disorder: A meta-analysis of research findings. *Journal of Child Psychology and Psychiatry and Allied Disciplines, 39,* 829–840.

Wilson, P.H., Thomas, P.R. & Maruff, P. (2002). Motor imagery training ameliorates motor clumsiness in children. *Journal of Child Neurology, 17,* 491–498. doi:10.1177/0883 07380201700704

Windsor, M.M., Smith Roley, S. & Szklut, S. (2001). Assessment of sensory integration and praxis. In S. Smith Roley, E.I. Blanche & R.C. Schaaf (Eds.), *Understanding the nature of sensory integration with diverse populations* (pp. 215–245). San Antonio, TX: Therapy Skill Builders.

Wolfberg, P.J. (1995). Enhancing children's play (Appendix: Play Preference Inventory). In K.A. Quill (Ed.), *Teaching children with autism: Strategies to enhance communication and socialization* (p. 217). Independence, KY: Thomson Delmar Learning.

World Health Organization. (2001). *International classification of functioning, disability and health.* Geneva, Switzerland: Author.

Wu, C.W.-H., van Gelderen, P., Hanakawa, T., Yaseen, Z. & Cohen, L.G. (2005). Enduring representational plasticity after somatosensory stimulation. *NeuroImage 27,* 872–884.

Yochman, A., Ornoy, A. & Parush, S. (2006). Cooccurrence of developmental delays among preschool children with attention-deficit-hyperactivity disorder. *Developmental Medicine and Child Neurology, 48,* 483–488.

Yochman, A., Parush, S. & Ornoy, A. (2004). Responses of preschool children with and without ADHD to sensory events in daily life. *American Journal of Occupational Therapy, 58,* 294–302.

You, S.H., Jang, S.H., Kim, Y.H., Kwon, Y.H., Barrow, I. & Hallett, M. (2005). Cortical reorganization induced by virtual reality therapy in a child with hemiparetic cerebral palsy. *Developmental Medicine and Child Neurology, 47,* 628–635.

Zeitlin, S. (1985). *Coping Inventory.* Bensenville, IL: Scholastic Testing Service.

Zeitlin, S., Williamson, G.G. & Szczepanski, M. (1988). *Early Coping Inventory.* Bensenville, IL: Scholastic Testing Service.

Zhang, L.I., Bao, S. & Merzenich, M.M. (2001). Persistent and specific influences of early acoustic environments on primary auditory cortex. *Nature Neuroscience, 4,* 1123–1130.

Zimmerman, B.J. (2000). Attaining self-regulation: A social cognitive perspective. In M. Boekaerts, P.R. Pintrich & M. Zeidner (Eds.)., *Handbook of selfregulation* (pp. 13–40). Maryland Heights, MI: Academic Press.

Ziviani, J., Poulsen, A. & O'Brien, A. (1982). Effect of a sensory integrative/neurodevelopmental programme on motor and academic performance of children with learning disabilities. *Australian Occupational Therapy Journal, 29,* 27–33.

Zoia, S., Pelamatti, G., Cuttini, M., Casotto, V. & Scabar, A. (2002). Performance of gesture in children with and without DCD: Effects of sensory input modalities. *Developmental Medicine and Child Neurology, 44,* 699–705.

Sachwortverzeichnis

Glossar (Framework)

Adaptation (adaptation): Ergotherapeuten ermöglichen Teilhabe, indem sie Aufgaben, Methoden zur Aufgabenbewältigung und die Umwelt verändern, um das Beteiligen an Betätigung zu fördern (James, 2008).

Aktivitäten (activities): Aktionen, entworfen und ausgewählt zur Unterstützung der Entwicklung von Performanzfertigkeiten und Performanzmustern, um das Beteiligen an Betätigung zu fördern.

Aktivitäten des täglichen Lebens (ADLs) (activities of daily living): Aktivitäten, die darauf gerichtet sind, den eigenen Körper zu versorgen (nach Rogers & Holm, 1994). ADLs werden auch als *Basis-Aktivitäten des täglichen Lebens (BADLs)* und *persönliche Aktivitäten des täglichen Lebens (PADLs)* bezeichnet. Diese Aktivitäten sind „grundlegend für das Leben in einer sozialen Welt; sie ermöglichen elementares Überleben und Wohlbefinden" (Christiansen & Hammecker, 2001, S. 156)

Aktivitätsanalyse (activity analysis): Analyse der „typischen Anforderungen einer Aktivität, der für die Performanz benötigten Fertigkeiten und der verschiedenen kulturellen Bedeutungen, die ihnen beigemessen werden" (Crepeau, 2003, S. 192).

Aktivitätsanforderungen (activity demands): Aspekte einer Aktivität oder Betätigung, die für die Ausführung benötigt werden, einschließlich Relevanz und Wichtigkeit für den Klienten, der verwendeten Gegenstände und deren Eigenschaften, der räumlichen Anforderungen, sozialen Anforderungen, von Sequenzieren und Timing, benötigter Aktionen und Performanzfertigkeiten und benötigter zugrundeliegender Körperfunktionen und -strukturen.

Arbeit (work): „Körperliche Arbeit oder Anstrengung; Gegenstände machen, konstruieren, herstellen, bilden, gestalten, formen; Dienstleistungen oder Lebens- oder Leitungsprozesse planen, strukturieren oder evaluieren; engagierte Betätigungen, die mit oder ohne Vergütung ausgeführt werden" (Christiansen & Townsend, 2010, S. 423).

Assessments (assessments): „Spezielle Werkzeuge oder Instrumente, die im Evaluationsprozess eingesetzt werden" (American Occupational Therapy Association [AOTA], 2010, S. 107)

Aufgabe (task): Was Menschen tun oder getan haben (z. B. Autofahren, einen Kuchen backen, sich anziehen, das Bett machen; A. Fisher[13]).

Betätigung (occupation): Alltägliche Aktivitäten, an denen sich Menschen beteiligen. Betätigung geschieht im Kontext und wird vom Zusammenspiel zwischen den Klientenfaktoren, Performanzfertigkeiten und Betätigungsmustern beeinflusst. Betätigungen geschehen im Lauf der Zeit; sie haben einen Zweck, Bedeutung und empfundenen Nutzen für den Klienten, und sie können von anderen beobachtet werden (z. B. Mahlzeitzubereitung) oder nur der Person selbst bekannt sein (z. B. Lernen durch Lesen eines Lehrbuchs). Betätigungen können die abschließende Ausführung mehrerer Aktivitäten beinhalten und zu verschiedenen Ergebnissen führen. Das *Framework* nennt eine Anzahl von Betätigungen, eingeteilt in Aktivitäten des täglichen Lebens, instrumentelle Aktivitäten des täglichen Lebens, Ruhe, Schlaf, Bildung, Arbeit, Spiel, Freizeit und soziale Teilhabe.

Betätigungsanalyse (occupational analysis): *Siehe Aktivitätsanalyse.*

13 persönliche Mitteilung an die Übersetzerin Barbara Dehnhardt am 16.12.2013

Betätigungsanforderungen (occupational demands): *Siehe Aktivitätsanforderungen.*

Betätigungsidentität (occupational identity): „Zusammenfassung des Gefühls davon, wer man von der eigenen Betätigungsvorgeschichte her als sich betätigendes Wesen ist und wer man werden möchte" (Boyt Schell et al., 2014a, S. 1238).

Betätigungsgerechtigkeit (occupational justice): „Eine Gerechtigkeit, die Betätigungsrecht für alle Personen in der Gesellschaft anerkennt, unabhängig von Alter, Fähigkeit, Geschlecht, sozialer Klasse oder sonstigen Unterschieden" (Nilsson & Townsend, 2010, S. 58). Zugang zu und Teilhabe an der vollen Bandbreite von bedeutungsvollen und bereichernden Betätigungen für andere, einschließlich Gelegenheit zu sozialer Inklusion und von Ressourcen zur Befriedigung von persönlichen, Gesundheits- und gesellschaftlichen Bedürfnissen (nach Townsend & Wilcock, 2004).

Betätigungsperformanz (occupational performance): Der Akt des Tuns und Ausführens einer ausgewählten Aktion (Performanzfertigkeit), Aktivität oder Betätigung (Fisher, 2009; Fisher & Griswold, 2014, Kielhofner, 2008), der aus der dynamischen Transaktion zwischen Klient, Kontext und Aktivität resultiert. Betätigungsfertigkeiten und -muster zu verbessern oder dazu zu befähigen, führt dazu, sich an Betätigungen oder Aktivitäten zu beteiligen (nach Law et al., 1996, S. 16).

Betätigungsprofil (occupational profile): Zusammenfassung der Betätigungsvorgeschichte, der Erfahrungen, Alltagsmuster, Interessen, Werte und Bedürfnisse eines Klienten.

Beteiligung an Betätigung (engagement in occuption): Ausführung von Betätigungen als Ergebnis von Auswahl, Motivation, und Bedeutung innerhalb von unterstützendem Kontext und unterstützender Umwelt.

Bildung (education):

- *Als Betätigung*: Aktivitäten für Lernen und Teilhaben in der Bildungsumwelt (siehe Tabelle 1).
- *Als Intervention*: Aktivitäten, die Kenntnisse und Informationen zu Betätigung, Gesundheit, Wohlbefinden und Teilhabe umfassen und deren Aneignung durch den Klienten in hilfreichem Verhalten, Gewohnheiten und Alltagsroutinen resultieren, die zur Zeit der Intervention möglicherweise gebraucht werden.

Dienstleistungsmodell (service delivery model): Set von Methoden zum Bereitstellen von Dienstleistungen für oder im Namen von Klienten.

Ergotherapie (occupational therapy): Der therapeutische Einsatz von alltäglichen Aktivitäten (Betätigungen) mit Einzelpersonen oder Gruppen zum Zwecke der Förderung oder Ermöglichung von Teilhabe an Rollen, Gewohnheiten und Routinen zuhause, in der Schule, am Arbeitsplatz, in der Gemeinde oder in anderem Setting. Ergotherapeuten wenden ihre Kenntnisse über die wechselseitigen Beziehungen zwischen der Person, ihrer Beteiligung an wertvollen Betätigungen und dem Kontext an, um betätigungsbasierte Interventionspläne zu erstellen. Diese bahnen Veränderungen oder Entwicklung der Klientenfaktoren (Körperfunktionen, Körperstrukturen, Werte, Überzeugungen und Spiritualität) und Fertigkeiten (motorische, prozessbezogene und soziale Interaktion) an, die für erfolgreiche Teilhabe erforderlich sind. Ergotherapeuten geht es um Partizipation als Endergebnis, sie ermöglichen deshalb Beteiligung durch Adaptation und Modifikation der Umwelt oder von Gegenständen bzw. Objekten innerhalb der Umwelt wenn notwendig. Ergotherapeutische Dienstleistungen werden zu Gesundheitsaufbau und -erhalt (habilitation), Rehabilitation und Förderung von Gesundheit und Wohlbefinden für Klienten mit behinderungsbedingten und nicht-behinderungsbedingtem Bedarf angeboten. Zu diesen Dienstleistungen gehören die Aneignung und der Erhalt der Betätigungsidentität für Menschen, die Krankheit, Verletzung, Störung, Schädigung, Behinderung, Aktivitätseinschränkung oder Eingrenzung der Teilhabe erfahren haben oder die davon bedroht sind (nach AOTA, 2011).

Evaluation (Evaluation): „Prozess des Sammelns und Interpretierens von Daten, die für die Intervention notwendig sind. Dazu gehört das Planen und Dokumentieren des Evaluationsprozesses und der Outcomes" (AOTA, 2011, S. 107).

Freizeit (leisure): „Nicht verpflichtende Aktivität, die intrinsisch motiviert ist und an der man sich in frei verfügbarer Zeit beteiligt, also in der Zeit, die keinen obligatorischen Betätigungen wie Arbeit, Selbstversorgung oder Schlaf dient" (Parham & Fazio, 1997, S. 250).

Fürsprache (advocacy): Bemühungen, Betätigungsgerechtigkeit und Empowerment von Klienten zu fördern, Ressourcen zu suchen und zu finden, damit Klienten ganz an ihren täglichen Betätigungen teilhaben. Anstrengungen des Ergotherapeuten werden als Fürsprache bezeichnet, und diejenigen des Klienten als Vertreten der eigenen Interessen; diese können auch durch den Ergotherapeuten gefördert und unterstützt werden.

Gegenstandsbereich (Domain): Geltungs- und Gegenstandsbereich des Berufes, in dem seine Mitglieder ein gesammeltes Wissen und Erfahrung haben.

Gemeinsame Vorgehensweise (collaborative approach): Ausrichtung, in der die Ergotherapeutin und der Klient im Geiste von Gleichheit und beiderseitiger Teilhabe arbeiten. Gemeinsames Vorgehen beinhaltet, die Klienten zu ermutigen, ihre therapeutischen Anliegen zu beschreiben, ihre eigenen Ziele zu benennen und zu Entscheidungen zu ihrer therapeutischen Intervention beizutragen (Boyt Schell et al., 2014a).

Gesundheit (health): „Zustand kompletten körperlichen, mentalen und sozialen Wohlbefindens und nicht nur die Abwesenheit von Krankheit oder Gebrechen" (WHO, 2006, S. 1).

Gesundheitsaufbau und -erhalt (habilitation): Gesundheitsdienstleistungen, die Menschen helfen, Fertigkeiten, Funktionen oder Performanz zur Partizipation an Betätigungen und alltäglichen Aktivitäten (ganz oder teilweise) aufrecht zu erhalten, zu erwerben, zu verbessern, deren Abbau möglichst klein zu halten oder eine Schädigung zu kompensieren (AOTA policy staff[14]).

Gesundheitsförderung (health promotion): „Prozess, Menschen zu befähigen, ihre Gesundheit stärker selbst zu steuern und zu verbessern. Um einen Zustand kompletten körperlichen, mentalen und sozialen Wohlbefindens zu erreichen, muss eine Einzelperson oder eine Gruppe fähig sein, das eigene Streben zu erkennen und zu erfassen, Bedürfnisse zu befriedigen und die Umwelt zu verändern oder mit ihr zurecht zu kommen" (WHO, 1986).

14 persönliche Mitteilung an die Übersetzerin Barbara Dehnhardt, 17.12.2013

Gewohnheiten (habits): „Erworbene Tendenz, in vertrauter Umwelt oder Situation zu reagieren und auf gleichbleibende Weise zu handeln; spezifisches automatisches Verhalten, das wiederholt, relativ automatisch und mit wenig Variation gezeigt wird" (Boyt Schell et al., 2014a, S. 1234). Gewohnheiten können nützlich, dominierend oder verkümmert sein und Performanz in Betätigungsbereichen entweder unterstützen oder behindern (Dunn, 2000).

Gruppe (group): Ansammlung von Einzelpersonen (z. B. Familienmitglieder, Arbeiter, Studenten, Bürger einer Gemeinde).

Gruppenintervention (group intervention): Praktische Kenntnisse und Einsatz von Führungstechniken in unterschiedlichem Setting, um Lernen und Erwerb von Fertigkeiten zur Partizipation durch Klienten über das gesamte Leben anzubahnen, einschließlich grundlegender sozialer Interaktionsfertigkeiten, Instrumenten zur Selbstregulierung, Zielsetzung und positivem Auswählen durch die Dynamik der Gruppe und durch soziale Interaktion. Gruppen können als Methode der Dienstleistung verwendet werden.

Hoffnung (hope): „Empfundene Fähigkeit, Wege zu finden, um erwünschte Ziele zu erreichen und sich selbst zu motivieren, diese Wege zu gehen" (Rand & Cheavens, 2009, S. 323).

Instrumentelle Aktivitäten des täglichen Lebens (IADLs) (instrumental ADLs): Aktivitäten, die das tägliche Leben zuhause und in der Öffentlichkeit unterstützen und die oft komplexere Interaktionen erfordern als ADLs.

Interessen (interests): „Was man gerne und zufriedenstellend macht" (Kielhofner, 2008, S. 42)

Intervention (intervention): „Gemeinsamer Prozess und praktische Aktionen von Ergotherapeuten und Klienten, um das Beteiligen an Betätigung in Bezug auf die Gesundheit und Partizipation anzubahnen. Eingeschlossen darin sind der Plan, dessen Umsetzung und Überprüfung" (AOTA, 2010, S. 107).

Interventionsansätze (intervention approaches): Spezifische Strategien zur Lenkung des Interventionsprozesses auf der Basis der vom Klienten erwünschten Outcomes, Evaluationsdaten und Evidenz.

Klient (client): Person oder Personen (einschließlich derjenigen, die den Klienten versorgen), Gruppe (Ansammlung von Einzelpersonen, z. B. Familien, Arbeitnehmer, Studenten oder Gemeindemitglieder) oder Populationen (Ansammlung von Gruppen oder Einzelpersonen, die in einer ähnlichen Gegend wohnen, z. B. Stadt, Land oder Staat, oder die die gleichen oder ähnliche Anliegen haben).

Klientenzentrierte Versorgung/Praxis (client-centered care/practice): Dienstleistungsansatz, der Respekt für die Klienten und Partnerschaft mit ihnen als aktive Teilnehmer am Therapieprozess umfasst. Dieser Ansatz betont das Wissen und die Erfahrung, Stärken, Auswahlvermögen und allgemeine Autonomie der Klienten (Boyt Schell et al., 2014a, S. 1230).

Klientenfaktoren (client factors): Spezielle Fähigkeiten, Merkmale oder Überzeugungen, die der Person innewohnen und Betätigungsperformanz beeinflussen. Zu Klientenfaktoren gehören Werte, Überzeugungen und Spiritualität, Körperfunktionen und Körperstrukturen.

Klinisches Reasoning (Clinical Reasoning): „Prozess, den Ergotherapeuten zum Planen, Ausrichten, Durchführen und Reflektieren über die Klientenversorgung nutzen" (Boyt Schell et al., 2014a, S. 1231). Der Begriff *professionelles Reasoning* wird gelegentlich genutzt und wird als allgemeinerer Begriff angesehen.

Körperfunktionen (body functions): „Physiologische Funktionen von Körpersystemen (einschließlich psychischer Funktionen)" (World Health Organization [WHO], 2010, S. 107).

Körperstrukturen (body structures): „Anatomische Teile des Körpers wie Organe, Gliedmaßen und ihre Komponenten", die Körperfunktionen unterstützen (WHO, 2001, S. 10).

Ko-Betätigung (co-occupation): Betätigung, die zwei oder mehr Personen umfasst (Boyt Schell et al., 2014a, S. 1232).

Kontext (Kontext): Eine Reihe von miteinander verbundenen Gegebenheiten innerhalb des und um den Klienten herum, die Performanz beeinflussen, auch den kulturellen, personenbezogenen, zeitlichen und virtuellen Kontext.

Kultureller Kontext (cultural context): Von der Gesellschaft, deren Teil der Klient ist, akzeptierte Sitten, Überzeugungen, Aktivitätsmuster, Verhaltensstandards und Erwartungen. Der kulturelle Kontext beeinflusst Identität und Aktivitätsauswahl des Klienten.

Lebensqualität (quality of life): Dynamische Bewertung der Lebenszufriedenheit (Wahrnehmung von Fortschritt in Richtung der herausgefundenen Ziele), des Selbstkonzepts (Überzeugungen und Empfinden über sich selbst), von Gesundheit und Funktionsfähigkeit (z. B. Gesundheitsstatus, Selbstversorgungsfähigkeiten) und von sozioökonomischen Faktoren (z. B. Beruf, Bildung, Einkommen; nach Radomski, 1995).

Motorische Fertigkeiten (motor skills): „Fertigkeiten der Betätigungsperformanz, beobachtet wenn die Person sich selbst und Gegenstände der Aufgabe innerhalb der Aufgabenumwelt bewegt oder mit ihnen interagiert" (z. B. motorische ADL-Fertigkeiten, motorische Schulfertigkeiten; Boyt Schell et al., 2014a, S. 1237).

Organisation (organization): Eine Gesamtheit von Einzelpersonen mit einem gemeinsamen Zweck oder Vorhaben wie eine Gesellschaft, Industrie oder Agentur.

Outcome/Ergebnis (outcome): Endergebnis des ergotherapeutischen Prozesses; was Klienten durch ergotherapeutische Intervention erreichen können (siehe Tabelle 9).

Partizipation (participation): „Eingebunden-sein in eine Lebenssituation" (WHO, 2001, S. 10).

Performanzanalyse (analysis of occupational performance): Der Schritt der Evaluation, in dem die positiven Aspekte des Klienten und seine Probleme bzw. seine potentiellen Probleme genauer untersucht werden, und zwar mit Hilfe von Assessment-Instrumenten, die beobachten, messen und nach den Faktoren fragen, die Betätigungsperformanz unterstützen oder behindern und mit denen anvisierte Outcomes herausgefunden werden.

Performanzfertigkeiten (performanceskills): Zielgerichtete Aktionen, die als kleine Einheiten der Ausführung von Beteiligung an alltäglichen Betätigungen beobachtbar sind. Sie werden im Laufe der Zeit erlernt und entwickelt und gehören in bestimmte Kontexte oder Umwelten (Fisher & Griswold, 2014).

Performanzmuster (performance patterns): Gewohnheiten, Routineabläufe, Rollen und Rituale bei Betätigungen oder Aktivitäten; diese Muster können Betätigungsperformanz unterstützen oder behindern.

Person (person): Ein Mensch, auch Familienmitglied, Versorger, Lehrer, Angestellter oder wichtige Bezugsperson.

Personenbezogener Kontext (personal context): „Merkmale eines Menschen, die nicht Teil seines Gesundheitszustandes oder -status sind" (WHO, 2001, S. 17). Zum personenbezogenen Kontext gehören Alter, Geschlecht, sozioökonomischer und Bildungsstatus, er kann auch Gruppenmitgliedschaft (z.B. Ehrenamtlicher, Angestellter) oder einer Populationsmitgliedschaft einschließen (z.B. Gesellschaftsmitglied).

Physische Umwelt (physical environment): Natürliche oder hergestellte Umgebung und die Gegenstände darin. Zur natürlichen Umwelt gehören sowohl geografisches Land, Pflanzen und Tiere als auch sensorische Qualitäten der natürlichen Umgebung. Zur hergestellten Umwelt gehören Gebäude, Möbel, Werkzeuge und Geräte.

Population (population): Ansammlung von Gruppen von Einzelpersonen, die an einem ähnlichen Schauplatz leben (z.B. Stadt, Staat, Land) oder die die gleichen oder ähnliche Merkmale oder Anliegen haben.

Prävention (prevention): Bemühungen zur Schulung über oder Förderung von Gesundheit, die das Entstehen oder Auftreten von ungesunden Bedingungen, Risikofaktoren, Krankheiten oder Verletzungen erkennen, reduzieren oder verhüten sollen (AOTA, 2013b).

Prozess (process): Art und Weise, wie Ergotherapeuten ihr Fachwissen für Klienten als Dienstleistung operationalisieren. Zum ergotherapeutischen Prozess gehören Evaluation, Intervention und anvisierten Outcomes; er geschieht auf dem Gebiet des ergotherapeutischen Gegenstandsbereiches und stützt sich auf die Zusammenarbeit zwischen Ergotherapeutin, Ergotherapie-Assistenten und Klient.

Prozessbezogene Fertigkeiten (process skills): „Fertigkeiten der Betätigungsperformanz (z.B. prozessbezogene ADL-Fertigkeiten, Schul-Prozessfertigkeiten), beobachtet, wenn eine Person 1. Werkzeuge der Aufgabe auswählt, mit ihnen interagiert und sie verwendet; 2. einzelne Aktionen und Schritte ausführt; und 3. die Ausführung modifiziert, wenn sich Probleme ergeben" (Boyt Schell et al., 2014a, S. 1239).

Re-Evaluation (re-evaluation): Erneute Bewertung der Performanz und der Ziele eines Klienten, um die Art und das Ausmaß von stattgefundenen Veränderungen festzustellen.

Rehabilitation (rehabilitation): Rehabilitation wird für Klienten bereitgestellt, die Defizite in Schlüsselbereichen von physischen und anderen Funktionen oder Einschränkungen bei Partizipation an alltäglichen Aktivitäten haben. Interventionen werden erstellt, um zum Erreichen und zum Erhalt einer optimalen physischen, sensorischen, intellektuellen, psychischen und sozialen Funktionsebene zu befähigen. Rehabilitation bietet Instrumente und Techniken, die nötig sind, um die erwünschte Ebene von Selbständigkeit und Selbstbestimmung zu erreichen.

Rituale (rituals): Gruppen von symbolischen Aktionen mit spiritueller, kultureller und sozialer Bedeutung, die zur Identität des Klienten beitragen und seine Werte und Überzeugungen stärken. Rituale haben eine starke affektive Komponente (Fiese, 2007; Fiese et al., 2002, Segal, 2004; siehe Tabelle 4).

Rollen (roles): Sets von Verhalten, die von der Gesellschaft erwartet und von Kultur und Kontext geformt werden; sie können durch den Klienten erweitert und definiert werden.

Routinen (routines): Verhaltensmuster, die beobachtbar und regelmäßig sind, sich wiederholen und den Alltag strukturieren. Sie können befriedigen, fördern oder schädigen. Alltagsabläufe erfordern [nur] kurzen Zeiteinsatz und sind in kulturellen und ökologischen Kontext eingebettet (Fiese, 2007; Segal, 2004).

Soziale Interaktionsfertigkeiten (social interaction skills): „Fertigkeiten der Betätigungsperformanz, beobachtet während des fortlaufenden Stroms von sozialem Austausch" (Boyt Schell et al., 2014a S. 1241).

Soziale Umwelt (social environment): Anwesenheit von, Beziehungen zu und Erwartungen von Personen, Gruppen oder Populationen, mit denen Klienten im Kontakt stehen (z.B. Verfügbarkeit und Erwartungen von wichtigen Menschen wie Ehepartner, Freunde und Betreuer).

Soziale Partizipation/Teilhabe (social participation): „Das Verflechten von Betätigungen, um erwünschte Beteiligung an Gemeinde- und Familienaktivitäten sowie an solchen mit Freunden und Bekannten zu unterstützen" (Gillen & Boyt Schell, 2014, 607); eine Untergruppe von Aktivitäten, die soziale Situationen mit anderen beinhalten (Bedell, 2012) und die soziale Wechselbeziehung unterstützen (Magasi & Hammel, 2004). Soziale Teilhabe kann persönlich oder durch Techniken auf die Entfernung wie Telefonanruf, Computerinteraktion oder Videokonferenz stattfinden.

Spiel (play): „Jegliche spontane oder organisierte Aktivität, die Spaß, Unterhaltung, Vergnügen oder Ablenkung bietet" (Parham & Fazio, 1997, S. 525).

Spiritualität (spirituality): „Der Aspekt von Humanität, der sich darauf bezieht, wie Menschen Bedeutung und Zweck suchen und ausdrücken und auf die Art und Weise, wie sie ihre Verbundenheit mit der Gegenwart, mit sich selbst, mit der Natur und mit dem Wesentlichen oder Heiligen erfahren" (Puchalski et al. 2009, S. 887; siehe Tabelle 2).

Transaktion (transaction): Prozess zwischen zwei oder mehr Personen oder Elementen, die sich fortlaufend und wechselseitig durch die fortdauernde Beziehung beeinflussen (Dickie, Cutchin & Humphry, 2006).

Umwelt (environment): Externe physische und soziale Gegebenheiten um den Klienten herum, in denen sich der Alltag des Klienten abspielt.

Unabhängigkeit/Selbstständigkeit (independence): „Selbstgesteuerter Zustand, gekennzeichnet durch die Fähigkeit eines Menschen, an notwendigen und bevorzugten Betätigungen auf befriedigende Weise teilzuhaben, unabhängig von der Menge oder Art externer erwünschter oder notwendiger Hilfe" (AOTA, 2002a, S. 660).

Vorbereitende Methoden und Aufgaben (preparatory methods and tasks): Methoden und Aufgaben, die den Klienten auf Betätigung vorbereiten, eingesetzt entweder als Teil der Behandlung zur Vorbereitung oder gleichzeitig mit Betätigungen und Aktivitäten oder als häusliche Aktivität zur Unterstützung der täglichen Betätigungsperformanz. Oft sind vorbereitende Methoden Interventionen, die an Klienten vorgenommen werden, ohne dass diese aktiv beteiligt sind; dabei werden Modalitäten, Geräte oder Techniken eingesetzt.

Vertreten eigener Interessen (self-advocacy): Die eigenen Interessen vertreten, einschließlich Entscheidungen über das eigene Leben treffen; lernen, Informationen zu besorgen, um Dinge von persönlichem Interesse oder Wichtigkeit zu verstehen; ein unterstützendes Netzwerk aufbauen; eigene Rechte und Pflichten kennen, anderen bei Bedarf Hilfe anbieten und etwas lernen über Selbstbestimmung.

Virtueller Kontext (virtual context): Umwelt, in der die Kommunikation durch Wellen oder Computer stattfindet, in Abwesenheit von physischem Kontakt. Der virtuelle Kontext schließt simulierte, Echtzeit-, oder zeitnahe Umwelten ein wie Chat-Räume, E-Mail, Videokonferenzen oder Radioübertragungen; Fernüberwachung durch drahtlose Sensoren und computergestützte Datenerhebung.

Wechselbeziehung/Interdependenz (interdependence): „Der Verlass der Menschen untereinander als natürliche Folge des Lebens in Gruppen" (Christiansen & Townsend, 2010, S. 419). „Interdependenz erzeugt ein Gefühl von sozialer Inklusion, gegenseitiger Hilfe und moralischem Einstandspflicht und Verantwortung, Unterschiede anzuerkennen und zu unterstützen" (Christiansen & Townsend, 2010, S. 187).

Wellness (wellness): „Wahrnehmung von und Verantwortlichkeit für psychisches und physisches Wohlbefinden, weil dies zur allgemeinen Zufriedenheit mit der eigenen Lebenssituation beiträgt" (Boyt Schell et al., 2014a, S. 1243).

Werte (values): Erworbene, aus der Kultur abgeleitete Überzeugungen und Selbstverpflichtungen, was gut, richtig und wichtig zu tun ist (Kielhofner, 2008); Prinzipien, Standards oder Qualität, die als lohnend oder wünschenswert von dem Klienten angesehen werden, der sie vertritt (Moyers & Dale, 2007).

Wohlbefinden (well-being): Allgemeiner Begriff für den gesamten menschlichen Lebensbereich mit physischen, mentalen und sozialen Aspekten (WHO, 2006, S. 211).

Zeitlicher Kontext (temporal context): Das Zeiterleben, wie es durch Beteiligung an Betätigungen geformt wird. Die zeitlichen Aspekte von Betätigung, die „zum Muster täglicher Betätigungen beitragen", schließen „Rhythmus ... Tempo ... Synchronisation ... Dauer ... und Sequenz" ein (Larson & Zemke, 2003, S. 82; Zemke, 2004, S. 610). Zum zeitlichen Kontext gehören Lebensstadium, Tages- oder Jahreszeit, Dauer und Rhythmus von Aktivität und die Vorgeschichte.

Ziel (goal): Messbares und bedeutungsvolles, betätigungsbasiertes lang- oder kurzfristiges Ziel, unmittelbar bezogen auf die Fähigkeiten und Bedürfnisse des Klienten, sich an erwünschten Betätigungen zu beteiligen (AOTA, 2013a, S. 35).

Literturhinweise zum Glossar

American Occupational Therapy Association. (2002a). Broadening the construct of independence [Position Paper]. *American Journal of Occupational Therapy, 56,* 660. http://dx.doi.org/10.5014/ajot.56.6.660

American Occupational Therapy Association. (2010). Standards of practice for occupational therapy. *American Journal of Occupational Therapy, 64*(Suppl.), S106–S111. http://dx.doi.org/10.5014/ajot.2010.64S106

American Occupational Therapy Association. (2011). *Definition of occupational therapy practice for the AOTA Model Practice Act.* Retrieved from http://www.aota.org/~/media/Corporate/Files/Advocacy/State/Resources/PracticeAct/Model%20 Definition%20of%20OT%20Practice%20%20Adopted%2041411.ashx

American Occupational Therapy Association. (2013b). Occupational therapy in the promotion of health and well-being. *American Journal of Occupational Therapy, 67*(Suppl.), S47–S59. http://dx.doi.org/10.5014/ajot.2013.67S47

Bedell, G.M. (2012). Measurement of social participation. In V. Anderson & M.H. Beauchamp (Eds.), *Developmental social neuroscience and childhood brain insult: Theory and practice* (pp. 184–206). New York: Guilford Press.

Boyt Schell, B.A., Gillen, G., & Scaffa, M. (2014a). Glossary. In B.A. Boyt Schell, G. Gillen, & M. Scaffa (Eds.), *Willard and Spackman's occupational therapy* (12th ed., pp. 1229–1243). Philadelphia: Lippincott Williams & Wilkins.

Christiansen, C.H., & Hammecker, C.L. (2001). Self care. In B.R. Bonder & M.B. Wagner (Eds.), *Functional performance in older adults* (pp. 155–175). Philadelphia: F.A. Davis.

Christiansen, C.H., & Townsend, E.A. (2010). *Introduction to occupation: The art and science of living* (2nd ed.). Cranbury, NJ: Pearson Education.

Crepeau, E. (2003). Analyzing occupation and activity: A way of thinking about occupational performance. In E. Crepeau, E. Cohn, & B.A. Boyt Schell (Eds.), *Willard and Spackman's occupational therapy* (10th ed., pp. 189–198). Philadelphia: Lippincott Williams & Wilkins.

Dickie, V., Cutchin, M., & Humphry, R. (2006). Occupation as transactional experience: A critique of individualism in occupational science. *Journal of Occupational Science, 13,* 83–93. http://dx.doi.org/10.1080/14427591.2006.9686573

Dunn, W. (2000). Habit: What's the brain got to do with it? *OTJR: Occupation, Participation and Health, 20*(Suppl. 1), 6S–20S.

Fiese, B.H. (2007). Routines and rituals: Opportunities for participation in family health. *OTJR: Occupation, Participation and Health, 27,* 41S–49S.

Fiese, B.H., Tomcho, T.J., Douglas, M., Josephs, K., Poltrock, S., & Baker, T. (2002). A review of 50 years of research on naturally occurring family routines and rituals: Cause for celebration. *Journal of Family Psychology, 16,* 381–390. http://dx.doi.org/10.1037/0893-3200.16.4.381

Fisher, A.G., & Griswold, L.A. (2014). Performance skills: Implementing performance analyses to evaluate quality of occupational performance. In B.A. Boyt Schell, G. Gillen, & M. Scaffa (Eds.), *Willard and Spackman's occupational therapy* (12th ed., pp. 249–264). Philadelphia: Lippincott Williams & Wilkins.

Gillen, G., & Boyt Schell, B. (2014). Introduction to evaluation, intervention, and outcomes for occupations. In B.A. Boyt Schell, G. Gillen, & M. Scaffa (Eds.), *Willard and Spackman's occupational therapy* (12th ed., pp. 606–609). Philadelphia: Lippincott Williams & Wilkins.

James, A.B. (2008). Restoring the role of independent person. In M.V. Radomski & C.A. Trombly Latham (Eds.), *Occupational therapy for physical dysfunction* (pp. 774–816). Philadelphia: Lippincott Williams & Wilkins.

Kielhofner, G. (2008). *The model of human occupation: Theory and application* (4th ed.). Philadelphia: Lippincott Williams & Wilkins.

Larson, E., & Zemke, R. (2003). Shaping the temporal patterns of our lives: The social coordination of occupation. *Journal of Occupational Science, 10,* 80–89. http://dx.doi.org/10.1080/14427591.2003.9686514

Law, M., Cooper, B., Strong, S., Stewart, D., Rigby, P., & Letts, L. (1996). Person-Environment-Occupation Model: A transactive approach to occupational performance. *Canadian Journal of Occupational Therapy, 63,* 9–23. http://dx.doi.org/10.1177/000841749606300103

Magasi, S., & Hammel, J. (2004). Social support and social network mobilization in African American woman who have experienced strokes. *Disability Studies Quarterly, 24*(4). Retrieved from http://dsq-sds.org/article/view/878/1053

Moyers, P.A., & Dale, L.M. (2007). *The guide to occupational therapy practice* (2nd ed.). Bethesda, MD: AOTA Press.

Parham, L.D., & Fazio, L.S. (Eds.). (1997). *Play in occupational therapy for children.* St. Louis, MO: Mosby.

Puchalski, C., Ferrell, B., Virani, R., Otis-Green, S., Baird, P., Bull, J.,... Sulmasy, D. (2009). Improving the quality of spiritual care as a dimension of palliative care: The report of the Consensus Conference. *Journal of Palliative Medicine, 12,* 885–904. http://dx.doi.org/10.1089/jpm.2009.0142

Radomski, M.V. (1995). There is more to life than putting on your pants. *American Journal of Occupational Therapy, 49,* 487–490. http://dx.doi.org/10.5014/ajot.49.6.487

Segal, R. (2004). Family routines and rituals: A context for occupational therapy interventions. *American Journal of Occupational Therapy, 58,* 499–508. http://dx.doi.org/10.5014/ajot.58.5.499

Townsend, E., & Wilcock, A.A. (2004). Occupational justice and client-centred practice: A dialogue in progress. *Canadian Journal of Occupational Therapy, 71,* 75–87. http://dx.doi.org/10.1177/000841740407100203

World Health Organization. (1986, November 21). *The Ottawa Charter for Health Promotion (First International Conference on Health Promotion, Ottawa).* Retrieved from http://www.who.int/healthpromotion/conferences/previous/ottawa/en/print.html

World Health Organization. (2001). *International classification of functioning, disability and health.* Geneva: Author.

World Health Organization. (2006). *Constitution of the World Health Organization* (45th ed.). Retrieved from http://www.afro.who.int/index.php?option=com_docman&task=doc_download&gid=19&Itemid=2111WHO 2006

Zemke, R. (2004). Time, space, and the kaleidoscopes of occupation (Eleanor Clarke Slagle Lecture). *American Journal of Occupational Therapy, 58,* 608–620. http://dx.doi.org/10.5014/ajot.58.6.608

Herausgeberin und Übersetzerinnen

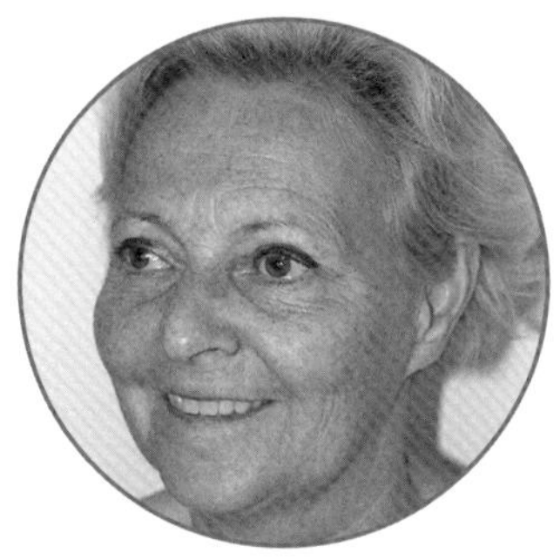

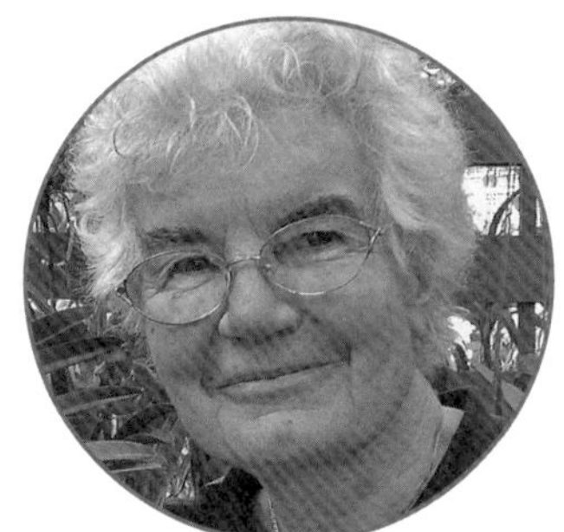

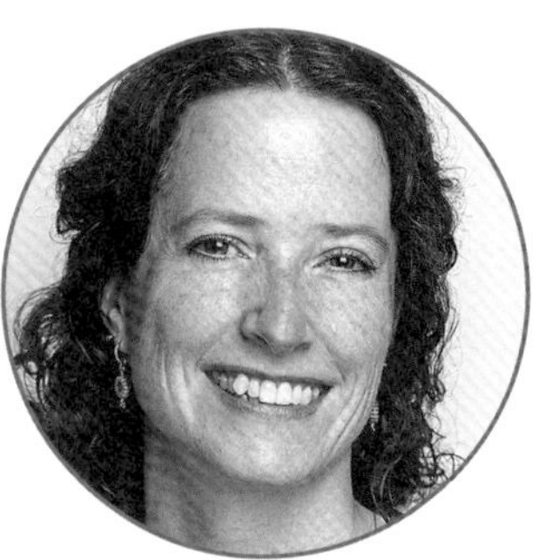

Die internationale Stimme der Ergotherapie – Mieke le Granse ist Herausgeberin der *Leitlinien der Ergotherapie*

Mieke le Granse hat einen Master in Didaktik und den European Master of Science in Occupational Therapy. Nach ihrer beruflichen Tätigkeit als Ergotherapeutin in der Psychiatrie kam sie als Dozentin an die Zuyd Hochschule in Heerlen. Dort war sie von 1999 bis 2017 Koordinatorin der deutschsprachigen Bachelor Studiengänge für deutsche Ergotherapeuten. Im Laufe der Zeit hat sie viel publiziert, national und international. Sie ist Mitherausgeberin und Autorin des niederländischen Buches „Grundlagen der Ergotherapie" und Mitherausgeberin der wissenschaftlichen Zeitschrift „ergoscience", des Weiteren ist sie Reviewer bei verschiedenen internationalen Zeitschriften der Ergotherapie. Wegen ihres herausragenden Engagements für die Ergotherapie ist sie Ehrenmitglied des deutschen wie auch des niederländischen Verbands der Ergotherapeutinnen. Für die Niederlande ist sie seit 2010 Delegierte des *World Federation of Occupational Therapists* (WFOT) und damit die internationale Stimme der Ergotherapie.

Barbara Dehnhardt, 1986 bis 1996 Delegierte im Weltverband der Ergotherapeuten. 1979 bis 1999 Ausbildungsleitung an der Ergoschule am Annastift Hannover. Seitdem Übersetzungen von ergotherapeutischer Fachliteratur (u.a. OTIPM, COPM, MOHO-Assessments, AMPS). Fortbildungen zu klientenzentrierter und betätigungsorientierter Ergotherapie zusammen mit Ellen Romein und teilweise Gaby Kirsch.
Kontakt: barbara@bjdehnhardt.de

Uta Roentgen, seit 2000 Ergotherapeutin (Bc. NL), MSc. Gesundheitswissenschaften, PhD (Maastricht University). Wissenschaftliche Mitarbeiterin der Forschungsgruppe Assistive Technologien (Hilfsmittel und Robotik) und Dozentin des Bachelorstudiengangs Ergotherapie an der Fachhochschule Zuyd in Heerlen, Niederlande.
Kontakt: uta.roentgen@zuyd.nl